T0294411

Historia de la desaparición

Historia de la desaparición

Nacimiento de una tecnología represiva

Historia de la desaparición

Nacimiento de una tecnología represiva

Roberto González Villarreal

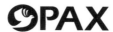

Historia de la desaparición

Primera edición: noviembre de 2012
Segunda edición: noviembre de 2020

Portada: Raymundo Ríos Vázquez

© 2020, Roberto González Villarreal
© 2020, Editorial Terracota

ISBN: 978-607-713-027-7

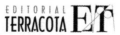

© 2020, Editorial Terracota, SA de CV
Av. Cuauhtémoc 1430
Col. Santa Cruz Atoyac
03310 Ciudad de México

Tel. 55 5335 0090
www.editorialpax.com

Impreso en México / *Printed in Mexico*

2024	2023	2022	2021	2020
6	5	4	3	2

Índice

El polvo que nos mancha la cara
es el vestigio
de un incesante crimen

José Emilio Pacheco

Política de la memoria

Guerrero. Municipio de Coyuca de Catalán. 19 de mayo de 1969. Un grupo de soldados persigue a un hombre. Lo buscan desde hace tiempo. Es miembro de la Asociación Cívica Nacional Revolucionaria (ACNR), una organización político-militar dirigida por Genaro Vázquez Rojas. Según la Dirección Federal de Seguridad (DFS), un mes antes había robado una camioneta del Banco Comercial Mexicano. Florentino Jaimes Hernández, otro de los presuntos asaltantes, ya estaba en la cárcel. Pero Epifanio Avilés Rojas escapó. Se fue a la sierra. Como tantos otros que huían de la represión y de la miseria. Los soldados lo siguieron durante un mes. Lo buscaron en las montañas y en las comunidades. Preguntaron, amenazaron, sobornaron y, por fin, lo atraparon en la casa de Aquileo Maldonado. El mayor Antonio López Rivera dirigió la captura. Después de amarrarlo, lo hicieron caminar 20 kilómetros hasta la cabecera municipal. Durmió en la cárcel del pueblo. A eso de las siete de la mañana lo subieron a una camioneta con dirección al aeropuerto de Ciudad Altamirano. Ahí se lo entregaron al general Miguel Bracamontes y a dos militares más. Uno de ellos era Mario Arturo Acosta Chaparro. En una avioneta lo llevaron a la ciudad de México. Fue lo último que se supo de él.[1]

Ciudad de México. 28 de agosto de 1978. Atrio de la Catedral Metropolitana. Once de la mañana. Ochenta y cuatro mujeres y cuatro hombres inician una huelga de hambre. Llegaron de muchas partes: de la sierra de Atoyac, en Guerrero, de Sinaloa, de Monterrey, de Guadalajara, de Ciudad Juárez y de Tijuana, de Chihuahua, de Chiapas y de Oaxaca, de Puebla e Hidalgo; de todo el país. Muy temprano armaron su campamento. En las tiendas de campaña, bajo improvisados techos de plástico, estaban

---

[1] Comité Eureka, ¡Libertad! Caso Epifanio Rojas Avilés. Los archivos del Comité se encuentran en su sitio oficial. http://www.eureka.org.mx [consultado de marzo a diciembre de 2004].

el agua mineral y los cítricos. En las rejas, frente al zócalo, colocaron una gran manta con la leyenda "Desaparecidos, Presentación. Amnistía General". En otras telas, blancas y negras, las fotografías de sus esposos, padres, hijos y hermanos: Jacob Nájera Hernández, Rafael Ramírez Duarte, Javier Gaytán Saldívar, Jesús Piedra Ibarra, Jacobo Gámiz García, José Sayeg Nevares, José de Jesús Corral García, Francisco Gómez Magdalena... En la acera, las mujeres explicaban las razones de su protesta; hablaban con los curiosos, repartían volantes, contaban sus historias. Era la primera gran acción del Comité Pro Defensa de los Perseguidos, Desaparecidos y Exiliados Políticos de México, después llamado Comité Eureka. Habían pasado ya muchos meses y muchas cosas desde que denunciaron la desaparición de sus familiares y amigos; recorrieron una y otra vez el calvario burocrático de las solicitudes, las entrevistas y las cartas; salieron a la calle en mítines y manifestaciones; realizaron conferencias de prensa, desplegados, boletines y carteles; visitaron oficinas públicas, acudieron a la prensa, se entrevistaron con el presidente... y nada. Los funcionarios escuchaban sin atender, negaban, se escondían, daban largas, eludían las respuestas, tergiversaban las preguntas, callaban, confundían: nada en concreto. Y los desaparecidos aumentaban, junto con los presos, detenidos y perseguidos políticos. Fue la primera huelga de hambre, después vendrían otras, ese mismo año y los siguientes. Desde entonces, los desaparecidos tienen causa e historia. Sus madres, hermanos, hijos y compañeras se encargaron de establecerla. Así iniciaron el movimiento de los derechos humanos en México, así construyeron la resistencia frente a los abusos del poder y empezaron la política de la memoria.

Cárcel de Topo Chico. Monterrey, Nuevo León. 19 de febrero de 2004. Pasa la media noche, los alrededores del penal son vigilados por policías del grupo SWAT (por sus siglas en inglés Special Weapons and Tactics); los reporteros están alerta, los funcionarios dan órdenes, se percibe el nerviosismo propio de una ocasión especial. Está por llegar el ex jefe de la DFS, Miguel Nazar Haro. Miembros de la Agencia Federal de Investigaciones (AFI) lo habían detenido unas horas antes (se dice que a las 19:20), en el periférico de la ciudad de México. El 5 de diciembre de 2003 se había girado una orden para aprehenderlo, junto a Luis de la Barreda Moreno y al ex policía judicial regiomontano Juventino Romero, por el delito de privación ilegal de la libertad, en la modalidad de secuestro, cometido en agravio de Jesús Piedra Ibarra el 18 de abril de 1975, en la ciudad de Monterrey. Estaba prófugo desde entonces. Sin embargo, llevaba escapando mucho más tiempo, desde que dirigió las operaciones contra los grupos guerrilleros y los adversarios del gobierno. Pasaron muchos años sin que fuera tocado, a pesar de las denuncias de presos, torturados y perseguidos; pasó mucho tiempo para que los reclamos hicieran mella en el aparato judicial. Todavía se resiste.

No ha sido fácil. La justicia también ha puesto obstáculos. El 6 de febrero de 2003, la Fiscalía Especial en Movimientos Sociales y Políticos del Pasado (Femospp) llamó a Nazar Haro para que definiera su participación en la guerra sucia de los años setenta; contestó por escrito 30 días después. Dijo: "nosotros no desaparecimos a nadie. La prueba es que después del tiempo han aparecido como 148 de los supuestos desaparecidos". ¿Y los demás? Son más de 500. ¿Dónde están? Todavía no aparecen. ¿Y las denuncias? Pocos días después, la Fiscalía solicitó que se emitiera una orden de aprehensión en su contra. Sin embargo, el 23 de abril el juez Guillermo Vázquez, del cuarto distrito en materia penal, encontró que el delito por el que se le acusaba había prescrito en octubre de 2001, con base en lo que señalaba el artículo 365 del Código Penal Federal; es decir, que ya habían transcurrido dos años y seis meses más de lo que establece la ley como término medio aritmético de la sanción de 40 años de prisión que se puede imponer a quien haya cometido el delito de privación ilegal de la libertad. La impunidad se revestía de argumentos jurídicos. Las denuncias y apelaciones hicieron que la Suprema Corte de Justicia de la Nación atrajera el caso y determinara, el 5 de noviembre de ese mismo año, que el plazo de prescripción del delito de secuestro debe comenzar el día de la liberación de la víctima, por lo que en los casos de los desaparecidos los delitos no prescriben todavía. Se abrió entonces la posibilidad de que todos los responsables de la guerra sucia fueran detenidos. Nazar fue aprehendido dos meses y medio después, y tendría que enfrentar otro proceso por la desaparición de Ignacio Arturo Salas Obregón, ocurrida en Tlalnepantla, Estado de México, el 25 de abril de 1975. Y debería enfrentar muchos otros, lo mismo que todos los responsables de la desaparición de cientos de personas en la llamada "guerra sucia", entre finales de los años sesenta y mediados de los años ochenta. Lo mismo que muchos otros que continuaron desapareciendo personas y siguen haciéndolo hoy, todavía hoy, más que nunca.

El presente continuo de la desaparición

Son tres estampas: la desaparición de Epifanio, una huelga de hambre y la captura de Miguel Nazar Haro. Tres momentos muy distintos en el tiempo y en el espacio que forman parte de un mismo presente. No son historias incomparables, son una sola: la de aquellas mujeres y hombres que fueron detenidos, encarcelados y desaparecidos por los aparatos de seguridad del gobierno mexicano desde finales de los años sesenta.

A los desaparecidos se los llevaban, perdían su rastro, borraban su rostro y su recuerdo. Quedaban el silencio, la incertidumbre, la niebla. Así hubiera sido si sus madres, familiares y compañeros no los hubieran rescatado del olvido, no los hubieran traído de vuelta a la política, esta vez como denuncia, como demanda, como reclamo. Por eso las tres estampas, tan distintas, son contiguas en el tiempo: la historia de la desaparición es una historia del presente, una batalla que continúa. Es un conflicto que se sigue librando todos los días, aun hoy. Sintetiza muchas de las fuerzas que disputan la alternancia mexicana: las de la restauración del antiguo régimen, las de la renovación neoliberal, las de la justicia y los derechos humanos, las de la reconciliación sojuzgada, las de las amenazas y los chantajes, las de los acuerdos y compromisos, las de la guerra del crimen organizado. Las intenciones más aviesas, los objetivos más nobles o más perversos, se conjugan en esta historia particular, en el presente continuo de la desaparición, un presente que no podrá terminar mientras haya algún desaparecido, mientras haya alguien que recuerde y otros que callen, algunos que pidan justicia y otros que exijan olvido.

El registro de un desaparecido no es una tarea sencilla. No se trata de decir "¿Dónde está Epifanio Avilés Rojas?" Hay que saber quién era, dónde estaba, qué hacía, quién se lo llevó, cuándo fue la última vez que se supo de él; esas son las primeras condiciones para elaborar un archivo y establecer la denuncia. Hay que abrirse paso entre documentos, testimonios y procedimientos para establecer la biografía del desaparecido y denunciar su desaparición. Por eso, la historia de la desaparición es un combate permanente, político y testimonial, documental y estratégico. De ahí la importancia de las memorias y los listados, elaborados con un trabajo minucioso, paciente y dedicado por el Comité Eureka, las asociaciones estatales y nacionales de padres, hijos y familiares de los desaparecidos políticos, el Centro de Derechos Humanos Miguel Agustín Pro Juárez, la Unión de Padres con Hijos Desaparecidos, la Asociación de Familiares y Amigos de Desaparecidos de México (Afadem) y Amnistía Internacional, entre otros. Los informes, las denuncias, los carteles y todas las formas de recopilación de datos son armas, no son sólo testimonios, son instrumentos para el combate político, para la primera lucha que hay que ganar: la conformación de un expediente, la constancia de una identidad, la denuncia de la desaparición.

El registro de un desaparecido es una guerra sorda entre las fuerzas de la memoria y las técnicas de la desaparición. Hay que pelear a brazo partido contra todos los procedimientos discursivos, legales, burocráticos e institucionales para construir un caso, para hacer una denuncia, para presentar cargos. Y aunque apenas es el inicio, es una lucha llena de trampas, mentiras y obstáculos. En sentido estricto, hay más de una desaparición, es un ciclo completo el que se puede recorrer entre la aprehensión de un sujeto y su disipación. A veces se acorta, otras se acelera, muchas se socava; en ocasiones se presentan dos o tres desapariciones de la misma persona, a veces dos o más muertes, también hay escamoteos, desechos, ignorancias, ambigüedades. Por eso se debe recordar, nombrar, archivar.

El registro de un desaparecido es el primer signo del fracaso del poder. Se propuso desaparecerlo y su biografía regresa como demanda política, como parte de un nuevo movimiento, más fuerte que el que quiso eliminar: es el efecto de regreso de las resistencias. El nombre de un desaparecido es un bofetón al poder.

LOS TURBIOS MECANISMOS DE LA VERDAD

A Epifanio Avilés Rojas lo persiguieron, lo aprehendieron y se lo llevaron al Campo Militar Número Uno. Después ya no se supo más de él. Esos son los registros históricos, los que aparecen en los testimonios de amigos y familiares; en contraste, la Comisión Nacional de Derechos Humanos (CNDH) dice que no hay elementos jurídicos para sustentar la violación de sus derechos humanos y, por lo tanto, no hay condiciones para ubicar su paradero. Dos resultados, dos conclusiones distintas, antagónicas, aunque la CNDH se cuide mucho al señalar que no niega que haya ocurrido una violación a los derechos de Epifanio, sino que no hay pruebas para fundamentarla.[2]

El antagonismo entre pruebas testimoniales y documentales, entre verdades históricas y verdades jurídicas, no es exclusivo de la tecnología de la desaparición, pero en este caso es muy relevante, pues se juega con él,

---

[2] La metodología de investigación seguida por la CNDH consistió en solicitar a las agencias gubernamentales documentos sobre los desaparecidos, por lo que la cuestión de las pruebas documentales no trata sólo de documentos, sino también de su entrega, con todas las dificultades implícitas en esto; el caso extremo fue el de las instituciones militares y policiales, que ni siquiera abrieron sus archivos. Cfr. CNDH, "Informe especial sobre las quejas en materia de desapariciones forzadas ocurridas en la década de los setenta y principios de los ochenta", http://www.cndh.org.mx/Principal/document/informe/index.html. [consultado en enero de 2005].

hace posible que la verdad histórica, la política y la jurídica vuelvan irreconocibles los pocos rastros de un desaparecido. Curioso, pero no casual. El dictamen de la CNDH sobre Epifanio termina por validar su desaparición. Más aún: parece inscribirse en el mismo proceso desaparecedor, ser aprovechado por las tácticas difuminantes. En sentido estricto, los argumentos jurídicos de la CNDH dicen lo siguiente: "No se puede encontrar a Epifanio porque los que lo desaparecieron no entregaron documentos probatorios de su desaparición". Como no hay constancia de la captura —no llevaban órdenes de aprehensión—, no hay registros de su estancia en la cárcel, ni reportes de su traslado a Ciudad Altamirano, ni el acta de entrega al general Bracamontes, entonces no se puede probar que desapareció, por lo tanto, no se le puede encontrar. El razonamiento tiene lógica jurídica, pero, ¿y Epifanio? ¿Dónde quedó en todo esto? ¿Y los que vieron cómo se lo llevaban, los que supieron quién lo atrapó, los que recuerdan haberlo visto amarrado, los que denunciaron su traslado? No son pruebas, no son más que memorias; podrían mentir, dicen los juristas.

Las pruebas documentales son todo, las testimoniales sólo indicios; ¿y si esta diferencia, si esta heterogeneidad epistemológica entre la palabra y el documento fuera usada por los desaparecedores, si formara parte de la mismísima estrategia de la desaparición? ¿No sería útil cuestionar entonces el estatuto de la verdad? ¿No sería bueno cambiar el método en la búsqueda de Epifanio y de todos y todas las que como él quedaron en los 160 casos en los que la CNDH no encontró elementos suficientes para sustentar la violación de sus derechos humanos, o en los 91 en los que pudo documentar indicios? Únicamente en 232 denuncias la CNDH encontró los elementos probatorios que acreditan la violación de los derechos humanos de las personas desaparecidas. Se tienen las pruebas, los documentos, los informes, incluso las órdenes y las actas de la detención; pero no se conoce el paradero de las personas, no se sabe qué les pasó, dónde están, qué fue de ellas.

Todas las verdades, todos los testimonios, todos los documentos y las negaciones forman parte de la tecnología de la desaparición. No son dificultades, errores o mala calidad de la información, son procedimientos: parte del *know how* represivo. Por eso en cualquier estudio de la práctica de la desaparición hay que tener cuidado con el método, no quedarse en la historia ni en el derecho ni en la política; hay que agruparlos, tratarlos de manera diferenciada, pero juntos. Hay que acudir a otros procedimientos analíticos, no quedarse en los debates entre ley e historia, derecho y política, verdad y mentira; hay que dar un rodeo o regresarse para establecer el campo de problematización del que provienen o surgen las contradicciones. No hay que descartar los testimonios de la desaparición de Epifanio, tampoco la posición de la CNDH —que no se distancia de la estrategia de los represores—; hay que integrarlos, concebirlos como estrategias político-discursivas diferenciadas, que buscan efectos de verdad distintos.

Los relatos falsos y los verdaderos, los testimonios y las pruebas, los documentos y la memoria oral, son discursos que emergen de la práctica de la desaparición, que le dan sentido y peculiaridad. Por eso hay que reordenarlos de manera estratégica, atendiendo al modo como responden a diferentes objetivos, si forman parte de los ciclos negadores o si atienden a las resistencias de la memoria. No es que dé lo mismo un discurso falso que otro verdadero, sino que unos y otros persiguen efectos de verdad en una lucha política, y esa lucha es la del presente continuo de la desaparición. Ni los recortes disciplinarios, al modo como las ciencias sociales o jurídicas elaboran sus conceptos; ni las jerarquías epistemológicas, que marcan la cesura entre verdad y falsedad; ni la geometría de las pruebas testimoniales o documentales, que manipulan la sintaxis de los enunciados políticos; ni la calificación institucional de los archivos son buenos consejos de método. Hay que despachar todos los procedimientos formales en la desaparición; recordemos que se trata de una práctica que pretende el desvanecimiento de la identidad de un sujeto político, por eso debe saltarse al derecho y a la moral, a la justicia y a la política, a la verdad y al error; todos los formalismos vacíos deben saltarse para fijar los rastros que se van difuminando, las huellas que se van borrando, antes de que desaparezcan por completo, antes de que la desaparición sea realmente exitosa.

El método de investigación, en este caso, parte de los memoriosos; escribir los nombres de los desaparecidos, reconstruir su identidad, relatar las condiciones de su detención, identificar a los responsables, detallar las tácticas que utilizaron, los discursos que los legitimaban, los saberes que produjeron son, a la vez, las técnicas de la investigación y las tácticas del combate político. Los archivos, las narraciones, los testimonios son armas contra el olvido, denuncias de un crimen, reclamos por la justicia. ¿Cómo se podría escribir la historia de la desaparición desde la perspectiva de sus responsables? Sería una incongruencia: si el objetivo es borrar la existencia de alguien, ¿para qué querrían entonces hacer el elogio de su tecnología o revelar el secreto de su eficacia? No. La desaparición se debe contar desde los fracasos inmediatos del poder, desde el lado de sus víctimas, desde el recuerdo que hacen las madres y los compañeros de los presuntamente olvidados.

El procedimiento que aquí se sigue parte de los desaparecidos en una doble estrategia conceptual y política: por un lado, el único modo de reconstruir una tecnología represiva es ver su funcionamiento, la manera en que se realiza, las circunstancias en que surge, los mecanismos y agentes que la llevan a cabo, pero al mismo tiempo son los instrumentos para luchar contra el olvido, para desvelar las mentiras y las contradicciones, para recuperar las identidades, para continuar la lucha en el presente incierto pero acrecentado de la desaparición.

RECUENTO DE LA INFAMIA

Epifanio Avilés Rojas fue de los primeros. Después vendrían muchos más. En agosto de 1978, en la huelga de hambre, el Comité Eureka reclamaba a 480 desaparecidos. Hoy a 557.[3] La CNDH ha registrado 532 en la década de los setenta. La Afadem habla de mil doscientos. El presidente de la CNDH señaló en su momento que la cifra podría llegar a 1500.[4] El informe preliminar del Fiscal Especial para Movimientos Sociales y Políticos del Pasado (Femospp) registra 789.[5] Las estadísticas nunca serán definitivas, nunca serán confiables, porque cada caso es un combate, cada registro resulta de enfrentamientos cotidianos y permanentes. Los archivos de la desaparición se incrementan con el tiempo, cuando se reconstruyen las

---

[3] Sitio web oficial, http://www.eureka.org.mx/html/losencontraremos2.html, [consultado en junio de 2004], pero en la misma página se señalan los más de 20 desaparecidos en el sexenio de Vicente Fox y un número todavía no determinado, pero creciente, durante el gobierno de Felipe Calderón. Las desapariciones continúan, ahora en un mar proceloso de levantones, *narcovendettas*, ataques a migrantes, a familias, jóvenes y trabajadores de los oficios más diversos, desde empresarios hasta albañiles, de petroleros a jornaleros. Hace falta un deslinde teórico y político de las desapariciones en el sentido primordial del término, y los nuevos campos de aplicación en los que se confunden —no sin interés—, la lucha contra el crimen organizado, con los adversarios políticos, los ajustes de cuentas y la limpieza étnica y social. En este texto sólo se tratan los inicios de la tecnología, marcada por la lucha contra la guerrilla rural y urbana, y luego contra los movimientos sociales y políticos de los años setenta y ochenta, no sin reconocer las ramificaciones electorales de los años de los noventa. Sin embargo, a partir del sexenio de Salinas de Gortari, y con mayor celeridad durante los gobiernos panistas, los levantones son la forma particular que asume la desaparición en los tiempos de la mixtura indistinguible entre el crimen organizado y las agencias estatales de seguridad y procuración de justicia.

[4] *La Jornada*, "Estadísticas", 7 de noviembre de 2003.

[5] Se trata de un borrador filtrado a The National Archive, se puede consultar en http://www.gwu.edu/~nsarchiv/nsaebb/nsaebb180/index2.htm [consultado en 2007]. El procedimiento no fue muy distinto al seguido por la CNDH, pero aumenta considerablemente sus registros, casi en 50 por ciento.

identidades de las víctimas, cuando se desvelan las técnicas utilizadas en la aprehensión, cuando se identifica a los responsables y se derrotan sus estrategias diversivas o negativas: cuando se rompe el silencio.

El listado de la CNDH reconoce 532 personas desaparecidas en la década de los setenta y principios de los ochenta. El origen de las quejas es muy elocuente: 462 son del Comité Eureka, siete de la Afadem, 66 de la misma CNDH, dos de la Organización de las Naciones Unidas (ONU) y cinco de otras organizaciones.

En realidad, los expedientes de la CNDH son reelaboraciones de las denuncias de los organismos de defensa de los derechos humanos, fundamentalmente del Comité Eureka. Sin embargo, la CNDH sólo trató los expedientes hasta 1983, los demás no. Las implicaciones de esta peculiar metodología son varias. En primer lugar, genera un efecto del pasado en una práctica que sigue vigente, parecería que es propia de otros regímenes y no una práctica que se ha vuelto común en las represiones políticas y en las estrategias anticrimen; en segundo, deja pasar un tiempo invaluable para la presentación con vida de los desaparecidos actuales; en tercer lugar, reduce el impacto de las denuncias al considerar sólo los casos en que se pudo encontrar información solicitada a algunos organismos responsables de la desaparición, sin exigirla a otros; en cuarto, el valor de las pruebas documentales está sobreestimado por encima de las testimoniales, lo que debería ser más sistemático.

Para iniciar el recuento de las desapariciones en México, ese archivo de hombres y mujeres a los que el poder quiso quitarles el rostro, el nombre y la existencia, ese memorial del oprobio, puede partirse de este listado, recordando que es el del Comité Eureka, corregido y aumentado, pero también recortado, porque la CNDH sólo ha investigado las desapariciones de los años setenta y principios de los ochenta, mientras la práctica de la desaparición ha continuado en otros frentes y en otras circunstancias. Éstos no los cuenta: parece que ya no hay, que es una práctica del pasado, y no: también hoy desaparecen personas. Además, ni siquiera recuperó todas las denuncias del Comité Eureka; muchos casos no se consideraron y otros fueron eliminados de tajo. Con estas salvedades, se puede partir del informe de la CNDH para ver cómo aun desde instancias públicas se reconoce la cuestión de los desaparecidos políticos.[6]

---

[6] En los anexos se encuentra un archivo reelaborado a partir de los registros del Comité Eureka, CNDH, Femosopp, HIJOS, Centro de Investigaciones Históricas Rubén Jaramillo Ménez y los de asociaciones locales, así como las comisiones estatales de Guerrero, Sinaloa, Chihuahua y Coahuila.

Los responsables del Programa de Presuntos Desaparecidos (Presedes) de la CNDH han reconocido estos problemas y han organizado en tres bases los 686 expedientes radicados: la primera es la de los acontecimientos de la década los setenta —la guerra sucia—, tiene 482 casos; la segunda es de 160 casos que se produjeron en los años noventa, y la tercera son 56 personas no localizables. El informe se ha focalizado en la primera de las tres bases. De los 482 desaparecidos de esa época, 308 corresponden a la zona rural y 174 a la urbana. De los primeros, en 1969 ocurrió una desaparición; seis en 1971, ocho en 1972, siete en 1973, 157 en 1974, 32 en 1975, 47 en 1976, 24 en 1977, 20 en 1978, cinco en 1979 y uno en 1981.[7] De todos los casos rurales que investiga la CNDH, 293 corresponden a Guerrero, nueve al Distrito Federal, uno a Hidalgo, dos a Oaxaca, dos a Morelos y uno a Puebla. Los desaparecidos correspondientes a la zona urbana son 174: uno de 1971, uno de 1972, dos de 1973, 23 de 1974, ocho de 1975, 19 de 1976, 44 de 1977, 30 de 1978, cuatro de 1979, uno de 1980, 20 de 1981, siete de 1982, ocho de 1983, dos de 1984, tres de 1985 y uno de 1989.[8]

Aun cuando estos datos son susceptibles de muchas correcciones, plantean las tendencias generales de la historia de la desaparición: *1)* la mayor parte de las desapariciones ocurre en el estado de Guerrero, en el municipio de Atoyac de Álvarez; *2)* se producen en el marco de las luchas contra la guerrilla rural; en un inicio contra los miembros, familiares, bases de apoyo, amigos, conocidos o coterráneos de la Brigada Campesina de Ajusticiamiento del Partido de los Pobres; *3)* de una práctica incidental, en 1969, se convierte en frecuente desde 1971 y en sistemática en 1974, aunque todavía localizada en el estado de Guerrero; *4)* a partir de 1975 se desplazan los lugares y los sujetos de la desaparición hacia el centro y noroeste del país; *5)* desde entonces, los objetivos prioritarios son los integrantes de la Liga Comunista 23 de Septiembre; *6)* en consecuencia, también cambian los agentes responsables de las desapariciones, del ejército a la Brigada Blanca, y *7)* la práctica de la desaparición se acompaña de las denuncias, resistencias y reclamos de los familiares y compañeros de los desaparecidos; genera nuevas técnicas de desaparición, no sólo físi-

---

[7] El informe preliminar de la Femosopp registra casos de desaparecidos en los primeros años de la década de los sesenta. Reconoce varios antes de 1969, que es cuando el Comité Eureka encuentra al primero, pero en su concentrado sólo aparece el nombre de uno: Santiago García, detenido en Guerrero el primero de mayo de 1968.

[8] Víctor Ballinas, "Soberanes informará sobre los 482 casos de desapariciones que recibió la CNDH", *La Jornada*, 28 de junio de 2001.

cas, sino administrativas y una forma inédita de resistencia: el movimiento contra la represión y por los derechos humanos.[9]

Las tendencias perfilan los aspectos de la desaparición como una tecnología política. Son cuestiones que refieren la formación de la práctica, su desarrollo, sus particularidades, el modo como se ejerce, los elementos que la constituyen, los mecanismos dinamizadores, las agencias involucradas, el personal responsable. De ellas surgen las guías del estudio, las claves de acceso a su historia.

Formación. La práctica de la desaparición se inicia en las zonas rurales del estado de Guerrero, entre las Sierras de Atoyac de Álvarez y Tecpan de Galeana. Se forma en las operaciones de contrainsurgencia del ejército mexicano, a finales de los años sesenta, cuando perseguía a los Comandos Armados del Pueblo, fuerza militar del Consejo de Autodefensa del Pueblo de Guerrero y luego de la Asociación Cívica Nacional Revolucionaria, de Genaro Vázquez Rojas; y a la Brigada Campesina de Ajusticiamiento del Partido de los Pobres, de Lucio Cabañas. ¿Qué significa esto? Pues que la práctica de la desaparición está fechada, comienza, se constituye, no es una práctica inmanente al Estado, no es un modo en que se ejerce la violencia legítima de los que gobiernan; tampoco es un accidente o un descalabro: se construyó, apareció en un momento, en un lugar y en circunstancias identificables.

Particularidad. Se formó en las operaciones de contrainsurgencia del ejército mexicano; quiere decir que surgió en medio de muchos otros mecanismos político-militares; durante los operativos convivió y se apoyó en otras formas represivas, como el asesinato, la tortura, el hostigamiento, los cercos, la cárcel, los sobornos y los chantajes, las amenazas, etcétera.

Complejidad. La práctica de la desaparición la conforman un conjunto inextricable de técnicas particulares. Primero, se ubica a los adversarios políticos, para eso se utilizan las técnicas de información, espionaje y amedrentamiento que se conocen tan bien en la guerra irregular; luego se persigue, se atrapa, se detiene, se encarcela, se tortura y, por último, si es el caso, se desaparece a las personas. Es una técnica que utiliza muchas otras, es decir, una tecnología particular constituida en un momento histórico preciso. Un conjunto de técnicas, orientadas por formas de saber peculiares, instrumentada por agentes de seguridad y organismos de con-

---

[9] Ya terminado el texto se filtró el informe de la Femosopp; aunque los casos que revisó son considerablemente mayores que los de la CNDH, las tendencias no cambian, por el contrario, se refuerzan.

trol del orden interno, que tienen como propósito borrar la existencia de un adversario, primero militar, luego político, después sólo bastaba que fuera un rival.

Polivalencia. La desaparición no es un delito accidental, no es algo fuera de control, no es un incidente, es una tecnología represiva desarrollada por el gobierno mexicano a finales de los años sesenta y principios de los setenta; sin embargo, no es propia del país ni de esa época solamente; es una práctica que se sigue utilizando, es una técnica que está disponible en cualquier momento, en cualquier lugar, y ya no sólo por el gobierno, sino por el crimen organizado —los conocidos *levantones*—, o por los criminales seriales —como en el caso de las muertas de Juárez.

Conflictividad. En la desaparición intervienen muchas agencias, muchas personas: están los de inteligencia, que buscan las personas reprimibles; los decididores, que fijan las prioridades; los diseñadores, que planean los operativos; los mandos medios, los ejecutores, los vigilantes, los custodios y carceleros, los jueces y abogados, los interrogadores; la confluencia negativa o contradicción en una de las etapas, por dos o más de los actores, aceleran, propician o cancelan la desaparición.

Inmanencia. En cualquier momento alguien puede desaparecer, basta que se le haya identificado y atrapado; la desaparición puede seguir a la aprehensión o al interrogatorio; a veces ocurre incluso después de la sentencia, cuando la persona está en la cárcel; por eso se vuelve una práctica inmanente a cualquier acto represivo, a cualquier acto violento en que intervengan las agencias de seguridad.

Transitividad. La desaparición no es un acto, es un proceso con varias fases, momentos o ciclos; a la desaparición física pueden seguir otras, las que se producen debido a la confusión burocrática, el silencio de las autoridades, la negativa o el invento de otros destinos; no es tampoco el simple desconocimiento del paradero o la suerte de una persona, sino la pretensión de borrar su identidad jurídica y política.

Son cuestiones de método, vetas para el análisis teórico y político. Orientan la búsqueda histórica, el análisis mecánico y genético de la tecnología de la desaparición. Sobre todo, ubican la tensión entre un análisis histórico y una lucha política: por un lado, las víctimas y sus biografías, los esfuerzos para su identificación y las batallas que los reclaman y reivindican; por otro, los objetivos y estrategias del poder, los bajos fondos, las técnicas y las tácticas que van ensamblando, conformando, constituyendo una tecnología política muy peculiar, en la que a algunos gobernados no se les dirige, no se les conduce: sencillamente desaparecen.

Una lógica interna

El origen de la desaparición se encuentra en una particular composición y concentración de las fuerzas políticas y represivas. En México surge en un momento y en un lugar precisos, en circunstancias acotadas, sigue patrones de desarrollo endógenos, pero desde principios de los años sesenta ya se había presentado en otras regiones del mundo, en regímenes muy diversos y condiciones sociales heterogéneas. Puede surgir de un golpe de Estado o de un régimen militar, en las luchas de liberación nacional, en revueltas populares o en los dispositivos de contrainsurgencia.[10] No es exclusiva de las dictaduras, es frecuente también en países formalmente democráticos en los que rige el Estado de derecho; en general, es una práctica represiva que surge cuando se enfrentan situaciones de guerra, no necesariamente civil, pero sí con franjas localizadas de la sociedad, con movimientos subversivos, militares, políticos o de masas.

La relativa expansión de la práctica y las similitudes morfológicas en las más disímiles circunstancias plantean la posibilidad de la importación, del aprendizaje externo, de los dictados internacionales. Hay muchas razones para hacerlo: la etapa histórica, los convenios de defensa, el entrenamiento de militares mexicanos en el extranjero, la ideología de la seguridad nacional y la guerra fría. Desde luego, cuando se percibe así, la interrogación se desplaza de la constitución histórica a la adaptación nacional de una tecnología extranjera. Por ejemplo, antes de que se presentara el primer caso en México, en Guatemala el régimen del coronel Enrique Peralta Azurdia ya había desaparecido a opositores. En marzo de 1963 encabezó un golpe de Estado para apaciguar una ola de revueltas populares contra la corrupción, la miseria y la explotación. Su gobierno construyó un dispositivo contrainsurgente complejo, en el que se crearon prácticas, organismos y una Ley para Defender las Instituciones Democráticas. El ejército asumió la seguridad interior, se creó una policía política que realizaba detenciones sin órdenes de aprehensión, a los detenidos se les mantenía incomunicados; más tarde algunos desaparecieron. El caso más conocido fue el de los 28 dirigentes políticos e intelectuales detenidos y desaparecidos poco antes de la transferencia del poder a Julio César Méndez Montenegro. Después se supo que fueron capturados por órdenes del ministro de la Defensa, el coronel Rafael Arriaga Bosque.

---

[10] La bibliografía sobre los casos nacionales no es tan extensa como debiera, al final se encuentran los libros más representativos para los países de América Latina.

Fueron torturados hasta morir y sus cadáveres arrojados al mar desde los aviones de la Fuerza Aérea.[11]

El golpe de Estado en Guatemala fue un laboratorio de lo que vendría más tarde en América Latina. Se experimentaron prácticas, instituciones, leyes, organismos represivos y un discurso legitimador basado en la preservación de la democracia en lucha contra el comunismo. La fórmula movilización popular igual a agitación externa, característica de la guerra fría, impulsó una mentalidad de gobierno que definía los riesgos políticos como atentados extranjeros, lo que propició una vigilancia de fronteras —externas, estatales y territoriales, o internas, basadas en una presunta identidad nacional—, que veía a los rebeldes como agentes patógenos eliminables. En Guatemala se diseñó un dispositivo general de contrainsurgencia que tuvo la fuerza de un paradigma: el discurso de la agresión foránea, los estados de sitio, las leyes de excepción, el ejército garante de la paz social, las policías políticas, las centrales de información, las prácticas de detención, tortura y encarcelamiento y, con todas ellas, la desaparición política.

Si en Guatemala se encuentran los inicios de la práctica en el continente americano, quizá sea en Brasil donde se formalizó mejor y durante más tiempo la clave de la estrategia antisubversiva: la información política. También ahí los militares tomaron el poder del Estado, aunque esta vez para derrocar a un gobierno reformista. En febrero de 1964, los coroneles se levantaron contra el presidente Goulart, acusándolo de propiciar la entrega del país a los comunistas. En junio de 1964 se reorganizó el sistema de información: primero se creó el Servicio de Inteligencia Nacional (SIN), para recopilar, sistematizar y clasificar la información de los posibles opositores al nuevo régimen; "operaba a través de las secciones de inteligencia de los diferentes cuerpos de seguridad y de las Divisiones Regionales de Operaciones de Inteligencia y Coordinaciones de la Defensa Interna. El personal asignado era heterogéneo: oficiales del ejército y de las policías y elementos de grupos paramilitares".[12] Se trataba de un ensamble de organismos, de una coordinación de los trabajos represivos en múltiples direcciones, que compartían la centralidad normativa y conceptual de los riesgos. Siguieron el modelo básico de las represiones políticas: información, fichaje, aprehensión, detención y tortura. En el proceso, algunos de los capturados morían en el encierro o en

---

[11] Eduardo Galeano, *Guatemala, país ocupado*, México, Fundamentos, 1967.
[12] *Ibid.*

el suplicio, sus cuerpos eran sepultados con nombres falsos, las actas de defunción, trucadas, eran expedidas por el Instituto de Medicina Legal. Aparece entonces la complicidad de la práctica represiva con el procedimiento burocrático: el modelo administrativo de la desaparición. Se basa en la confusión del cuerpo y el nombre, en el traspapeleo, en la mentira de oficina. La desaparición efectiva se reviste de incertidumbre técnico-jurídica, se vuelve una suerte de indeterminación fáctica que impide localizar a los detenidos, ubicar su paradero o saber su suerte: si los nombres se cambiaron, su destino es nebuloso, más aún: su misma existencia se pone en duda.

Este es un aspecto sustantivo de la desaparición: no se trata de una práctica represiva solamente, en el sentido de detener, encarcelar y torturar, sino de una práctica burocrático-racional, en la que se juega con la información para desestructurar la existencia física, civil, moral y política de los sujetos; se trata de una deconstrucción de las prácticas estatales que ligan la vida física y civil de los individuos a través de su reconocimiento administrativo y de sus derechos políticos; en ese intrincado proceso de individuación del Estado moderno, la práctica de la desaparición encuentra su fundamento y su posibilidad. Esto queda muy claro en lo que algunos consideran su origen, el decreto Nacht und Nebel (Noche y niebla), emitido por el comando del ejército alemán en 1941. El decreto establecía que cualquier persona podía ser detenida por simples sospechas y que no había posibilidad de obtener información sobre el paradero y situación de las víctimas; así fueron trasladadas miles de personas dentro y fuera de Alemania, sobre todo los opositores internos al régimen o los que cuestionaban el rumbo y el destino de la guerra.

En México, los informes de la CNDH han puesto en evidencia este problema en más de una ocasión: a la desaparición física de las personas sigue otra, la burocrática. La información se pierde, no sólo por ausencia o débil cualificación profesional de los desaparecedores, sino por el enredo, por la maraña burocrática, por el caos —deliberado o no—, que producen las agencias de seguridad interior. Y hay que repetirlo una y otra vez frente a los que sueñan con la información total y la calidad irreprochable de los archivos: se trata de una práctica inmanente a la racionalidad administrativa, de un conjunto de procedimientos utilizados para desaparecer a las personas, en la cárcel o en la oficina; es la misma información, en su profusión o exigüidad, la que produce incertidumbre: con ella jugaron los represores, en eso también consiste la desaparición.

Las premisas

Los precedentes históricos, las prácticas y los saberes que estaban disponibles en el ámbito internacional no produjeron la desaparición en México sino hasta finales de los años sesenta, después de la insurgencia estudiantil de 1968 y de la aparición de las guerrillas rurales y urbanas.[13] El problema, en consecuencia, es entender su constitución no sólo como la importación inmediata de una tecnología desarrollada en otros países (¿quién y cómo la importó, quién decidió incorporarla al arsenal represivo mexicano, dónde se encuentra el manual de operaciones, dónde se reclutaron los expertos, cuáles son las formas de saber?), sino como una práctica que se fue conformando, que se estableció a partir de múltiples técnicas y procedimientos, primero adecuados a la lucha contrainsurgente, después renovados en la guerra contra la subversión y más tarde disponibles para cualquier conflicto político u operación criminal.

La tecnología de la desaparición, desde esta perspectiva, es una construcción, un ensamblaje de bloques pragmáticos, discursivos e institucionales; retoma y articula tendencias que vienen de lejos, que se coagulan en un momento específico, en circunstancias acotadas. Esto se hace a partir de tres procedimientos: la historia de la práctica, para documentar su ejercicio en los listados de los desaparecidos; la anatomía de la técnica, para individualizar sus elementos y trazar las secuencias, y la economía política de la estrategia, es decir las condiciones en que se desenvuelve y significa una particular tecnología gubernamental.

Las técnicas, los discursos y las prácticas que constituyen la desaparición son el resultado de procesos de larga duración, que fueron recuperados, utilizados, acoplados en una tecnología represiva particular. En primer

---

[13] El blog *La guerra sucia en México* dice que la desaparición forzada "surge en una práctica de la que se tiene conocimiento tan sólo por el testimonio de los propios militares, conocida como el 'servicio de escobas'. Ésta consistía en ejecutar clandestinamente a militares conflictivos o que manifestaban su inconformidad ante las órdenes recibidas. Posteriormente, en los años de la guerra fría, ante la aparición de una oposición armada, el ejército y la policía política hicieron extensiva la práctica del secuestro y la pena de muerte clandestina a los guerrilleros y sus colaboradores (presuntos o probados), la cual en el derecho penal se conoce como 'desaparición forzada de personas'". http://guerrasuciamexicana.blogspot.com/search?updated-min=2009-01-01T00%3A00%3A0008%3A00&up-dated-max=2010-01-01T00%3A00%3A00-08%3A00&max-results=19 [consultado en marzo de 2010]. La hipótesis es interesante, pero tiene muchas dificultades históricas y políticas: ¿qué hizo que una práctica interna se extendiera, por qué a finales de los años sesenta, por qué siguió fuera de la zona de la guerrilla rural, cómo se volvió inmanente, cuáles son las ligas con la racionalidad burocrática, etc.). Además, el tipo penal surge después de las resistencias de los familiares y no corresponde con la pena de muerte clandestina; por supuesto, nada de esto disminuye el interés de la conjetura.

término, el proceso de individuación estatalizada, que hace descansar la identidad de los ciudadanos en los registros públicos; que forma al sujeto desde que nace hasta que muere, que da las actas de nacimiento, las cartillas de salud, los diplomas de educación, las constancias de trabajo, los títulos profesionales; en fin, los procedimientos que garantizan derechos y estatuyen obligaciones, los que manejan registros civiles, penales y fiscales. Ese proceso jurídico-administrativo por el cual el Estado crea, reconoce, identifica al ciudadano-individuo, con cédulas, actas y pasaportes; ese tramo enorme que proviene de la práctica de los cuidadores de almas, de la pastoral salvífica y económica del bautismo cristiano, después modificada y extendida por el Estado nacional.

Las técnicas esfumantes, hay que recordarlo, se proponen el cuestionamiento radical de la vida del desaparecido; no sólo se pierde su cuerpo, sino que al trucar papeles, desconocer nombres, cambiar lápidas, modificar apellidos, se hace dudar de su existencia (¿es José Ramírez Samaycón, José Abel Ramírez o José Ramírez?);[14] eso hacían —o siguen haciendo— los agentes de seguridad, eso reconocen hoy los burócratas de los derechos humanos: ¿no han dicho que son demasiados homónimos, que una letra modifica el género, que en esas condiciones no se puede tener seguridad de nada? Más aún, no termina con frecuencia la CNDH sus archivos reconociendo que: "Del estudio y valoración de las evidencias que han quedado precisadas en el capítulo que antecede, sólo aparecen algunos indicios que por sí mismos resultan insuficientes para que esta Comisión Nacional pueda emitir el pronunciamiento correspondiente; dado que, si bien es cierto que no se pudo acreditar la desaparición forzada en el presente caso, cierto es también que esa circunstancia no implica que ello no hubiese ocurrido, toda vez que esa violación a derechos humanos se caracteriza porque los responsables de la misma suelen no dejar rastro que permita a la justicia actuar en su contra; por esa razón, al no contar esta Comisión Nacional, hasta ahora, con los suficientes elementos de prueba que permitan confirmar los actos constitutivos de la queja, se procederá en términos de lo dispuesto en el artículo 31 de la Ley de la Comisión

---

[14] Los registros de Eureka sólo dicen que tenía catorce años y que lo desaparecieron elementos del ejército mexicano establecidos en El Paraíso, el 28 de junio de 1971, en La Peineta, Guerrero, junto a Eusebio Arrieta, Crescencio Calderón y Miguel Cadena Diego. La CNDH, por su parte, dice que ni en el Archivo General de la Nación (AGN), ni en el Cisen, ni en la DFS, ni en la DIPS se encontraron documentos sobre él. Sólo un testigo dijo que José Ramírez era originario de Zapotitlán de las Tablas, municipio de Atlixtac, Guerrero, pero que no conoce a ninguno de sus familiares. ¿Quién es entonces José Ramírez Samaycón? ¿Dónde está?

Nacional de Derechos Humanos, así como en la fracción II del artículo 123, en relación con el último párrafo 108 de su Reglamento Interno; y en caso de que se reciba información o documentación posterior a la conclusión del presente asunto, se atenderá al contenido del numeral 103, del último ordenamiento legal en cita";[15] en otras palabras: puede ser que haya pasado, pero no tenemos pruebas de que haya sido, aunque eso no quiere decir que no pasó, pues de eso trata la tecnología de la desaparición, por eso no se puede hacer nada. La burocracia cumple entonces su papel: no es algo externo a la desaparición, forma parte de sus mismos elementos, no atiende sólo el cuerpo del desaparecido, sino su historia, su existencia, su fama y motivaciones: su vida.

El segundo bloque resulta del discurso de la identidad nacional. Se trata de un sello individual y colectivo manejado por el Estado, construido por los códigos de la mexicanidad, de la idiosincrasia, de las costumbres y la cultura de un pueblo elevado a la altura del mito. Si se pudieron establecer las prácticas de la desaparición es porque había sujetos exóticos que ponían en riesgo los vínculos de socialización, la cohesión de los mexicanos, la misma nacionalidad. La constitución de los sujetos peligrosos fue la consecuencia lógica de un discurso y una práctica política de fronteras, de límites circunscritos a una comunidad ilusoria.

El tercero es una particularidad histórica. Se trata de la gubernamentalidad populista, un modo de gobernar que renueva las fuerzas estatales para reinsertar los procesos biopolíticos en la economía de la seguridad interna. Así se podría completar un círculo de la exclusión: los que no se integraban a la dinámica populista eran ajenos a la comunidad mexicana, reconocida, formada y administrada por el nuevo régimen de la revolución que Luis Echeverría se proponía reformar.

Las tendencias individualizantes propias de la racionalidad burocrática-estatal, el discurso de la identidad nacional y la gubernamentalidad populista son las premisas sobre las que se levantaron las técnicas propias de la desaparición, que encontraron en la lucha contra la subversión las condiciones histórica y política adecuadas para su cristalización y desarrollo.

---

[15] Expediente CNDH/PDS/95/GRO/S00224.000. Caso de José Ramírez Samaycón.

Historia

La historia de la desaparición se encuentra en las memorias de los familiares, en los informes de seguridad, en los registros de los interrogatorios, en las noticias de las detenciones, en las denuncias del Comité Eureka, en las listas de la Afadem, en los casos de la CNDH, en los reportes de Amnistía Internacional, en la literatura de la guerra sucia, en los volantes, las inserciones y los afiches de las organizaciones que han reclamado la presentación de todas y todos los secuestrados, los detenidos, los desaparecidos. Es una historia parcial, contada desde el lado de las víctimas: sólo existe por la resistencia de la memoria. Una historia turbia, hecha a retazos, incompleta: ¿cómo hacer la biografía de un desaparecido, de alguien a quien le borraron el rostro, de una identidad evanescente que sólo la lucha de sus familiares, sus amigos o compañeros pudo restablecer?

Un desaparecido es el que ha logrado el reconocimiento de un destino incierto, de una suerte manipulada por el poder. Su identidad es el resultado de una batalla, pero no del recuerdo contra el olvido, sino de la política de la memoria *versus* las técnicas de la difuminación. La historia de la desaparición es la formación y el desarrollo de una práctica represiva elaborada por los que se niegan a perder la memoria; es una historia contada al revés, desde el lado que se niega a morir, desde el recuerdo de las víctimas. La desaparición pretende borrar la estancia en el mundo de un enemigo político; cuando tiene éxito no es un problema: nadie sabe nada de un individuo realmente desaparecido. No sucedió, no tuvo verificativo: es un no acontecimiento. Por el contrario, cuando se registra a un desaparecido, alguien que vivió y luchó, alguien que dejó un rastro, su biografía es ya una batalla perdida por el poder, es la constancia de su fracaso. La desaparición falló: se encuentran las huellas del individuo, se relatan las técnicas del secuestro, se especifican las condiciones de su detención, el lugar de su encierro, el momento en que se perdió. Están los oficios, los informes, los documentos de seguridad, los testimonios de sus compañeros o sus vecinos; son amarres en la historia, las señas de su identidad, el principio de su reconocimiento. En el instante en que se registra la identidad de un desaparecido —un triunfo político—, empieza otra batalla: la de su paradero, la de su destino, la del castigo de los que lo detuvieron, torturaron e intentaron desaparecer.

La práctica de la desaparición implica un trabajo minucioso de descomposición de la memoria, de confusión de datos, de reelaboración de itinerarios, fuentes y destinos. Como se verá luego, existen registros de las detenciones, hay copias de los interrogatorios, hay testimonios, no falta información, pero está convenientemente trucada, incompleta, travestida: la desaparición también es un fenómeno jurídico-administrativo, no sólo físico. Se trata de borrar las huellas de un individuo; si se logra, ni siquiera hay práctica que estudiar, si no, la historia que se construye es también el recuento de las técnicas de confusión, de los silencios ordenados, de los procedimientos torvos, de la insania del poder.

La desaparición es una tecnología política, es decir, un conjunto de mecanismos, técnicas, instituciones, organismos y agentes; su propósito: esfumar a los individuos peligrosos, desaparecer a los adversarios, negarles estatuto político. La desaparición no sólo separa a los individuos de los lazos sociales, no sólo les suspende derechos, no sólo los castiga por sus acciones o los reprime por sus actividades, de eso tratan otras técnicas represivas, como el encarcelamiento, las torturas, las amenazas o la muerte; la tecnología de la desaparición incluye estas técnicas, pero desarrolla otras que pierden a los sujetos reprimidos, los esfuman. El propósito es volver inexistentes a los adversarios; no aniquilarlos, sino negarlos, negar que existan o hayan existido. Es una tecnología paradójica: cuando tiene éxito no se registra, sólo aparece en sus descalabros, por eso se va formando lentamente, a tropiezos, al recuperar experiencias negativas, al fomentar innovaciones tácticas u organizativas.

Los casos registrados por el Comité Eureka y la CNDH detallan los procedimientos de esta forma represiva, son las huellas de las identidades que no se lograron borrar, son los fiascos del poder los que permiten reconstruir, así sea a jirones, la emergencia, la formación y el desarrollo de la tecnología de la desaparición. Una tecnología, hay que repetirlo, es un conjunto de prácticas, de tácticas y estrategias, de mecanismos e instrumentos, de saberes e instituciones, que se fueron ensamblando para formar una práctica de gobierno, una práctica que tenía como objetivo la desaparición de individuos, como blanco a los enemigos políticos, como dispositivo las agencias de seguridad y como saber la geografía política de la sociedad mexicana a finales de los años sesenta y principios de los setenta.

La historia de la desaparición parte de los primeros casos registrados, de las primeras veces que se intentó; es un recuento de las formas que se modelaron y ensayaron; formas constituidas por series de prácticas, mecanismos, agentes y territorios. La práctica de la desaparición es una continua reelaboración de los conceptos de riesgo político y de prácticas de represión, una interrogación permanente sobre los que son peligrosos y el modo de desaparecer sus voces, sus demandas, sus ideas, sus acciones.

La desaparición de Epifanio Avilés Rojas

El 19 de mayo de 1969, en Las Cruces, Coyuca de Catalán, estado de Guerrero, Epifanio Avilés Rojas, de 36 años, fue detenido por un grupo de soldados al mando del mayor Antonio López Rivera. A las siete horas del día siguiente fue entregado al general Miguel Bracamontes, jefe de la Zona Militar de Chilpancingo, quien lo trasladó a la ciudad de México. Nunca más volvió a saberse de él. Años más tarde, el Comité Pro Defensa de Presos, Perseguidos, Desaparecidos y Exiliados Políticos de México —el Comité Eureka—, lo registró como el primer detenido-desaparecido en México.[16]

Las investigaciones de la CNDH, más de treinta años después, no arrojaron evidencias que confirmaran "los actos constitutivos de la queja, lo que resulta ser un impedimento para que, hasta el momento, se pueda ubicar el paradero del agraviado señor Epifanio Rojas Avilés".[17] Ninguna evidencia: sólo su desaparición. Desaparecido, esta vez, ya no por el ejército, como en la denuncia original, sino por la inadecuación de las pruebas, la insuficiencia de los argumentos o la poca consistencia del rastro documental obtenido en los archivos de seguridad. Sin embargo, Epifanio no era un desconocido; la DFS sabía bien quién era, lo tenía "fichado". Un documento en los archivos de la misma DFS, sin firma y sin fecha, contiene sus principales datos: "Miembro de la Asociación Cívica

---

[16] Comité Eureka, ¡Libertad! Caso de Epifanio Rojas Avilés. Los archivos del Comité se encuentran en su sitio oficial. Eureka. Sitio web oficial. "Epifanio Rojas Avilés Libertad", http://www.eureka.org.mx [consultado de marzo a diciembre de 2004]. En adelante sólo se citará la procedencia y el nombre del archivo.

[17] Expediente CNDH/PDS/95/GRO/N00046.0007. CNDH. Sitio web oficial. "Caso de Epifanio Avilés Rojas". http://www.cndh.org.mx/Principal/document/informe/index.html [consultado de noviembre de 2003 a diciembre de 2004]. En adelante sólo se citará la procedencia, el nombre y el número del expediente.

Nacional Revolucionaria. Originario de Coyuca de Catalán, Guerrero, cuñado de Florentino Jaimes Hernández… El citado […] declaró que en unión de Epifanio Avilés Rojas y Juan Antúnez Galarza…, tomaron parte en el asalto a la camioneta del Banco Comercial Mexicano ocurrido el 19 de abril de 1969 […] habiendo logrado huir Epifanio Avilés Rojas […] existe orden de aprehensión girada en su contra por el Juez Cuarto Penal de esta ciudad de México".[18]

El documento sobre Epifanio no dice dónde está, a dónde fue, qué le pasó, quién se lo llevó, dónde se encuentra, pero sí quién era, qué hacía, dónde estaba y con quién. Los organismos de seguridad tenían su registro, sabían dónde localizarlo; después, el rastro se pierde, las huellas se interrumpen, empieza el silencio, se confunden las pisadas, se alteran los informes, se sobreponen las fechas y los personajes. Comienza la niebla, las sombras: son las desapariciones jurídico-administrativas que siguieron a las físicas, un giro más a una tuerca de la maquinaria represiva.

SE LOS LLEVABAN Y NUNCA REGRESABAN

La mañana del 28 junio de 1971, un destacamento del 50°. Batallón de Infantería que perseguía a Genaro Vázquez, entró a un paraje conocido como La Peineta, en el municipio de Atoyac de Álvarez, Guerrero.[19] Al no encontrar a Genaro —algunos testigos afirman que escapó después de matar a un militar—, los soldados quemaron nueve casas y detuvieron a Eusebio Arrieta Memije, Crescencio Calderón Laguna, Miguel Cadena Diego y José Ramírez Samaycón.[20] Los llevaron al cuartel de San Vicente de Benítez, bajo las órdenes del coronel Castro Villarreal. Se sabe que después los trasladaron a la zona militar de Acapulco. Ahí se les perdió la pista.

Esta situación es diferente. Las constancias de las detenciones se encuentran en los archivos de la DFS, del Centro de Investigación y Seguridad Nacional (Cisen) y de la DIPS. Hasta ahí se sabía dónde estaban. Después ya no. Luego de muchos años, Eusebio, Crescencio y Miguel fueron declarados muertos… más de una vez. A Eusebio lo mataron dos veces. La primera fue el día de su detención, según un comunicado del procurador general de la República, Óscar Flores Sánchez, del 24 de enero de 1979, "Eusebio Arrieta Memije… originario de El Paraíso, municipio de Ato-

---

[18] Expediente CNDH/PDS/95/GRO/N00046.0007. Caso de Epifanio Avilés Rojas.
[19] Expediente CNDH/PDS/95/GRO/N00042.000. Caso de Eusebio Arrieta Memije.
[20] Expediente CNDH/PDS/95/GRO/S00224.000. Caso de José Ramírez Samaycón.

yac de Álvarez, Guerrero, miembro de la llamada Brigada Campesina de
Ajusticiamiento del Partido de los Pobres, que comandaba Lucio Cabañas
Barrientos […] en junio de 1971, junto con otros elementos de la citada
Brigada, participó en una emboscada a las fuerzas públicas en la ranchería
denominada 'El Paraíso', dando muerte a varios soldados e hiriendo a varios oficiales. Entre los guerrilleros que fallecieron en esta acción, se pudo
identificar a Eusebio Arrieta Memije".[21] La segunda muerte ocurrió el 23
de agosto de 1972, en la "emboscada a un convoy militar sobre la brecha
que corre de Atoyac de Álvarez a Paraíso, aproximadamente a un kilóme-
tro al norte del poblado Río de Santiago […] el ataque fue llevado a cabo por ciento cincuenta individuos miembros del llamado Partido de los
Pobres en contra de dos vehículos militares que trasladaban víveres a sus
respectivas bases de partida […] los militares al repeler la agresión causa-
ron diversas bajas a sus atacantes entre las que se contaba este elemento,
Eusebio Arrieta Memije, el cual fue identificado, ya que en la mayoría de
los casos se encontraron entre sus ropas datos suficientes para establecer la
identidad de los occisos".[22]

Según reportes oficiales, a Miguel y a Crescencio primero los secuestraron los guerrilleros y luego los mató el ejército en un enfrentamiento.
"En el mes de septiembre de 1974, al sentir Lucio Cabañas Barrientos
el acoso de las fuerzas públicas y tomando en cuenta que muchos de sus
adeptos lo abandonaban por temor a ser capturados, organizó un grupo de doce sujetos que se dedicaron a obligar a los desertores a adhe-
rirse nuevamente al llamado Partido de los Pobres, como fue el caso de
Miguel Cadena Diego, quien fue violentamente sustraído de su domicilio en el mes de septiembre de 1974 y trasladado a la Sierra de Guerrero
[…]".[23] Después fueron abatidos en una refriega con los federales: "El 2
de diciembre de 1974 con motivo del secuestro del ingeniero Rubén
Figueroa […] miembros del ejército y de corporaciones policiacas federales tuvieron un enfrentamiento donde resultó muerto Lucio Cabañas Barrientos en el lugar denominado El Otatillo, abajo del poblado del
Corrales y cerca del sitio llamado El Guayabillo, en el estado de Guerrero, con el grupo encabezado por él mismo, quienes abririeron fuego en
contra de los elementos de las fuerzas públicas, éstos al repeler la agresión

[21] Expediente CNDH/PDS/95/GRO/N00042.000. Caso de Eusebio Arrieta Memije.
[22] Expediente CNDH/PDS/95/GRO/N00042.000. Caso de Eusebio Arrieta Memije.
[23] Expedientes CNDH/PDS/95/GRO/S00076.000 y CNDH/PDS/95/GRO/S00075.000. Casos de Diego Miguel Cadena y de Crescencio Calderón.

dieron muerte a varios individuos, entre ellos a este sujeto".[24] El secuestro y la muerte de Miguel y Crescencio ocurrieron ¡tres años y cinco meses después de ser detenidos!, como había sido registrado por los documentos de la DIPS y la memoria de sus familiares y amigos.

José Ramírez Samaycón tenía sólo catorce años. En los archivos de seguridad no se encuentra ninguna ficha sobre él. Los testimonios refieren su nombre de manera muy difusa, sólo sabemos que se lo llevaron los soldados, como a los otros tres, en el mismo lugar, a la misma hora, el mismo día. No tenía registros previos, tampoco los tuvo después: su nombre se encuentra inscrito en la memoria por el breve enfrentamiento con el poder que causó su detención-desaparición.

En estos casos la detención se registra, los archivos dan cuenta del momento, el lugar y los responsables. Pero no se reconoce. Más aún: se elude, se niega, se confunde, se construye un acontecimiento distinto, lejos en el tiempo. Si fueron detenidos por pertenecer a un grupo guerrillero, más tarde se dice que murieron en un enfrentamiento, en un combate con los militares. ¡Nunca se les aprehendió: se combatió con ellos! ¡Murieron en combate! El problema es que ni sus cuerpos aparecieron, ni los documentos se encontraron, y ¡ocurrió años después de ser detenidos! Peor aún: cuando ya se tenían pruebas de que no estuvieron ahí, ni se contaban en la lista de los muertos oficiales. La detención, que se había reconocido, después se rechaza: no se les detuvo, murieron en combate. Poco importa que las pruebas documentales, las fechas y los testigos digan lo contrario. Una desaparición de tercer orden: si la primera es física, la segunda es administrativa y la tercera es negativa: no desapareció, se murió. La desaparición se pone en entredicho, se niegan las documentales, se reconstruye la historia y la suerte de los sujetos. Primero son detenidos, después desaparecidos, más tarde los mataron en una batalla en la que nunca estuvieron.

EL DISPOSITIVO DESAPARECEDOR

Los casos anteriores son los primeros desaparecidos registrados. Ocurrieron en zonas rurales del estado de Guerrero. En estas detenciones sólo interviene el ejército. Son los inicios de una práctica que luego se modifica, se enriquece, por decirlo así, con nuevas tácticas, mecanismos, agencias, técnicas, sujetos y modalidades.

---

[24] Expedientes CNDH/PDS/95/GRO/S00076.000 y CNDH/PDS/95/GRO/S00075.000. Casos de Diego Miguel Cadena y Crescencio Calderón.

La práctica de la detención-desaparición se inicia en Guerrero, en una zona muy localizada, en los alrededores de Atoyac de Álvarez; interviene el ejército, en una labor de contrainsurgencia o, como ellos la llaman: de guerra irregular.[25] Los rastros de los detenidos son muy débiles, como en el caso de Epifanio, donde los archivos casi no existen, los recuerdos se desvanecen y la desaparición ocurre desde el momento de la detención: es la fórmula inicial, primordial, de esta práctica. Luego, sin abandonar la zona ni a los sujetos reprimidos, la práctica se complejiza, porque a la detención comprobable, con rastros seguros y documentos fehacientes, sigue un tiempo en el que el detenido permanece secuestrado, con sus derechos y su misma existencia suspendida; es cuando se le traslada a centros de detención más o menos reconocidos, como la zona militar de Acapulco, la base aérea de Pie de la Cuesta o el Campo Militar Número Uno de la ciudad de México. Ahí los rastros desaparecen: no se sabe qué les pasó, no se sabe qué les ocurrió a los detenidos.

Años después de las denuncias, las protestas y los reclamos, los rastros reaparecen, irreconocibles, en explicaciones contradictorias y hasta absurdas: se inventa un destino, se retraza un camino imposible para los detenidos: ni la lógica, ni la razón, ni la memoria son compatibles con las nuevas historias. Es una nueva forma de la desaparición: la que regresa para trucar los registros, para negar, a pesar de todos los informes, de todos los documentos, que los sujetos fueran detenidos, menos aún que hubieran desaparecido. Sin embargo, todavía no es la forma general, la más representativa, de una tecnología que va creciendo y madurando. Falta que se utilice en otros ámbitos, en otros espacios, que involucre a otras agencias, con otros propósitos: que se generalice.

El 20 de abril de 1972, en el puerto de Acapulco, un comando de la Dirección Federal de Seguridad, de la Procuraduría General de Justicia del estado de Guerrero, así como soldados de la 27a. Zona Militar, detuvieron a Ramona Ríos de Roque, de 36 años, a Margarito Roque, de 19, a Guadalupe Castro Molina, de 19, y a David Rojas Vargas, de 18 años. Un oficio del director Federal de Seguridad, con fecha del mismo día, detalla el operativo: "Acapulco, Guerrero. Con motivo de que se tuvo conocimiento que en el Instituto México de este puerto, a horas avanzadas de la noche se reunían traficantes de drogas, contrabandistas de armas y agitadores de extrema izquierda [...] y al confirmarse que a dicho Instituto también asistían algunos miembros del grupo de Lucio Cabañas y

---

[25] Sedena, *Manual de guerra irregular*, México, 1992.

en algunas ocasiones el propio Lucio Cabañas se refugiaba en el mismo y que en la misma situación se encontraba el domicilio ubicado en las calles de Nogales número 94 [...] a partir de las 0:30 horas de hoy se inició una operación de cateo con personal de la 27a. Zona Militar de esta Dirección y de la policía judicial del Estado [...] con el fin de capturar a los miembros del grupo de Lucio Cabañas [...] al respecto fueron detenidos y se encuentran en poder de la policía judicial del Estado [...] Margarito Roque Ríos de 19 años [...] el día de hoy a las 15:00 horas se principió a interrogar a los detenidos".[26] En otros documentos se relata la detención de David Rojas y Margarita Ríos, ocurrida en la misma operación, aunque con horas de diferencia. El mismo director de la DFS asegura que "se logró saber además, que el domicilio de Nogales 94 estaba habitado por puras personas del sexo femenino [...] este individuo, o sea David Rojas Vargas, fue detenido a las 6:00 horas del 20 del actual, al arribar al Instituto México, donde se encuentra estudiando la preparatoria [...] con relación a los demás detenidos, fueron puestos en libertad al conocerse que no tenían conexión alguna con los hechos que se investigan, habiendo concluido este interrogatorio a las 0.01 horas del día del actual. Los detenidos son Margarito Roque Texta, Guadalupe Castro Molina, Ramona Ríos de Roque, David Rojas Vargas y Margarito Roque Ríos".[27]

Otro documento del director de la DFS, con fecha del 25 de junio de 1972, con el título de "Resultado del interrogatorio a personas afines a Lucio Cabañas Barrientos", registra muy bien una nueva práctica que regirá la tecnología de la desaparición: el alargamiento de la detención y la entrada en una fase que podría llamarse de suspensión, con varios propósitos; uno de los más importantes, la obtención de información, para la cual se requería tanto un saber práctico específico —el arte de la interrogación— como las técnicas de convencimiento —la tortura— y los espacios físicos de resguardo del detenido: los centros de detención, necesariamente velados, aunque conocidos, clandestinos, pero identificados. "A las siete horas del día de la fecha llegaron al Campo Militar Número Uno nueve personas detenidas por la 27a. Zona Militar, con sede en Acapulco, Guerrero, mismas que desde hace dos meses se encontraban detenidas por sospechar que pertenecían al grupo de Lucio Cabañas Barrientos [...] los detenidos son [...] David Rojas Vargas [...]".[28]

---

[26] Expediente CNDH, XXXI-R. Caso de Margarito Roque Ríos.
[27] Expediente CNDH/PDS/95/GRO/S00307.000. Caso de David Rojas Vargas.
[28] Expediente CNDH/PDS/95/GRO/S00307.000. Caso de David Rojas Vargas.

A menos de dos años de puesta en práctica, la detención-desaparición se ha vuelto ya una práctica compleja, que involucra a muchas agencias —por lo que requiere una coordinación—; con muchas actividades —lo que demanda programas estructurados—; con múltiples objetivos —lo que exige un plan general—; con divisiones de tareas, funciones, actividades y etapas. Si en los primeros casos el ejército era el responsable de la detención-desaparición, después interviene la DFS, la Procuraduría General de la República (PGR), la procuraduría estatal; si al principio el tiempo entre la detención y la desaparición era muy corto o era imposible de determinar (por lo que en la fase primordial es mejor hablar de secuestro y no de detención), después los tiempos se extienden, se reconocen; pero, sobre todo, tras la aprehensión o el secuestro, aparece la suspensión del tiempo, o sea la detención, para lo cual se utilizó un arsenal de saberes, técnicas, procedimientos, expertos y lugares que le otorgarán a la práctica de la detención-desaparición sus características fundamentales.

El operativo del 20 de abril de 1972 en Acapulco, Guerrero, en realidad fue un programa de mayor amplitud y profundidad: una verdadera operación represiva en el estado: la Operación Telaraña. La detención-desaparición fue apenas una de las técnicas utilizada, en crecimiento y proceso de complejización, pero sólo una. Podría decirse que este fue el momento en que se introdujeron y desarrollaron muchos de los procedimientos que después serán aplicados en otros momentos y lugares.

Primero: la operación demandó una configuración del campo de lo reprimible. Esto exige varios elementos: *a)* la ubicación del espacio de la agitación, las zonas de reunión o de habitación, en este caso el Instituto México y la casa de Nogales 94; *b)* la identificación de las células subversivas, lo que implica ya no un conjunto de individuos, sino una organización de sujetos rebeldes, que podría ser evidente desde el momento en que se dirigía una lucha contra la guerrilla rural, donde la identificación del poblador con el guerrillero era muy difícil, pero no tanto en las ciudades, donde los lazos son más dispersos y, por lo tanto, más fáciles de ubicar, pues se trata siempre de pequeños grupos o focos de la subversión, como se decía en el lenguaje de la época; estas células podrían ser identificadas y arrancadas de raíz, la cuestión era identificar a sus miembros, lo que podía hacerse a través de una labor de información y seguimiento de individuos, luchas y organizaciones civiles o políticas, a través de la infiltración y de la obtención de datos de los mismos participantes de las células —una de las primeras actividades realizadas tras la detención—, y *c)* la gradación y repartición de los espacios peligrosos, para marcar las

posibles interconexiones, los tiempos de atención, los puntos más vulne-
rables, etcétera.

Segundo: los mecanismos de separación, que son las técnicas de la
detención, las formas en que los individuos son atrapados, apresados. Tercero: la suspensión de los derechos y los objetivos del alargamiento; se
trata específicamente de la detención, cuando son encarcelados, secuestrados las más de las veces, porque en muy pocas ocasiones había órdenes
de aprehensión y en menos todavía se les presentaban cargos o se ponían
a disposición de los órganos de procuración de justicia. Cuarto: la propia
desaparición: en qué momento, en qué tiempo, qué rastros deja, en qué
circunstancias, dónde.

En abril de 1972 ya puede decirse que se encuentra constituida la
práctica de la desaparición. Los elementos que la rigen ya están definidos:
aprehensión (secuestro), detención, tortura, desaparición. A partir de ahí
se añadirán técnicas, procedimientos, mecanismos, agentes, sujetos reprimibles, espacios, objetivos u otras formas de interrelación con las demás
prácticas represivas del Estado mexicano.

Una de las novedades desarrolladas en 1972 fue la focalización de las
células subversivas. Es distinto de lo que sucedió en junio del año anterior en La Peineta, donde se aprehendió a varios individuos en la búsqueda de un guerrillero. En Acapulco se encontró a un grupo, que se había
identificado previamente como tal, los agentes de seguridad lo buscaban.
El procedimiento consiste en ubicar un punto reprimible a partir de dos
vectores: los sujetos y el lugar. El punto está conformado por sujetos y lugares articulados por las relaciones. Eran los presuntos miembros de una
célula que había sido ubicada por el lugar de trabajo y de reunión, pero
también por lazos familiares. Algunos de sus miembros tenían relaciones
de parentesco. Ramona Ríos estaba casada con Margarito Roque Texta,
era madre de Margarito Roque Ríos; entre los detenidos y desaparecidos
del mismo operativo, no necesariamente el mismo día, se cuenta también
al padre de Guadalupe Castro Molina, Petronilo Castro, un veterano de
la Revolución, de 73 años, que vivía en la casa de la que fue sacada su
hija. El mismo procedimiento se volverá a repetir muchas veces después:
si la célula parecía ser el objetivo de la detención, la acción abarcaba también a familiares, sin importar su edad y condición. La familia entra en
el campo de lo reprimible. Es lo que les sucedió el 4 de mayo de 1972
a Alberto Arroyo Dionisio, de 29 años, y a su hermana Felícitas Arroyo
Dionisio, detenidos en Rincón de las Parotas, municipio de Atoyac de
Álvarez, por soldados del 50o. Batallón del ejército mexicano, luego tras-

ladados al Campo Militar Número Uno de la ciudad de México, el 25 de julio, con nueve personas más. Les ocurrió lo mismo a miembros de las familias Cabañas, Iturio, Tecla. En un solo día podían desaparecer padres, hermanos, primos, sobrinos, amigos, como les sucedió a los Barrientos, de San Vicente de Benítez, Guerrero. El 30 de junio de 1972, el coronel Macario Castro Villarreal, al mando de algunos elementos del 50o. Batallón de Infantería, detuvo y desapareció a Domitilo Barrientos Blanco, de 45 años, a Domitilo Barrientos Gómez, de 54 años, y a Ezequiel Barrientos Dionisio, de 44 años.

En 1972, la práctica de la aprehensión-detención-desaparición ya se había constituido en sus elementos principales, en los que la distinguen y formalizan como una tecnología represiva compleja, que si bien conjuga muchas que la antecedieron, las sintetiza en una forma única, que se volverá distintiva de la época. Sin embargo, todavía es una forma represiva local, ubicada en una zona de Guerrero, aunque ya no sólo en comunidades empobrecidas y con fuerte presencia guerrillera. Sigue anclada en una parte de la Costa Grande, entre las sierras de Atoyac y de Tecpan de Galeana. Por ejemplo, en abril de 1973, el día 23, llegó un piquete de soldados de los batallones 42o. y 27o. de Guerrero y 12o. de Puebla a la comunidad de San Vicente de Benítez para detener a Miguel Nájera Nava, de 33 años, a Emilio Delgado Jiménez, de 21, a Agustín Flores Jiménez, de 34, y a Marcelino García Chelote. A Miguel se lo llevaron de su domicilio con una niña de once meses en brazos.[29] Uno de los militares, el teniente Alberto Otorgan García, entregó la niña a Jorge Sánchez Manzanares, quien la llevó con su abuela. Acompañaban al militar el sargento Mora, el capitán Escobedo, los soldados Escobedo y Campusano, entre otros. A los detenidos se los llevaron a México, donde fueron interrogados en el Campo Militar Número Uno por miembros de inteligencia militar y agentes de la DFS. A mediados de 1974, Miguel logró hacer llegar dos cartas a su hermano Serafín Salas Nájera, nunca más se supo de él.

La historia de Miguel es peculiar. Refleja muy bien los procedimientos represivos de la detención-desaparición. Detenido en un operativo militar, en una zona conocida por la circulación de la guerrilla, los documentos de seguridad reconocen que no participaba en actividades políticas, tampoco era buscado por su pasado o por alguna conducta ilícita. Miguel era comerciante, con una incierta relación personal y mercantil con Lucio Cabañas. Un documento, sin fecha ni procedencia, dice que

---

[29] Comité Eureka, ¡Libertad! Caso de Miguel Nájera.

"a este individuo no se le tiene considerado como miembro de grupo subversivo alguno. Se tiene conocimiento que sostenía relaciones de amasiato con Margarita Cabañas Ocampo, familiar de Lucio Cabañas Barrientos, dirigente del llamado Partido de los Pobres; se sabe que esta mujer ha denunciado su desaparición pero existe el antecedente de que Lucio Cabañas Barrientos, en el año 1973, les ordenó a varios de sus seguidores ir a la población de San Vicente de Benítez, Guerrero, en donde éste tenía un establecimiento de víveres, para exigirle la entrega de comestibles para que fueran trasladados a la Sierra de Guerrero, a lo que se negó Nájera Nava. Coincide el año de 1973 en que su amasia denuncia su desaparición con los hechos mencionados, por lo que se estima que tienen relación entre sí estos hechos, ya que las autoridades, tanto locales como federales, desconocen el paradero del mismo".[30] El procedimiento es conocido: aprehensión-detención, interrogatorio, desaparición; después, negativa de la detención, explicaciones ambiguas, contradictorias, imposibles, con el propósito de desviar la mirada, de distraer la atención. Lo singular del caso de Miguel no es este modelo, inaugurado ya en 1972, sino la utilización de las relaciones familiares y comerciales para detener al sujeto y reinterpretar la desaparición. La explicación oficial es imposible: ¿cómo lo iba a desaparecer Lucio Cabañas por la negativa a entregar víveres, cuando fueron los militares quienes regresaron a la niña; cómo lo iba a retener o desaparecer Lucio Cabañas cuando un año después todavía enviaba cartas desde el Campo Militar Número Uno?

El mismo día en que fue detenido Miguel, los soldados se llevaron también a Emilio Delgado Jiménez, Agustín Flores Jiménez y Marcelino García Chelote. Un documento de la DFS del primero de mayo de 1973, dice que "el día de la fecha, fueron llevadas al Campo Militar Número Uno, procedentes de Atoyac de Álvarez, Guerrero, las siguientes personas que fueron detenidas por el ejército mexicano en esa plaza, por ser colaboradoras de Lucio Cabañas Barrientos... antes de ser trasladadas, fueron interrogadas en el 27o. Batallón de Infantería, con sede en Atoyac de Álvarez, Guerrero... Emilio Delgado Jiménez declaró: Que conoce a todos los Cabañas, como son Luis, Bertoldo, Pascual, Cuauhtémoc y Florentino, todos de apellido Cabañas; que también conoce a Margarita Cabañas hermana de Pascual, Bertoldo y Luis Cabañas, que todos estuvieron durante la cosecha del café, que ahora ignora dónde se encuentran, que hasta que supo que apareció muerto el secuestrado Narciso Sánchez

[30] Expediente CNDH/PDS/95/GRO/S00256.000. Caso de Miguel Nava Nájera.

que posiblemente Lucio Cabañas se encuentre por ahí; que no desea declarar más y que lo dicho es verdad".[31]

El mecanismo es el que se venía aplicando desde el año anterior: llegar al poblado, investigar a los que tenían algún tipo de relación con Lucio Cabañas, fuera real o ficticia, detenerlos, interrogarlos, enviarlos a la ciudad de México. El procedimiento se diferencia del aplicado en Acapulco en que aquí no se trata de células enquistadas en redes más amplias, ubicables en la geografía citadina, sino que son miembros de comunidades que tienen alguna relación con los sublevados o se presume que puedan tenerla. Por eso llegan al pueblo y arrastran a presuntos guerrilleros, a diferencia de Acapulco, en donde llegaron a un domicilio que era vigilado con anterioridad, con infiltrados e informantes. Aquí los informantes serán otros, no el infiltrado, sino los vecinos, los familiares, los viejos adversarios, los enemigos: las tristemente célebres "madrinas", que luego tendrán un papel preponderante en las técnicas de arrasamiento de pueblos y destrucción de lazos comunitarios.

LA PROLIFERANTE DESAPARICIÓN DE LOS ADVERSARIOS

A finales de 1973, la práctica de la detención-desaparición dejó de ser utilizada sólo en los combates contra la insurgencia rural en Guerrero. Es cierto que en ella ya participaban muchas agencias e instituciones, pero seguía restringida a una zona específica de Guerrero. Aunque se registra el caso de Elpidio Ocampo Mancilla, detenido por policías y militares en Atenango, Puebla, el 30 de enero de 1972, para luego ser entregado a los agentes de la DFS. Elpidio era un conocido miembro del Consejo de Autodefensa del Pueblo de Guerrero. Si bien la técnica había traspasado las fronteras del estado, los motivos de su persecución y detención seguían ligados a los conflictos históricos, no necesariamente belicosos, de la Costa Grande. Otro es el caso de las desapariciones ocurridas en los últimos tres meses de 1973. Fue el inicio de la generalización, por decirlo así, de la técnica represiva iniciada por el ejército en Atoyac, ahora trasladada, copiada, reformulada en otros territorios y confrontaciones.

El 3 de octubre de 1973, en Reynosa, Tamaulipas, agentes de la Dirección Federal de Seguridad, vestidos como norteños, detuvieron a Juan Alfredo Díaz Palacios. Tenía 20 años de edad. No está en las listas de la CNDH; los testigos afirman que lo subieron a una camioneta y se lo llevaron a la Cuarta Delegación, ubicada en la colonia Las Cumbres. La técni-

---

[31] Expediente CNDH/PDS/95/GRO/S00116.000. Caso de Emilio Delgado Jiménez.

ca del secuestro: algunas personas, no necesariamente con uniformes militares o policiacos, levantan a otras en la calle, las sacan de su domicilio o las detienen en algún establecimiento. En otros lugares, tiempo después, llegarán en coches negros y camionetas *pick up*. Otras veces desaparecen a los ocupantes de vehículos interceptados, o los bajan de los autobuses, los sacan del retén militar. A los detenidos nunca se les volverá a ver; si acaso, algún vecino informará, algún testigo recordará, algún periodista escribirá la noticia. O nadie sabe nada, nadie dice nada: quedará en la memoria oral de la familia, de los compañeros, del pueblo. Como en Yahualica, Hidalgo, a principios de noviembre de 1973, cuando un grupo de policías locales, al mando del presidente municipal Erasmo Rodríguez Campos, detuvo y desapareció a Cándido Arenas San Juan y a Marcelo Arenas Bautista. Sus casos no fueron recogidos por la CNDH, pero sí por el Comité Eureka. Algunos vecinos dicen que el presidente municipal y los policías los sacaron de su casa y luego los sacaron del pueblo, pero nadie sabe qué pasó con ellos, sólo que se los llevaron esa noche y nunca los volvieron a ver. En otras ocasiones queda el rastro. A María Constancia Carballo Bolín la secuestraron en Guadalajara, Jalisco, en diciembre de 1973. Una llamada anónima dijo que había sido detenida. Su coche fue encontrado lejos de ahí, en Los Mochis, Sinaloa, el 18 de diciembre.[32]

En estos casos, las denuncias sobre desapariciones ya no tienen nada que ver con la guerrilla rural, sino con problemas locales o federales. La cuestión es que se utiliza por primera vez fuera del ámbito de Guerrero y con propósitos distintos a los de la lucha contrainsurgente. Aunque éste seguía siendo el objetivo principal y sus miembros los blancos favoritos, como Filemón Bahena Román, detenido el 6 de diciembre de 1973 en la ciudad de México, por su presunta participación en la Brigada Campesina de Ajusticiamiento del Partido de los Pobres. Filemón tenía 28 años, fue sacado con violencia de su casa, en presencia de su esposa e hijos.[33] Los agentes de la DFS y de la policía militar se lo llevaron para interrogarlo. No regresó. La familia nunca supo su paradero.[34]

A finales de 1973, la práctica de la detención-desaparición crecía y se desarrollaba. Hay que recordar que era una práctica novedosa. Inédita. La lucha contrainsurgente, que venía de lejos, cuando menos desde Jaramillo, la guerrilla de Chihuahua, la ACNR y el Partido de los Pobres en Guerrero,

---

[32] Comité Eureka, ¡Libertad! Caso de María Constancia Carballo Bolín.
[33] Comité Eureka, ¡Libertad! Caso de Filemón Bahena Román.
[34] Expediente CNDH/PDS/93/DF/C00015.000. Caso de Filemón Bahena Román.

seguía modelos y tácticas convencionales. El primer caso registrado de un desaparecido era de 1969. Podría considerarse un caso aislado, un incidente en las prácticas represivas, si no fuera porque en los años siguientes, en ese mismo estado y luego en todo el país, se volvió una práctica común. En 1971 los detenidos-desaparecidos fueron seis, todos de Guerrero, presuntos miembros de la Brigada Campesina de Ajusticiamiento del Partido de los Pobres. El procedimiento era muy simple, descarnado en su sencillez: el ejército llegaba a los poblados, detenía a algunos individuos, los enviaba a sus cuarteles y no se volvía a saber de ellos. En 1972 los registros son 16, ahora ya operando en la ciudad de Acapulco, con otras agencias y una institución de coordinación, la DFS, pero todos provienen de la insurgencia rural de Guerrero; en 1973 la práctica de la detención-desaparición se llevó a otros frentes, con otros blancos y otros objetivos. Los casos llegaron a 14, pero repartidos en varios estados. La práctica se estaba desarrollando en extensión, frecuencia, amplitud y participación de agencias gubernamentales, pero seguía siendo una práctica marginal, frente a otras formas represivas, como la tortura, los asesinatos, las detenciones, los golpes y amenazas. Tan sólo en 1971, por ejemplo, en el Jueves de Corpus los heridos fueron 115 y los muertos 47. En Puebla, en Oaxaca, en el Distrito Federal, en el mismo Guerrero, los torturados, los encarcelados, los heridos y los muertos seguían siendo las principales figuras de los reprimidos. Lo seguirán siendo, hasta hoy. Pero en 1974 los detenidos-desaparecidos se salieron de proporción. Esta práctica fue la más grande que se haya visto en el país, en una zona y un tiempo determinados. Con la confiabilidad que se puede tener en estos casos, la cifra de los detenidos-desaparecidos multiplicó por más de cinco veces el total de los años precedentes. Los cálculos más conservadores registran 179 desaparecidos, 150 de ellos en el estado de Guerrero. El Comité Eureka habla de 199, la CNDH contabiliza 204. ¿Qué causó esta proliferación en la desaparición de guerrilleros, familiares, hombres, mujeres, niños, ancianos, jóvenes, estudiantes, trabajadores, empleados, campesinos, de Guerrero y otros estados de la república? Antes de reunir los acontecimientos que pudieron haber desatado la represión —muerte de Eugenio Garza Sada en Monterrey, de Aranguren, en Guadalajara, secuestro de Rubén Figueroa en Guerrero— y de asignarle un peso desmedido a los personajes y a los acontecimientos, es necesario ver las tendencias, los procesos manifiestos en las desapariciones específicas, no en las explicaciones generales.

En los primeros meses de 1974, elementos de los batallones 46o. y 57o. del ejército mexicano, así como agentes de la policía federal y local de Chiapas, persiguieron a miembros de las Fuerzas de Liberación Nacional (FLN). En una entrevista televisada, "el 17 de febrero, el procurador general de la República, Pedro Ojeda Paullada, declaró que el licenciado César Yáñez Muñoz y sus compañeros se internaron en la selva lacandona cerca de Ocosingo, Chiapas, adonde no los siguió la policía por razones de seguridad".[35] En realidad, los propios documentos del ejército, la DFS y la policía judicial registraron cosas muy diferentes. La suerte de César Yáñez, Fernando González, Raúl Pérez Gazque, Elisa Irina Sáenz Garza, Fidelino Velázquez, Juan Guichard, Carlos Vives Chapa y Federico Zurita Carballo no se encontró en la selva, sino con los militares, en los centros de detención del ejército y de las agencias de seguridad.

Las Fuerzas de Liberación Nacional surgieron en 1969, en Monterrey, Nuevo León. Después de algunas acciones de propaganda armada y de la detención de algunos de sus militantes, se dirigieron al sureste del país, a Tabasco y Chiapas, para centrar ahí sus labores de entrenamiento, organización y creación de una zona de influencia mayor. La Dirección Federal de Seguridad y la inteligencia militar las catalogaban como uno de los grupos más peligrosos, por su focalización indígena y campesina. Era un grupo vigilado, perseguido. Un oficio de la DFS, fechado el 30 de marzo de 1974, dice que "en el rancho El Diamante, municipio de Ocosingo, Chiapas, actuaba un grupo guerrillero de las Fuerzas de Liberación Nacional, integrado por: Óscar Yáñez Muñoz (a) *Manuel* o *El hermano Pedro*; Juan Guichard Gutiérrez (a) *Calderón*; Carlos Arturo Vives Chapa (a) *Luis*; Raúl Enrique Pérez Gasque (a) *Alfonso* y Elisa Irina Sáenz Garza (a) *Blanca*, quienes, al ser descubiertos por elementos policiacos, huyeron hacia la sierra, pero posteriormente fueron detenidos Vives Chapa, Sáenz Garza y Pérez Gasque".[36]

La desaparición de César Yáñez es un caso ejemplar de los muertos en combate que nadie sabe dónde quedaron. En un oficio del 20 de abril de 1974, el director federal de seguridad dice que "se tuvo conocimiento que el pasado día 16, en las inmediaciones del ejido Cintalapa, perteneciente al municipio de Ocosingo, Chiapas, sobre el camino que conduce de Pénjamo a Bonampak, resultaron muertos César Germán Yáñez Muñoz (a) *El compañero Pedro* o *El hermano Pedro* o *Manuel*, primer responsable del grupo guerrillero Fuerzas de Liberación Nacional [...] durante un enfrentamiento a balazos con elementos del ejército pertenecientes al

[35] Comité Eureka, ¡Libertad! Caso de César Yáñez.
[36] Expediente CNDH/PDS/90/CHIS/S00005.000. Caso de Elisa Irina Sáenz Garza.

4o. y 57o. batallones de Infantería, al mando del capitán 2o. de infante-ría [...] y el teniente [...] se dijo que los cadáveres fueron sepultados en el lugar de los hechos, después de ser fotografiados".[37]

Por supuesto, no se aportaron pruebas sobre el lugar, el cadáver o las circunstancias. Guichard, por su parte, siguió el conocido modelo de las muertes sucesivas. "En los archivos de la extinta Dirección Fede-ral de Seguridad, uno de sus titulares dejó constancia de que el 15 de marzo de 1974, en el lugar denominado El Diamante, tuvo lugar un enfrentamiento entre personal de los 46o. y 57o. Batallones de Infantería y un grupo de militantes del grupo llamado Fuerzas de Liberación Na-cional, donde perdió la vida, de un balazo en el pecho, el señor Héctor o Juan Guichard Gutiérrez, de quien afirmó que su cadáver fue sepultado en el lugar de los hechos, después de ser fotografiado.

Por otro lado, el Centro de Investigación y Seguridad Nacional in-formó a esta Comisión Nacional, "que Juan Guichard Gutiérrez murió en un enfrentamiento armado con policías estatales, el 16 de abril de 1974, en el ejido Cintalapa, que se localiza en Ocosingo, Chiapas".[38] El mismo día de la muerte de César, pero según la DFS Juan había muerto un mes antes. ¿Cómo creerles?

Elisa Irina Sáenz tenía 23 años. Era de Monterrey, Nuevo León. Su compañero era Raúl Pérez Gazque. Fueron de los militantes de las FLN que emprendieron la retirada estratégica a Chiapas. Las agencias de inte-ligencia los ubicaron en Ocosingo desde finales de 1973. En 1974 em-pezaron a perseguirlos, a cercarlos. El 23 de marzo, en el rancho de Santa Rita, municipio de Ocosingo, fueron capturados por miembros del 46o. Batallón de Infantería. El parte militar afirma que fueron denunciados por campesinos del lugar, cuando Raúl fue a comprar una cajetilla de ci-garros. A ellos los detuvo el ejército, los mandó a Tuxtla y luego a la ciu-dad de México. De todo hay constancia. En un oficio de la DFS con fe-cha del primero de abril de 1974, el director federal de seguridad dice: "Tuxtla Gutiérrez. A las siete horas del día de hoy procedente del D.F., arribó al aeropuerto de esta ciudad el avión tipo C-47, matrícula 6006 de la Fuerza Aérea Mexicana, para trasladar de esta ciudad al D.F. a los guerrilleros Elisa Irina Sáenz Garza y Raúl Pérez Gasque, miembros del grupo guerrillero denominado Fuerzas Armadas de Liberación Nacional que el día 23 del mes próximo pasado fueron capturados por un grupo

[37] Expediente CNDH/PDS/91/CHIS/S00036.000. Caso de César Germán Yáñez Muñoz.
[38] Expediente CNDH/PDS/90/CHIS/S00044.000. Caso de Juan Guichard Gutiérrez.

de campesinos que acompañaba a elementos del 46o. Batallón de Infantería en el rancho de Santa Rita, municipio de Ocosingo, Chiapas […] el avión antes citado despegó de esta ciudad a las 18:05 horas, estimándose su arribo al D.F. a las 21:00 horas".[39] El 9 de abril, la DFS ya tenía las fotocopias de las declaraciones de los dos. En la de Irina se narran las circunstancias de su detención "[…] y les dieron la información sobre un camino que iba a Santa Rita a donde arribaron el día 20 por la tarde, de marzo, donde pensaban alquilar un par de mulas para salir hacia la carretera, pero que al día siguiente y al dirigirse Raúl a una tienda para surtirse de víveres […] fue rodeado por los habitantes del pueblo al mismo tiempo que a la declarante la detenían los mismos habitantes en la casa donde se encontraba y había pernoctado, apareciendo pocos minutos después los elementos del ejército que enseguida los hicieron conducir a un campamento en calidad de detenidos".[40] Junto con Irina y Raúl, también fue llevado el primero de julio al Campo Militar Número Uno el profesor Fidelino Velázquez Martínez, nacido en Ocosingo, Chiapas, en 1937.

Las operaciones de rastreo en la zona selvática de Ocosingo las realizaba el 46o. Batallón de Infantería. Su objetivo era la detección de los centros de operaciones de los grupos de las Fuerzas de Liberación Nacional. Durante los meses de febrero a abril de 1974, realizaron acciones de cerco y penetración en los campamentos guerrilleros. De ahí salieron los relatos de los enfrentamientos y muertes de algunos de los desaparecidos en Chiapas durante 1974. Muertes sucesivas, no comprobadas, casi míticas. Como las de César Yáñez y Juan Guichard. También la de Carlos Arturo Vives Chapa, esta última quizá paradigmática de los enredos, las muertes recurrentes, las reapariciones en otros lugares y circunstancias.

Según el Cisen, Carlos murió en un enfrentamiento con el ejército el primero de octubre de 1972. Sin embargo, varios oficios de la DFS registran su detención, traslado y estancia en el Campo Militar Número Uno de la ciudad de México. En un oficio de la Dirección Federal de Seguridad, con fecha 20 de marzo de 1974, se indica que "Arturo Vives Chapa, integrante del grupo guerrillero Fuerzas de Liberación Nacional, fue capturado el 18 del actual a las 21:00 horas, por elementos pertenecientes a los 46o. y 57o. Batallones de Infantería, en el lugar denominado El Chamizal, municipio de Cintalapa, cuando bajó de la sierra a pedir provi-

---

[39] Expediente CNDH/PDS/90/CHIS/S00005.000. Caso de Elisa Irina Sáenz Garza.
[40] Expediente CNDH/PDS/90/CHIS/S00005.000. Caso de Elisa Irina Sáenz Garza.

siones para él y sus compañeros que tenían cinco días sin comer, según declaró. A las 13:00 horas de hoy, fue trasladado a la Comandancia de la 31a. Zona Militar con sede en Tuxtla Gutiérrez, Chiapas [*sic*] donde se le estaba interrogando, teniéndose conocimiento que un avión de la Fuerza Aérea Mexicana, lo conducirá a la ciudad de México".[41] En otro documento, del 22 de marzo, el director Federal de Seguridad, informó que "El día de hoy fue interrogado, en el Campo Militar Número Uno, Carlos Arturo Vives Chapa (a) *Ricardo, Luis* y *Lucio*, integrante de la red urbana de Fuerzas de Liberación Nacional, en Villahermosa, Tabasco, quien se encontraba huyendo con César Yáñez Muñoz (a) *El hermano Pedro* y Elisa Irina Sáenz Garza (a) *Blanca*, después de que fueron localizados en una finca denominada El Diamante, perteneciente al municipio de Ocotzingo, Chiapas, se anexa fotocopia de sus declaraciones".[42]

Detenido, trasladado, resguardado y después, ¿qué fue de Carlos Arturo Vives Chapa? ¿Dónde están Fidelino, Raúl, Irina, todos ellos detenidos, trasladados, interrogados? Se encuentran los oficios, las declaraciones, pero no se sabe nada de ninguno de ellos. Carlos reapareció después, según los mismos documentos del Cisen, como responsable del asesinato de los patrulleros Antonio Calixto de la Cruz y José Aurelio Maldonado. Después de muerto en 1972, *revivió* para enfrentarse con el ejército en Chiapas, ser detenido en Ocosingo, trasladado al D.F., interrogado por la DFS, desaparecido y reubicado luego como asesino de policías. Todo eso dicen los documentos oficiales, todo eso fue el Carlos de los oficios y las fichas signalécticas; pero Carlos Arturo Vives Chapa, el que fue detenido e interrogado, el que fue llevado con vida al cuartel, al campo militar, a las oficinas de interrogación, el Carlos que se llevaron vivo, ¿dónde está? ¿Qué fue de él? Si vivo lo detuvieron, si vivo se lo llevaron, si vivo lo interrogaron, ¿por qué no está en ningún lado? ¿Qué le hicieron? ¿Dónde quedó?

De marzo a mayo de 1974, la práctica de la detención-desaparición continuó ejerciéndose en varias de sus modalidades: selectiva, a individuos, con la intervención de "madrinas" que los denunciaban; a grupos localizados, cuando el ejército irrumpe en una comunidad y detiene a pobladores; por la intervención de caciques locales, contra enemigos jurados. Sucedía en Guerrero, como venía haciéndose costumbre, pero también en otros estados, como empezaba a desarrollarse.

---

[41] Expediente CNDH/PDS/91/CHIS/S00037.000. Caso de Carlos Vives Chapa.
[42] Expediente CNDH/PDS/91/CHIS/S00037.000. Caso de Carlos Vives Chapa.

Israel Romero Dionisio tenía catorce años cuando fue bajado del autobús en que viajaba a Atoyac, procedente de Acapulco, en el retén que la policía judicial federal instaló cerca del ejido. Un presunto desertor de la guerrilla, León de la Cruz Martínez, lo señaló como guerrillero y fue detenido. Según algunos testigos, entre ellos un soldado, a Israel lo llevaron primero a una cárcel de Puerto Marqués, en Acapulco, antes de trasladarlo al Campo Militar Número Uno de la ciudad de México.[43] Es un típico caso de intervención selectiva, por denuncia expresa, en una situación controlada por las agencias de seguridad, a través de la técnica del retén. Otro caso, distinto en su ejecución, es el de José de Jesús Ávila González, detenido el 5 de abril de 1974, en la ciudad de México. José de Jesús era un militante comprometido en la lucha política y estudiantil. Estudiante de economía en el Instituto Politécnico Nacional, miembro del Comité de Lucha, escribía en *Por Qué?* y pertenecía al Comité Pro Defensa Física y Moral de los Presos Políticos. Fue detenido en un operativo realizado por agentes de la DFS y soldados del 2o. Batallón de la Policía Militar, acusado de servir de enlace urbano con la Brigada Campesina de Ajusticiamiento del Partido de los Pobres. Fue llevado al Campo Militar Número Uno e interrogado por los agentes de inteligencia militar y la DFS.

El Comité Eureka registró que "el 20 de mayo su familia tuvo informes no oficiales de que José de Jesús había estado en las instalaciones de la Dirección Federal de Seguridad. En 1976, el mayor retirado del ejército Aurelio Olvera les informó que José de Jesús se encontraba incomunicado en la fortaleza de San Carlos, cárcel de Perote, Veracruz. En noviembre de 1976 el subprocurador de Veracruz, Víctor Manuel Montero, informó a la familia que efectivamente José de Jesús había estado en Perote, pero que ya había sido trasladado al Campo Militar Número Uno en la ciudad de México".[44] Otro modelo, también individualizado: identificación, seguimiento, interrogatorio y desaparición. Técnica quirúrgica, le llaman. Similar a la de Israel en su ejecución, pero distinta porque no opera a partir de la denuncia de terceros, sino de la infiltración, de la identificación de células y el seguimiento de sus actividades.

En los sótanos del Campo Militar Número Uno confluían los detenidos provenientes de circunstancias y lugares diferentes. En los documentos que registran los interrogatorios de Jesús, también se mencionan otros detenidos que luego serán desaparecidos. Rodolfo Molina Mar-

---

[43] Expediente CNDH/PDS/95/GRO/S00202.000. Caso de Israel Romero Dionisio.
[44] Comité Eureka, ¡Libertad! Caso de José de Jesús Ávila González.

tínez y Miguel Ángel Cabañas Vargas fueron detenidos el 8 de abril de 1974, en San Andrés de la Cruz, Guerrero, por soldados de la 27a. Zona Militar, quienes los trasladaron al Campo Militar Número Uno, donde quedaron a disposición del 2o. Batallón de la Policía Militar y de la Dirección Federal de Seguridad.[45] Rodolfo y Miguel Ángel fueron localizados, extraídos de su comunidad, trasladados e interrogados en la ciudad de México, pero como tantos otros, seguirían más tarde el proceso burocrático de desaparición y regreso de la muerte que ya conocemos: según documentos del Cisen habían muerto en un enfrentamiento en El Naranjal, el 25 de junio de 1972, para volver entonces y ser detenidos en abril de 1974.[46]

Distinto fue el caso de Ignacio Arturo Salas Obregón, dirigente de la Liga Comunista 23 de Septiembre, desaparecido después de un enfrentamiento a tiros con policías y agentes de seguridad, en las calles de Puebla y Morelia, colonia Valle de Ceilán en Tlalnepantla, Estado de México, el 25 de abril de 1974. El *Oseas*, como se le conocía en la Liga, fue herido y atendido en el Sanatorio Valle de Ceilán. Más tarde fue trasladado al Hospital Militar y de ahí al Campo Militar Número Uno. La última vez que se le vio fue en mayo de 1974. Tenía 26 años de edad. Otra modalidad de la detención-desaparición: detenido después de un enfrentamiento, atendido y luego interrogado, nunca presentado.

El 10 de mayo de 1974, en el poblado El Edén, municipio de Atoyac, varios jóvenes platicaban frente a la Comisaría Ejidal. Pasaban de las once de la mañana cuando llegaron siete pelotones de soldados. Se dirigieron a un grupo en el que estaban los hermanos Vicente y Ruperto Adame de Jesús, Marino de Jesús Alquicira y otros primos y amigos. Les dijeron que el comandante quería hablar con ellos, para preguntarles algunas cosas. Cuando llegaron al cuartel "empezó a preguntar por Lucio Cabañas, nos decía que nosotros éramos guerrilleros y que sabíamos en dónde estaba, le contestamos que nosotros éramos campesinos y que no pertenecíamos a la guerrilla, que por lo tanto no podíamos contestar sus preguntas, al ver nuestra tranquilidad, nos dijo que nos iba a dejar libres y así lo hizo […] pero como a las seis de la tarde, nuevamente, fueron los militares por nosotros y entonces sí nos detuvieron definitivamente, nos amarraron a los cuatro con las manos para atrás uno contra otro […] el militar encapuchado nos empezó a patear y a insultarnos, diciéndonos que él nos había

[45] Expediente CNDH/PDS/95/GRO/S00270.000. Caso de Rodolfo Molina Martínez.
[46] Expediente CNDH/PDS/95/GRO/S00074.000. Caso de Miguel Ángel Cabañas Vargas.

visto en la guerrilla con Lucio Cabañas [...] le volvíamos a negar una y otra vez que no sabíamos nada de Lucio Cabañas, porque efectivamente yo nunca he sido de la guerrilla".[47]

Los soldados se llevaron a muchas personas de El Edén, ese día y los subsecuentes. A unos los soltaron en el mismo pueblo, al día siguiente, a otros después de andar con los militares por la sierra, amarrados, acordonados, vendados. Los llevaban ante un militar que se apellidaba Chaparro, "él personalmente me hizo muchas preguntas [...]. Después me llevaron los militares y me soltaron en un río, me ordenaron que corriera [...] calculo yo que eran como las nueve de la mañana cuando me abandonaron los militares [...] el lugar en donde me encontraba estaba cerca de un pueblo que se llama Cuapinolar".[48]

Se puede imaginar la escena: los militares llegan al pueblo, detienen a algunas personas, los vendan, los amarran, los encadenan, forman una ristra de prisioneros que acompañan a los batallones por la sierra mientras son interrogados, luego son calificados, clasificados: unos podrían morir ahí mismo, otros serán abandonados en los pueblos y los caminos, son los que tuvieron suerte en una lotería del interrogatorio político, otros no: seguirían con los pelotones en su andar por la sierra, llegarían al cuartel, vendría el helicóptero por ellos y después nada, ninguna constancia de su arribo al fortín o a la zona militar, nada... desaparecidos.

Durante 1974 este será, quizá, el mayor modelo de la desaparición: detención-interrogatorio-desaparición. El último movimiento de la ecuación, el tránsito de los cuestionamientos a la desaparición del sujeto, sin pasar por largas jornadas en los separos, en las cárceles clandestinas o los centros de detención, es posible por una tecnología de la desaparición muy desarrollada, expedita en su funcionamiento, eficaz en sus resultados. Desde la perspectiva de los militares mexicanos de los años setenta, la lucha contra la guerrilla debía hacerse sin cortapisa alguna. Sin limitaciones. Eso implicaba juicios sumarios, asesinatos a mansalva, detenciones sin órdenes judiciales, tortura. Y el discurso legitimador, entre la justificación y la negación, sigue hasta hoy: "el general Ramírez Garrido dijo estar dispuesto a declarar ante la Femosopp, pues, afirmó, tiene su conciencia tranquila. No obstante, indicó que es preciso recordar que durante la guerra sucia campeaban en el país los asaltos bancarios, los ajusticiamientos, los secuestros y los bombazos, así como los asesinatos, con el pretexto de

---

[47] Expediente CNDH/PDS/95/GRO/S00110.000. Caso de Marino de Jesús Alquicira.
[48] Expediente CNDH/PDS/95/GRO/S00110.000. Caso de Marino de Jesús Alquicira.

algunas ideas políticas… A mí me tocó una parte específica, que fue en la sierra de Guerrero, combatir contra la guerrilla y tuve ahí tres misiones fundamentales que me dio el gobierno de la República: una fue restaurar el orden en la sierra; la otra misión fue evitar los excesos que cometía la guerrilla contra la población civil, pues aquel individuo que no accedía a apoyar a la guerrilla o a formarse con ellos era brutalmente asesinado, y por esos muertos no hay quién hable, ni de mis soldados muertos en defensa de las instituciones, y la otra misión, que era la más importante, aparte de restaurar el orden y evitar ese tipo de situaciones que eran totalmente negativas para nuestra población, era ganar el apoyo y la simpatía de la población civil a través de las acciones que llevábamos a cabo en el estado de Guerrero".[49]

Todas estas prácticas, estos modelos o técnicas de la detención-desaparición, serán puestos a prueba después, en los meses siguientes, cuando se desarrollará la que quizá fuera la mayor ofensiva contrainsurgente de la posrevolución mexicana, la realizada entre mayo y noviembre de 1974 por el secuestro de Rubén Figueroa, candidato del Partido Revolucionario Institucional (PRI) a gobernador del estado de Guerrero. El secuestro duró 103 días, del 30 de mayo al 8 de septiembre de 1974. A principios de junio empezó la movilización militar. Más de 20 mil soldados ocuparon la Costa Grande, la Sierra de Atoyac, Tecpan de Galeana, hasta llegar a Chilpancingo, Acapulco e Iguala. Fue la última etapa de la lucha contra el Partido de los Pobres y su brazo armado, la Brigada Campesina de Ajusticiamiento. Terminó mucho después de la liberación de Figueroa, la muerte de Lucio Cabañas y la destrucción de la Brigada. Más de la tercera parte de los efectivos militares de todo el país se dirigieron a la Sierra de Guerrero, pusieron en juego su potencia destructiva y su organización militar. Según algunos, también su oportunidad política: exigieron condiciones, reclamaron botines, ensayaron nuevas tácticas de guerra irregular, nuevos procedimientos represivos, nuevas instalaciones y formas de gestión de la guerra. La tortura, las detenciones y desapariciones aumentaron. Junto a Figueroa, se buscaba a los guerrilleros, a sus familias, a sus amigos y conocidos. De junio a septiembre de 1974, desaparecieron más de cien personas en Guerrero. Después de la liberación de Figueroa, de la muerte de Lucio Cabañas y de la cacería de noviembre, desaparecieron

---

[49] Alfredo Méndez Ortiz y David Carrizales, "Ramírez Garrido: no me arrepiento de haber peleado por la patria. La acusación muestra que el general está capacitado para labores difíciles: González Parás", *La Jornada*, 4 de abril de 2004.

55 más. El año terminó con alrededor de doscientas personas desaparecidas en Guerrero. Los asesinados, los torturados, los detenidos y encarcelados, los humillados y arruinados, las violadas y golpeadas seguramente fueron más. Sigue faltando una historia de la tecnología represiva en Guerrero, y en el país, de la que la práctica de la detención-desaparición es apenas una de sus partes.

El secuestro alimentó las posiciones radicales en el ejército. Se cuenta, incluso, de desavenencias entre el presidente de la República y los altos mandos militares. Simón Hipólito, quien recorrió los poblados de la Sierra de Atoyac recopilando historias de desapariciones, dice que "el entonces presidente de México, licenciado Luis Echeverría Álvarez, tuvo muy serias dificultades con el secretario de la Defensa Nacional, el general Hermenegildo Cuenca Díaz, así como con los generales que se sucedieron en la 27a. Zona Militar, me confía la misma fuente militar que me confió el incidente que estuvo por costarle la vida a Cuenca Díaz; porque los generales exigían el mando absoluto en las operaciones militares, así como actuar sin previo juicio contra los jóvenes guerrilleros que capturaban, llegaron a una fuerte discusión, hasta amenazó con un golpe de Estado cuando el licenciado Echeverría se opuso a que mataran en caliente a los capturados. Esta amenaza de golpe de Estado muchas veces se escuchó entre los responsables de las operaciones militares, principalmente del general diplomado de Estado Mayor, Jesús Gómez Ruiz, quien llegó a dudar de los generales Medina y Jiménez Ruiz".[50]

Detenidos-interrogados-desaparecidos o reintegrados. No había de otra. La desaparición se hacía rápido, en caliente: de ahí toda una terminología adecuada a las técnicas difuminantes: "irse de minero", cuando eran enterrados en vida; "irse de marino", cuando eran sepultados en el mar; "irse de aviador", cuando los subían a aviones o helicópteros para dejarlos caer en mar abierto.[51] Eso dicen, ¿cómo saberlo, sin las huellas, sin los cuerpos, sin los testigos?[52]

Los soldados llegaban a las comunidades, convocaban a la población, la cercaban, la reunían en la cancha de basquetbol, formaban a los hom-

[50] Simón Hipólito Castro, *Guerrero, amnistía y represión*, México, Grijalbo, 1982, p. 115.

[51] Simón Hipólito, *op. cit.*, pp. 157-168.

[52] Y cuando empezaron a aparecer, cuando los testimonios eran de primera mano, no pudieron rendir declaración. Fue lo que ocurrió con Horacio Zacarías Barrientos Peralta el 28 de noviembre de 2003, días antes de testificar sobre su participación como "madrina" en la detención, tortura, ejecución y desaparición de decenas de campesinos en el municipio de Atoyac de Álvarez en la década de los setenta.

bres, las mujeres y los niños, y después una "madrina" —es decir, un delator—, elegía a los presuntos miembros de la guerrilla, a sus amigos y familiares. Es lo que pasó el 18 de julio, en Los Cajones, municipio de Corrales de Río Chiquito. La "madrina" eligió a Herón Serrano Abarca, de 39 años, a su hermano Eduardo, de 50 años, a Mariano Serrano Zamora, de 54, a Jacinto Noriega Zavala y a Alberto Galeana de Jesús, de 47 años. El capitán Gurría y el teniente Soberón, al mando de los soldados, se los llevaron y nadie más volvió a saber de ellos. Tampoco se supo nada de Doroteo Galeana de Jesús ni de Eugenio Gómez Serafín, que fueron arrestados el 21 de agosto, en el retén Atoyac-Paraíso, Atoyac de Álvarez, Guerrero, o de Cesáreo Villegas Tabares, Rito Izazaga García y Servando Pino Reyes, detenidos-desaparecidos entre el 6 y el 7 de septiembre, en Cerro Prieto de los Pinos, por un piquete de soldados al mando de Benjamín Luna Urbina.

Gloria Guerrero Gómez tenía 22 años cuando fue detenida en Atoyac de Álvarez. Su abuela Bartola Martínez, su tía Agripina Benítez y sus primas vieron cuando la sacaron de su casa, el 20 de septiembre de 1974, alrededor de las seis de la mañana, para llevarla al cuartel, pues "querían hacerle algunas preguntas". La verdad es que nunca regresó; su tío Luis Benítez la vio en el cuartel, ocho días después, cuando también fue detenido por los militares.[53] En un informe de la DIPS dice que fue detenida junto a Carmelo Juárez Bello, Lucio Gómez Mendiola, Francisco Serrano Vargas y Pedro de Jesús Onofre, por elementos del 50o. Batallón de Infantería, destacado en Atoyac de Álvarez.[54] Unos días más tarde, el 23 de septiembre, en la comunidad de San Andrés de la Cruz, municipio de Atoyac de Álvarez, los soldados siguieron el mismo procedimiento para detener a Carmelo Mata Llanes y a Felipe Castillo (a quien regresaron esa misma noche). Lo mismo pasó en Rincón de las Parotas, municipio de Atoyac de Álvarez, el primero de octubre, cuando soldados del 27o. Batallón de Infantería, al mando del capitán López, detuvieron a "Anastacio Barrientos Flores y a los hermanos Emilio, Raymundo y Fermín Barrientos Reyes, y los trasladaron a la Zona Militar que tiene su sede en Atoyac de Álvarez".[55] Ese mismo día, en el mismo lugar, también detuvieron a Jesús y Esteban Fierro Valadés, todo el pueblo fue testigo, y el mismísimo comisario ejidal levantó el acta de detención.

---

[53] Comité Eureka, ¡Libertad! Caso de Gloria Guerrero.
[54] Expediente CNDH/PDS/95/GRO/S00164.000. Caso de Gloria Guerrero Gómez.
[55] Expediente CNDH/PDS/95/GRO/S00050.000. Caso de Anastasio Barrientos Flores.

Los individuos peligrosos

La guerra irregular contra las organizaciones político-militares siguió siendo el campo favorito de experimentación de las técnicas represivas a principios de los años setenta. Hasta 1974, la gran mayoría de las detenciones-desapariciones se hicieron en Guerrero, contra los miembros del Partido de los Pobres y la Brigada Campesina de Ajusticiamiento. Fue una técnica inaugurada y desarrollada en esta zona. A los de la Asociación Cívica Guerrerense y el Consejo de Autodefensa del Pueblo de Guerrero casi no les tocó ser detenidos-desaparecidos, sino asesinados, encarcelados y heridos. A finales de 1974, muerto Lucio Cabañas, desmembrada y desorganizada la Brigada Campesina, los desaparecidos empezaron a ser otros, de otros lugares y de otras luchas. No necesariamente guerrilleros, simplemente adversarios políticos. Por ejemplo, el 17 mayo de 1974, en Xochicoatlán, Hidalgo, un grupo de policías municipales y de guardias blancas al servicio del cacique Fermín Beltrán detuvieron a los hermanos Paulino y Natalio Hernández Cerecero.[56] El conflicto era local, de los que sucedían en muchas regiones del país, en los que los caciques eran la síntesis del dispositivo de poder conformado por el partido oficial, las instituciones represivas y los mecanismos de exacción económica. No era algo nuevo que estos personajes tuvieran guardias y estuvieran coludidos con el gobernador o el presidente municipal; tampoco que mantuvieran a su disposición efectivos militares y policiacos, lo relevante es cómo una técnica represiva inaugurada en la lucha contrainsurgente es recuperada para la solución de disputas no bélicas, sino políticas.

El éxito de la nueva tecnología, en sus varias modalidades y procedimientos, hizo que fuera utilizada en conflictos locales, pero sobre todo en las batallas con la guerrilla urbana. A principios de 1975 las campañas militares en Guerrero bajaron de intensidad, aunque se mantuviera la presencia de los militares ahogando todo el estado. La frecuencia de las desapariciones en Guerrero fue disminuyendo, empezó entonces el giro urbano en la práctica de la detención-desaparición en México. Algo que se veía venir desde 1972, pero que se realizó después de 1974, con la muerte de Lucio y la lucha contra la Liga Comunista 23 de Septiembre, creada apenas un año antes.

Los miembros del Movimiento de Acción Revolucionaria (MAR) fueron de los primeros en experimentar la detención-desaparición. El

---

[56] Muchos casos como estos no fueron recuperados por la CNDH en sus informes. Los datos provienen de los archivos del Comité Eureka.

MAR era una organización que se remontaba a mediados de los años sesenta, cuando un grupo de estudiantes de la Universidad Patricio Lu-
mumba planearon en Moscú la revolución socialista en México. Realizaron entrenamientos teórico-político-militares en Corea del Norte, pero
rápidamente fueron infiltrados. Cuando llegaron a México, en 1971, sus
principales dirigentes fueron detenidos, pero aun así alcanzaron cierta
notoriedad con acciones audaces y expropiaciones famosas.[57] Sin embargo, rápidamente fueron diezmados y desorganizados. Los muertos, heridos y desaparecidos del MAR suman algunas decenas. La CNDH registra
tres desaparecidos, todos ellos en el estado de Michoacán. El 16 de julio
de 1974, Armando y Amafer Guzmán Cruz, de 23 y 22 años respectivamente, junto a Rafael Chávez Rosas, fueron detenidos por agentes de
la Dirección Federal de Seguridad, trasladados a la 21a. Zona Militar en
Morelia y más tarde a la ciudad de México.[58] Algunos miembros del Comando Lacandones también fueron desaparecidos; así, sin más: identifica-
dos-aprehendidos-difuminados. Parece un regreso a la forma primordial
de la práctica, aquella del secuestro-desaparición, pero en realidad no es
así. Se trata de una nueva forma, simple en su operación, cargada con la
experiencia adquirida.

La sencillez de la nueva modalidad es engañosa: resulta de todo un
trabajo sobre el campo de lo reprimible, un campo ordenado, estructurado y jerarquizado por las agencias de seguridad. Quizá en esto consista la
novedad y eficacia de la forma equivalente. La define menos la secuencia de su operación que la delimitación del campo de su ejercicio. Mientras que las formas anteriores estaban ligadas al territorio, a una zona de
operaciones de la guerra irregular, con sus derivaciones en ciudades cercanas, pero a final de cuentas conectadas con los acontecimientos de la
Costa Grande de Guerrero, la forma equivalente trabaja menos sobre el
territorio que sobre los individuos, sobre las redes entre miembros, sobre pequeñas comunidades o agrupaciones: las células de los grupos guerrilleros. Es lo que enseñó el operativo de Acapulco en 1972, cuando se
aprehendió a una célula de la Brigada Campesina. Sin embargo, era un
grupo ligado a una zona, una pequeña célula transplantada a la ciudad,
por conexiones de apoyo, trabajo externo, solidaridad o comunicación.
La primera aportación de esta experiencia al desarrollo de la tecnología

---

[57] Fernando Pineda Ochoa, *En las profundidades del MAR. El oro no llegó de Moscú*, México, Plaza y
Valdés, 2003.
[58] Expediente CNDH/PDS/92/MICH/C00010.000. Caso de Amafer Guzmán Cruz.

de la desaparición es el trabajo sobre las formas de vinculación en espacios heterogéneos y complejos, como las ciudades. De ahí la importancia de la cuadriculación, la interconexión, el seguimiento y la investigación sociopolítica. Se trata de la redefinición del campo reprimible, que ya no sería el de las personas en un territorio con lazos familiares o políticos, con un grupo de *alzados;* sino de individuos que forman células en un espacio heterogéneo que, por lo tanto, es necesario identificar, aislar, reconstruir sus ligas, sus actividades.

Para decirlo brevemente: mientras que la evolución de la práctica de la desaparición va de lo más simple a lo más desarrollado en una zona geográfica delimitada, el tránsito a la forma equivalente se produce gracias a la redefinición del campo de lo reprimible a partir de los individuos interconectados en espacios heterogéneos, donde la clave son las ligas entre sí, y no las ligas con una entidad o un grupo que sirve de referencia. De otro modo: la forma equivalente de la práctica de la desaparición se produce al cambiar los elementos de zona geográfica-miembros de comunidades-vinculación con un organismo político-militar (donde se liga a las personas desaparecidas con la guerrilla de Lucio Cabañas), a otro en el que lo importante son las interconexiones de individuos peligrosos por su ideología, su forma de vida, su cultura. En la forma equivalente la peligrosidad es consustancial al individuo, por eso se trabaja en las vinculaciones de individuos similares: peligrosos e ideologizados; mientras que en las formas anteriores de la desaparición se trabajaba sobre miembros de comunidades que tenían relaciones con un grupo externo, con una entidad distanciada, de la que serían parte o podrían serlo. Del territorio a las conexiones, del miembro de la comunidad al individuo peligroso: así podrían establecerse las diferenciaciones en el campo de lo reprimible que dan origen a la forma equivalente de la práctica de la desaparición.

En esta nueva forma, lo primero es identificar a los individuos, establecer sus ligas, seguirlos, aprehenderlos, interrogarlos para trazar sus redes; luego vendrá lo demás, lo que nunca sabemos: la desaparición, la difuminación de unas personas, de unos expedientes, de algunos registros. Esto es lo que le pasó a un grupo de la Brigada Revolucionaria Lacandones. El 16 de noviembre de 1974, en San Andrés Actopan, Hidalgo, fueron aprehendidos Andrés Gómez Balanzar, Francisco Javier Coutiño Gordillo, Sebastián Vázquez Mendoza, Daniel Tapia Pérez, Eduardo Candelario Villaburu Ibarra y Bartolomé Pérez Hernández, por agentes de la policía judicial de Hidalgo, al mando del comandante Tomás Moncada, por el presunto secuestro de Flores Patiño. Un día después fueron entregados a la Dirección Federal de Seguridad y llevados a la ciudad de México, donde fueron encarcelados, interrogados y desaparecidos. En este caso, las pruebas documentales y testimoniales recogidas por el Comité Eureka y la CNDH reconstruyen todas las etapas del proceso: investigación, aprehensión y detención. Como en muchos otros, se interrumpen en el momento en que son interrogados, después desaparece el rastro, se pierde, empieza la difuminación de las personas y de los registros.

En un oficio del 9 de noviembre de 1974, el director federal de seguridad refiere que el 8 de noviembre de 1974, cerca de Paso Largo, Veracruz, fue secuestrado Juvencio Flores Patiño. La Procuraduría General de Justicia del Estado recibió el apoyo de la DFS y del comandante del 7o. Regimiento de Caballería, con sede en Martínez de la Torre, Veracruz, para realizar las investigaciones del caso. Una semana después ya se había localizado y aprehendido a los presuntos responsables. "El 16 de noviembre de 1974, se inició la averiguación previa 1586/974, en la ciudad de Pachuca, Hidalgo, con motivo de los hechos denunciados por el señor Juvencio Flores Patiño, respecto del secuestro de que fue objeto y en contra de los señores Eduardo Villaburu Ibarra, Bartolomé Pérez Hernández, Daniel Tapia Pérez, Andrés Gómez, Sebastián Vázquez Mendoza y Francisco Javier Coutiño Gordillo, quienes se dice se encuentran detenidos en los separos de la policía judicial del estado, en la que obra la declaración del agraviado de la misma fecha; fe de objetos y armas, de fecha 18 de noviembre de 1974, y oficio en el que se relacionan los objetos recogidos a los probables responsables."[59] Dos días más tarde, el expediente del caso ya tenía las hojas de antecedentes y fotografías de frente y perfil de los probables responsables y el agente del ministerio público había iniciado la averiguación previa 1586/974. El mismo 18 de noviembre, la DFS había reconstruido ya la aprehensión de los secuestradores: "con motivo de que el día 8 del actual fue secuestrado Juvencio Flores Patiño, del ejido Paso Largo, un grupo de 50 campesinos armados detuvieron a Eduardo Villaburu Ibarra, Francisco Javier Coutiño Gordillo, Bartolomé Pérez Hernández, Daniel Tapia Pérez, Andrés Gómez Balanzar y Sebastián Vázquez Mendoza, rescatando al primero de los mencionados. Los aprehendidos portaban las siguientes armas: una escopeta de dos cañones marca Stevens […] las cuales fueron puestas a disposición de la policía judicial del estado de Hidalgo, con los detenidos […]. Posteriormente, al ser interrogados por elementos de esta Dirección Federal de Seguridad los

---

[59] Expediente CNDH/PDS/90/HGO/COO138.000. Caso de Daniel Pérez Tapia.

aprehendidos manifestaron lo siguiente: Francisco Javier Coutiño Gordillo (a) *Silvestre*, haber estudiado hasta segundo año de ingeniería civil en la Universidad Nacional Autónoma de México (UNAM) y que abandonó sus estudios para dedicarse de lleno al movimiento armado ya que desde hace muchos años sustenta la ideología marxista-leninista [...] que participó en el secuestro de Juvencio Flores Patiño, teniendo la comisión de cuidarlo en su cautiverio hasta que pagaran el rescate".[60] Más allá de la veracidad del relato, está su misma construcción: estudiante de la UNAM, armas recogidas, ideología marxista, abandono de estudios por la revolución, aprehensión por campesinos armados que habían visto actividades extrañas. Los secuestradores tenían un perfil ideológico-comportamental, que fue identificado muy claramente por los habitantes de la zona: eran seres extraños, aislados, infectados con el virus de la violencia revolucionaria y la ideología marxista-comunista. Un caso judicial fue recuperado por tres agencias, PGJV, DFS y ejército mexicano, coordinado por una de ellas y luego reconstruido con propósitos edificantes y ejemplares. Poco importa que Francisco Javier Coutiño Gordillo, en su declaración del 19 de noviembre de 1974 en la ciudad de México, a las siete de la tarde, corrigiera algunos hechos, como los de los campesinos liberadores o la llegada de la policía el viernes 15, a las cinco de la tarde; tampoco que entre los testimonios recogidos por la CNDH se diga que "el señor Daniel Tapia Pérez, fue secuestrado el [16 de noviembre de 1974], por un grupo de sujetos, que eran aproximadamente 30, de los cuales pudieron distinguir a algunos con el uniforme que usa la policía judicial del estado de Hidalgo, que lo detuvieron porque en sus terrenos encontraron a una persona secuestrada, [...] que esto ocurrió en San Andrés, Actopan, Hidalgo, y que lo sacaron de su casa, que han hecho [...] diversas gestiones para localizar al agraviado sin resultados positivos hasta el momento [*sic*]".[61] La cuestión es la ejemplaridad del relato, la construcción de una práctica de la detención-desaparición que encuentra en la ideología una peligrosidad inmanente de los individuos; que luego sean o no culpables de los delitos que se les imputan ya es otra cuestión. En realidad no los desaparecieron porque cometieron un delito, de ser así los habrían consignado, procesado y encarcelado; no, ya eran peligrosos por ser quienes eran, por pensar así; eran virtualmente responsables, por eso los encerraron y los desaparecieron, no los juzgaron. Quizá éste sea el secreto de la forma equivalen-

[60] Expediente CNDH/PDS/90/HGO/COO138.000. Caso de Daniel Pérez Tapia.
[61] Expediente CNDH/PDS/90/HGO/COO138.000. Caso de Daniel Pérez Tapia.

te: la interiorización de la peligrosidad del sujeto, el descubrimiento de una identidad riesgosa. En adelante, todos los marxistas, comunistas, socialistas, estudiantes que abandonan sus estudios, los que tienen literatura revolucionaria, son peligrosos, extraños al cuerpo social, delincuentes potenciales. Quizá por eso desaparecieron a las hermanas Sara y Ana Luz Mendoza Sosa, de las que sólo se sabe que fueron detenidas en un retén de Veracruz, en 1974, o a Pablo Reichel Baumen, aprehendido también en 1974, en Esperanza, Sonora, por agentes de la Dirección Federal de Seguridad. Nadie supo más de él, ni de las hermanas Mendoza.[62]

Desde luego, la forma equivalente no significa que las modalidades anteriores cayeran en desuso; al contrario, siguieron utilizándose en las mismas zonas y circunstancias en que se crearon. La nueva modalidad se añadió a las técnicas de la desaparición con el giro urbano y estudiantil de la represión de los años setenta. Mientras tanto, Guerrero, particularmente la Costa Grande, seguía ocupada por el ejército mexicano, y ahí continuaban las desapariciones, las muertes, los encarcelamientos. Las patrullas militares recorrían poblados, ejidos y comunidades en su labor de rastreo y aniquilación de la Brigada Campesina, tras el fracaso del secuestro de Rubén Figueroa.

El 9 de febrero de 1975, un grupo de soldados llegó a Espinalillo, municipio de Coyuca de Benítez. A las seis de la mañana se dirigió a la casa de la familia Ramos Cabañas, entró y "aprehendió con lujo de violencia a Eduviges Ramos de la Cruz de 50 años de edad, a Marcos Ramos Cabañas de 28 años, a Felipe Ramos Cabañas de 24 años, a Heriberto Ramos Cabañas de 21 años y Raymundo Ramos Cabañas de 38 años de edad".[63] Más tarde los llevaron al Cuartel del 27o. Batallón de Infantería con sede en Atoyac de Álvarez. Los acusaban de pertenecer a las Fuerzas Armadas Revolucionarias. Días después los trasladaron al Campo Militar Número Uno, en la ciudad de México. Nadie volvió a verlos o a saber de ellos, pero en los archivos del Cisen se encontró un documento, sin firma y sin nombre, en el que se cuenta otra historia de Heriberto Ramos Cabañas, por cierto, parecida a muchas otras que se elaboraron para velar el destino de los detenidos: "se tiene conocimiento de que en el domicilio de este individuo en Atoyac de Álvarez, Guerrero, acostumbraban celebrar reuniones clandestinas, miembros del grupo Fuerzas Armadas Revolucionarias (FAR), al término de las cuales se dirigían a una casa cercana en la cual

---

[62] Comité Eureka, ¡Libertad! Casos de Sara Mendoza y de Ana Luz Mendoza y de Pablo Reichel.
[63] Expediente CNDH/PDS/95/GRO/S00221.000. Caso de Heriberto Ramos Cabañas.

se dedicaban a ingerir bebidas embriagantes [...] y se dedicaban a cometer toda clase de tropelías, asaltos, violaciones y robos. Se sabe que el 9 de febrero de 1975, un grupo de campesinos [...] lo secuestraron en su domicilio llevándoselo con rumbo desconocido, no conociéndose hasta la fecha su paradero".[64] Los soldados que irrumpieron violentamente en su casa, en los informes se volvieron campesinos vengadores, como se había dicho tantas veces antes en Chiapas y en el mismo Guerrero. Tantas otras mentiras y una sola verdad: los desaparecieron, nunca regresaron, nadie supo de ellos. Modelo general: rastreo-aprehensión-detención-desaparición: con testigos, con documentos, sin rastro.

Esto ocurría a principios de 1975, cuando los grupos subversivos en Guerrero estaban en franca descomposición y el ejército los perseguía hasta aniquilar a sus enlaces, a sus conocidos, a sus familiares, según el modelo general, en donde el campo reprimible responde a un territorio determinado y una institución polar que sirve de referencia (la Brigada, las FAR). En otros lugares, en otros espacios, como se podía ver en algunos casos aislados de los años anteriores, empieza a cambiar el campo reprimible con la nueva definición de los sujetos, las líneas y las conexiones; se pasa a un campo conformado por individuos peligrosos por sus ideas, su formación, sus lecturas, sus comportamientos. Ya no es sólo porque pertenezcan a una organización político-militar solamente, sino porque ellos mismos son peligrosos, son intrínsecamente peligrosos; ellos y los que son como ellos, sus grupúsculos, sus células. Su peligrosidad no está en los actos que realizan, tampoco en el territorio en que se ubican, sino en su extrañeza respecto al cuerpo social, en ser adversarios inasimilables: en ser comunistas. Menos que por sus acciones, son peligrosos por sus ideas; son un riesgo no por sus realizaciones, sino por su individualidad, por las comunicaciones que podrían establecer.

Buena parte de los desaparecidos de 1975 en adelante son miembros de los grupos guerrilleros formados a finales de los años sesenta y principios de los setenta, los que encontraron la vía de las armas como último refugio; sobre todo los que se enfrentaron al discurso y la práctica populista, los que nunca fueron asimilados por los programas de gobierno, los que no concedieron nada, los que no dudaron, los que nunca aplaudieron siquiera un gesto de política gubernamental, interna o externa. Para ello no se necesitaba ser miembro de algún grupo guerrillero, con sólo poseer literatura revolucionaria, con tener un amigo o un conocido que

---

[64] Expediente CNDH/PDS/90/GRO/S00221.000. Caso de Heriberto Ramos Cabañas.

leyera o distribuyera algún pasquín subversivo, se era miembro del nuevo campo reprimible. Como se verá: gran parte de los detenidos-desaparecidos de la Liga Comunista 23 de septiembre no realizaban actos militares, eran simples estudiantes enfebrecidos, violentos pintores de bardas, agresivos repartidores de volantes.

Desde luego, los archivos de las agencias de seguridad registran cosas muy distintas. Ya que las detenciones no se daban por la vía judicial —los agentes no traían órdenes de aprehensión—, los detenidos no se presentaban en los ministerios públicos. No eran acusados ni juzgados ni condenados. Se les aprehendía, se les llevaba a centros clandestinos de reclusión, pero las más de las veces a casas de la DFS, de la policía judicial, a ranchos contratados, a los cuarteles del ejército. Los más peligrosos terminaban en el Campo Militar Número Uno, de la ciudad de México, un centro de detención y, sobre todo, de desaparición. Los archivos dan cuenta menos que de la verdad del sujeto, de las razones de su peligrosidad; una vez identificado, una vez considerado factor de riesgo, las acusaciones podían ser contradictorias, antagónicas o increíbles. Es el privilegio de la burocracia de seguridad: confundir, traspapelar, volver nebulosa la realidad, elaborar una o varias verdades al uso. Lo importante nunca fue eso, nunca fue la veracidad o no de los archivos o las fichas signalécticas; lo importante era el registro en sí mismo, la galería de los peligrosos, de los enemigos del Estado, del gobierno o del señor presidente.

Jesús Piedra Ibarra era uno de ellos. Tenía 21 años cuando fue aprehendido en Monterrey, Nuevo León, el 18 de abril de 1975, por agentes de la policía judicial del estado de Nuevo León; entre ellos Javier Cortés, Manuel Meuriez, Gustavo Melo Palacios, Donato Granados Cuevas, Pedro Canizales y Ariel Salazar Castañeda. Se encontraban al mando de Carlos G. Solana Macías.[65] Algunos testigos vieron cuando fue interceptado en las calles de Zaragoza y Arteaga. Le cubrieron la boca, lo sujetaron por la espalda mientras otros lo golpeaban. Jesús mordió la mano que cubría su boca, pero no pudo evitar que lo subieran a un vehículo y lo llevaran a las oficinas de la policía judicial del estado. La noticia apareció en el periódico *El Norte*, el 30 de abril. Dos meses después de su aprehensión, la familia supo que se encontraba en el Campo Militar Número Uno. Presuntamente estuvo ahí hasta 1976, cuando fue trasladado al penal de Santa Martha Acatitla.

---

[65] Comité Eureka, ¡Libertad! Caso de Jesús Piedra Ibarra.

La aprehensión de Jesús fue el resultado de un largo trabajo de fichaje y seguimiento. Los oficios de la DFS y del Cisen registran sus actividades desde 1971, cuando se incorporó a la *agitación comunista*.[66] La primera tentativa de aprehensión fue el 25 de noviembre de 1973. En Monterrey se había desatado una verdadera cacería tras el asesinato del empresario Eugenio Garza Sada. Ese día, la policía informó a la familia que su hijo había estado en un enfrentamiento entre policías y estudiantes. El coche en el que Jesús había ido a comprar cosas para la cena del domingo presentaba cuatro impactos de bala. Jesús escapó. "Esa misma noche —cuenta Rosario— la policía entró a catear la casa; arrancaron de la pared el retrato del Che Guevara y dejaron el de Zapata, vaciaron los libreros buscando exactamente lo que ellos consideraban perjudicial o yo no sé qué cosa. Les pregunté: ¿Por qué no se llevan a Zapata que también era revolucionario? Y respondieron que no. Hurgaron en su bibliotequita; en esos días, Jesús estaba leyendo a Esquilo. Tiraron a Esquilo, a Sófocles, a Shakespeare en el piso y todo lo que para ellos era subversivo: Marx, Engels, el diario del Che Guevara, todo eso se lo llevaron, así como suéteres gruesos y unos gorros y pasamontañas, porque como usted sabe, nosotros siempre hemos sido muy deportistas… También buscaron entre sus discos. A Chucho le gustaban mucho Vivaldi y Bach, así como la música popular mexicana, y se detuvieron en un corrido de Gabino Barrera, quien murió por la tierra. ¡También él les pareció sospechoso!"[67] Desde esa noche la casa de su familia permaneció vigilada. Cuatro meses más tarde, su padre fue apresado e interrogado por un presunto asalto a un banco. Fue salvajemente golpeado y torturado. Le rompieron la cuarta vértebra lumbar y su salud desmejoró. No se arredró, denunció el abuso. Murió tiempo después, sin volver a ver a su hijo.

Fueron unos meses muy duros en Monterrey. Los agentes judiciales y de seguridad efectuaban redadas, detenciones, torturas y golpizas. A José García Simón lo aprehendieron el 28 de mayo de 1975. Los oficios de la DFS difieren en el lugar y las condiciones de su detención. Uno dice que fue en un cateo realizado en la casa de seguridad localizada en Xóchitl número 537, en la colonia Azteca, en San Nicolás de los Garza, Nuevo León; otro que fue en un enfrentamiento "suscitado entre elementos de la DFS y la policía judicial del estado de Nuevo León contra elementos

[66] Expediente CNDH/PDS/90/NL/N00062.000. Caso de Jesús Piedra Ibarra.
[67] Elena Poniatowska, "Crónica de una huelga de hambre", en *Fuerte es el silencio*, México, Era, 1980, p. 93.

subversivos a las seis horas del 28 de mayo de 1975, en las calles de Guerrero entre Ruiz Cortines y Keramos en Monterrey".[68] Un testimonio
recogido por la CNDH dice que lo detuvieron cuando realizaba una pinta. Una leyenda al reverso de su ficha signaléctica proporciona una mejor
información: "Detenido el 28 de mayo de 1975 en Monterrey, Nuevo
León, para investigación (subversivo)".[69] Como a Jesús y a tantos más, lo
llevaron a declarar a las oficinas de la DFS, luego al Campo Militar Número Uno; ahí se le perdió la pista: ahí lo desaparecieron.

Una de las prácticas que se fueron perfeccionando es la de la desaparición de familias completas. Las perseguían, las acechaban, luego las
secuestraban y se esfumaban. No importaba ni la edad ni la condición de
los detenidos. Entre junio y agosto de 1975, los agentes de la Dirección
de Investigaciones para la Prevención de la Delincuencia (DIPD) y de la
DFS detuvieron a la familia Gallangos, en el Distrito Federal. Primero fue
Roberto Gallangos Cruz, el 19 de junio; luego su esposa, Carmen Vargas
Pérez, el 26 de julio, junto con su hijo Lucio Antonio Gallangos Vargas,
de tres años; más tarde el hermano menor, Avelino Francisco Gallangos
Cruz, de 20 años, secuestrado el 22 de agosto de 1975. Presuntamente
eran miembros de la brigada Revolucionaria Emiliano Zapata de la Liga
Comunista 23 de Septiembre.

En esas mismas fechas, la tecnología de la desaparición se extendió
a otros estados y en otras condiciones. A Lourdes Martínez Huerta, por
ejemplo, la detuvieron en Culiacán, Sinaloa, en junio de 1975. Según la
Comisión de Derechos Humanos de ese estado, fue la primera desaparecida. Años más tarde se contarían más de cuarenta, hasta principios de los
años ochenta. Como todos los casos iniciales, las circunstancias de la aprehensión y desaparición son muy vagas. Los registros del Comité Eureka
y de la CNDH son escuetos; sólo dicen que fue secuestrada por agentes de
la policía judicial del estado, de la Brigada Blanca y soldados del ejército mexicano;[70] los del Cisen dicen que "la desaparición de esta persona
ha sido investigada por diferentes corporaciones policiacas, toda vez que
está considerada como un secuestro del crimen organizado, ya que no se
han localizado antecedentes de actividades delictivas".[71] Los testimonios
recogidos entre sus compañeros sólo hablan de su participación en la Li-

---

[68] Expediente CNDH/PDS/93/NL/N00003.000. Caso de José García Simón.
[69] Expediente CNDH/PDS/93/NL/N00003.000. Caso de José García Simón.
[70] Comité Eureka, ¡Libertad! Caso de Lourdes Martínez Huerta.
[71] Expediente CNDH/PDS/90/SIN/N00068.000. Caso de Lourdes Martínez Huerta.

ga Comunista 23 de Septiembre, de que estaba embarazada cuando la secuestraron, que tenía pocos meses de estar en la organización. Quizá sea
la Comisión de Derechos Humanos del estado de Sinaloa quien pondera
más claramente la desaparición de Lourdes. En el texto *Crónica por la libertad* se afirma que "el primer secuestro y desaparición se llevó a cabo en
el año 1975 en la persona de la profesora Lourdes Martínez Huerta. Los
siguientes cuatro años se convirtieron en una interminable pesadilla que
cobró la libertad de cuando menos otras 42 personas. En las detenciones
realizadas en Sinaloa, sobresale una característica: que casi todas las personas fueron sacadas de sus casas y en ese momento se encontraban lejos de
las acciones relacionadas con la militancia. Después de esas detenciones,
ni los testimonios ni las presiones públicas han sido suficientes para que
fueran presentados ante un tribunal. Ello llevó a identificar a esa práctica
como secuestro y desaparición".[72]

Durante los meses y años siguientes Sinaloa fue un territorio asolado
por la represión y las desapariciones. El 13 de marzo de 1976, agentes de
la Brigada Blanca, de la policía judicial del estado y del ejército, al mando del general Aguilar Garza, aprehendieron a José Guadalupe Sicarios
Angulo, de 28 años, en Culiacán. Salió de su casa a comprar comestibles
y fue interceptado. Los agentes judiciales catearon su domicilio buscando fotografías y pruebas de su participación en la Liga Comunista 23 de
Septiembre. El comandante del grupo de la policía judicial del estado le
comunicó a su madre que José Guadalupe había sido trasladado al Campo
Militar Número Uno.[73] No se supo más de él. Tampoco de Miguel Ángel
Valenzuela Rojo. Tenía 19 años cuando un grupo de la Brigada Blanca
llegó a su casa en la calle de Ferrocarril, en Culiacán, y se lo llevó. Cristina Rocha fue testigo de su secuestro y dio aviso a sus compañeros y a su
familia. Era el 17 de junio de 1976. El primero de julio ella misma sería
aprehendida en San Blas, municipio de El Fuerte, por agentes de la Brigada Blanca, la policía judicial y soldados del ejército mexicano, al mando
del coronel Jorge Arroyo Hurtado, comandante del 23o. Regimiento de
Caballería de Los Mochis. Tenía 23 años y un embarazo de cuatro meses.
En el operativo también detuvieron a su esposo, Ignacio Tranquilino Herrera Sánchez, y a su cuñado, Juan de Dios Herrera Sánchez, de 18 años.[74]

---

[72] CDHES, *Crónica por la libertad*, p. 112, citado en Expediente CNDH/PDS/90/SIN/N00068.000.
Caso de Lourdes Martínez Huerta.
[73] Expediente CNDH/PDS/90/SIN/N00089.000. Caso de José Guadalupe Sicarios Angulo.
[74] Comité Eureka, ¡Libertad! Caso de Cristina Rocha.

Cerca de cincuenta elementos de la policía judicial, municipal y del ejército mexicano llegaron a las cinco y media de la mañana al domicilio de la madre de Ignacio y de Juan de Dios; acordonaron la calle, entraron a la casa violentamente, la catearon, golpearon a los hermanos Herrera, los sacaron en trusa, los subieron a una camioneta verde —ellos atrás, Cristina adelante—, y se los llevaron a la comandancia de la policía. "El síndico entregó a la madre de Ignacio y Juan de Dios una constancia que dice que, en el libro de informes de la Comandancia del año 1976, quedó asentado lo siguiente: A las cinco horas del día primero de julio de 1976 fue cateada la casa habitación de la señora Elena Sánchez, ubicada en el boulevard Kansas sin número, por elementos de la policía judicial federal y elementos del ejército nacional, habiendo sido detenidos los C.C. Ignacio Tranquilino Herrera Sánchez, Juan de Dios Herrera Sánchez y Cristina Rocha Manzanares, ignorándose el lugar adonde fueron conducidos. Ese reporte de 1976 está firmado por el síndico municipal Manuel Islas S."[75] Los acusaban de pertenecer a la Liga Comunista 23 de Septiembre; como a muchos desaparecidos, también los remitieron al Campo Militar Número Uno.

Modelo clásico: ubicación-aprehensión-detención-desaparición de una célula, en una casa de seguridad, por la información, infiltración y tortura de uno de sus miembros. El secuestro de Miguel Ángel fue el detonante de una escalada que llevó al grupo a su desaparición completa. Sin embargo, el caso presenta una novedad: el registro municipal del hecho, la constancia de una arbitrariedad que no oculta su nombre cuando dice que catearon una casa, se los llevaron sin orden de aprehensión, cuando el jefe militar deja su tarjeta de presentación, cuando las autoridades municipales le informan a la madre de dos de los detenidos que se los llevaron a Culiacán y luego a la ciudad de México, que no saben su paradero, pero que ahí está la prueba de su aprehensión. Más aún, en un oficio del 2 de julio de 1976, con membrete de la SG, la DFS dice: "el día de hoy, a las 18.30 horas, fueron sometidos a interrogatorio tres miembros de la Liga Comunista 23 de Septiembre, que fueron detenidos el día de ayer en la población de San Blas, Sinaloa, por elementos del ejército, quienes encontraron en su domicilio tres cartuchos de dinamita, estopines, mecha y un ejemplar del periódico denominado *Madera* [...] los detenidos son Ignacio Tranquilino Herrera Sánchez (a) *Kilo* o *Tin Tan*, su amante Cristina Rocha Manzanares y un hermano del primero de los

---

[75] Expediente CNDH/PDS/90/SIN/N00085.000. Caso de Ignacio Tranquilino Herrera Sánchez.

mencionados de nombre Juan de Dios de los mismos apellidos […] Ignacio Tranquilino Herrera Sánchez, de 24 años de edad, unido libremente a Cristina Rocha Manzanares, con la que procreó un hijo de nombre Carlos Ignacio de un año de edad".[76] Ahí estaban, vivos, interrogados, detenidos: ¿dónde quedaron, qué fue de ellos, dónde están?

En algunas ocasiones los agentes de seguridad llevaban órdenes de aprehensión, como en los casos de Henry López Gaytán y de José Manuel Rojas Gaxiola. Henry tenía 18 años cuando fue detenido el 15 de julio en San Blas, Sinaloa, por el comandante Guillermo Casillas Romero, jefe de grupo de la policía judicial del estado. Una testigo refiere que "lo sacaron con lujo de violencia de adentro de la casa número 57, que era donde ellos vivían, que llevaban dos combis".[77] Según un oficio de la DFS del mismo día, "[…] a las ocho horas de hoy, fue detenido Henry López Gaytán (a) *El boxeador*, miembro de la Liga Comunista 23 de Septiembre, a quien en el momento de su detención no se le encontró arma de fuego ni propaganda subversiva, únicamente literatura marxista, se encuentra en los separos de la policía judicial federal a disposición de esta DFS, en donde se le interroga".[78]

José Manuel Rojas Gaxiola fue detenido el mismo día, unas horas antes. Un documento de la DFS relata su aprehensión: "a las 3:30 horas de hoy elementos de esta Dirección Federal de Seguridad, policía judicial federal, Judicial del Distrito y la DIPD detuvieron a Manuel Rojas Gaxiola, miembro de la Liga Comunista 23 de Septiembre en su domicilio particular, sito en la Calle 20 de Noviembre número 44, en San Blas, municipio de El Fuerte, Sinaloa, sin encontrársele alguna arma de fuego o propaganda subversiva, trasladándosele a los separos de la policía judicial federal".[79] No opuso resistencia, tampoco tenía armamento, ni siquiera literatura marxista, pero se lo llevaron. Nadie supo adónde. Lo acusaban de ser miembro de la Liga Comunista 23 de Septiembre, como a Henry, pero nunca lo presentaron ante ningún juez, nunca lo condenaron, nunca lo encarcelaron: se lo llevaron y nadie lo volvió a ver.

La modalidad equivalente se creó por una redefinición del campo reprimible, como se vio antes, en el que la peligrosidad del sujeto desaparecido respondía menos a una acción que a su subjetividad, a su formación.

---

[76] Expediente CNDH/PDS/90/SIN/N00071.000. Caso de Juan de Dios Herrera Sánchez.

[77] Expediente CNDH/PDS/90/SIN/N00169.000. Caso de Henry López Gaytán.

[78] Expediente CNDH/PDS/90/SIN/N00169.000. Caso de Henry López Gaytán.

[79] Expediente CNDH/PDS/90/SIN/N00183.000. Caso de José Manuel Rojas Gaxiola.

Los casos de 1976 así lo demuestran en Sinaloa. Sin embargo, en el mismo estado empiezan las aprehensiones y desapariciones en las que el sujeto reprimible no tenía siquiera las características del sujeto peligroso, el comunista inveterado, sino que podía ser alguien que sólo fuera un joven, que estuviera en un lugar equivocado, que no pudiera pagar algún rescate: podía ser cualquiera. Empezaron las desapariciones en las que la identificación y el seguimiento de los sujetos peligrosos se confunden con las aprehensiones azarosas, menos elaboradas, circunstanciales. Alguien diría: innecesarias.

El 25 de abril de 1977, por ejemplo, fue detenido Héctor Arnoldo León Díaz en Culiacán. Tenía 17 años. Según los archivos del Cisen, era "miembro de la brigada Roberto Verdugo Gil y fue detenido el primero de mayo de 1977 en la casa de seguridad de la Liga Comunista 23 de Septiembre, ubicada en las calles de Joaquín Redo, colonia Gabriel Leyva en Culiacán, Sinaloa [...]. Posteriormente, al ser trasladado junto con otros componentes del grupo subversivo indicado, logró darse a la fuga sin que se tenga conocimiento de su paradero hasta la fecha, considerándose que continúa actuando en la clandestinidad".[80] Historia consistente con la desaparición: un sujeto peligroso, en un escondite: identificación perfecta. Sin embargo, alguien que fue aprehendido junto con Héctor relata otra historia: "El día 25 de abril del año 1977, siendo aproximadamente las cinco de la tarde, cuando se encontraban por la calle Eustaquio Buelna entre Quinta y Sexta de la colonia Tierra Blanca, estaba un grupo de seis personas alrededor de un Volkswagen que se encontraba estacionado y al ir pasando el de la voz se dio cuenta que llegaron como diez patrullas de la Policía Urbana Municipal, deteniendo a las seis personas mencionadas y al declarante y de ahí lo trasladaron a la Policía municipal, dándose cuenta que el motivo de la detención era que el vehículo era robado, durando en ese lugar por espacio de dos horas, y en dicho lugar los separaron tanto al declarante como a cinco personas más en una sola celda, pero a Héctor Arnoldo León Díaz lo tuvieron solo, que posteriormente fueron sacados para tomarles fichas dactiloscópicas y de ahí los sacaron y subieron a una camioneta del ejército nacional, en la que se encontraban varios elementos, siendo trasladados a la 9a. Zona Militar, y en dicho lugar también a Héctor Arnoldo lo tuvieron separado de las demás personas, e incluso cuando interrogaron al declarante le preguntaron qué relación había entre él y el resto del grupo, pero como única-

---

[80] Expediente CNDH/PDS/90/SIN/C00086.000. Caso de Héctor Arnoldo León Díaz.

mente los conocía de vista , no podía declarar ni a favor ni en contra de ellos, motivo por el cual dentro de las 72 horas siguientes fue puesto en libertad tanto él como los cinco compañeros que se encontraban en la misma celda a excepción de Héctor Arnoldo, que ahora sabe el declarante que también en el interior del vehículo se encontró una pistola 45, pero sobre el lugar donde se encuentre actualmente Héctor Arnoldo el de la voz lo ignora ya que es público y notorio que ha desaparecido".[81]

Jorge Guillermo Elenes Valenzuela también tenía 17 años cuando fue detenido en Culiacán, el 26 de abril de 1977, por militares al mando de Ricardo Cervantes García Rojas. Era estudiante de la preparatoria central y trabajaba en un taller mecánico. Los soldados llegaron al taller ubicado en las calles Juan de la Barrera y Sexta en la colonia Tierra Blanca y se lo llevaron junto con tres jóvenes a quienes les decían *Paquico, Inca* y *Pío*. Los trasladaron a la 9a. Zona Militar. Los otros tres fueron liberados después de pagar una importante suma de dinero.[82] Jorge Guillermo no. Un informe del Cisen relata que fue denunciado por ser miembro de un grupo subversivo desconocido, que esa misma persona lo raptó el 26 de abril y le quitaron mucho dinero. En el mismo Cisen se encuentra una ficha en donde dice que es estudiante y que desapareció el 26 de abril. La DFS informó que fue detenido ese mismo día. No dice dónde está ni por qué fue apresado, ni qué le pasó. Pero un testimonio recogido por la CNDH cuenta cosas muy distintas, escalofriantes: "El día 18 de abril de 1977 me enteré que fue detenido junto con varias personas en un taller mecánico, en la colonia Tierra Blanca de esta ciudad y fueron llevados a la 9a. Zona Militar [...] personas allegadas a la Zona Militar me informaron que sí se encontraba ahí, pero que ya lo habían matado junto con una muchacha que era integrante de la Liga 23 de Septiembre, al tener conocimiento de esto por la fuerza me metí a las instalaciones de la Zona Militar y fue así como me entrevisté con el general Cervantes Rojas, y al preguntarle si estaba muerto, me contestó que así les decía a los familiares de los desaparecidos para quitárselos de encima [...] *El Maestro*, que había estado comisionado en la Operación Cóndor en el estado de Sinaloa y sabía que en tiempo de esa operación había desaparecido, le preguntó sobre él y *El Maestro* le dijo que cómo se llamaba y éste le mencionó que se llamaba Jorge Guillermo Elenes Valenzuela, a lo que *El Maestro* sorprendido le manifestó que cómo no lo iba a conocer, si lo había tenido bajo sus

---

[81] Expediente CNDH/PDS/90/SIN/C00086.000. Caso de Héctor Arnoldo León Díaz.
[82] Comité Eureka, ¡Libertad! Caso de Jorge Guillermo Elenes Valenzuela.

órdenes para que lo adiestraran para que ingresara a las fuerzas armadas y que durante su estancia como detenido en las instalaciones militares, durante nueve meses, había demostrado 'madera' después de las torturas recibidas".[83] Y después: ¿qué pasó con Jorge Guillermo, qué le pasó, dónde quedó si tenía 'madera'?

Extraños días los de finales de abril de 1977 en Sinaloa; extrañas desapariciones. No sólo las de Héctor y Jorge, detenidos sin orden ni razón, sino también las de agentes judiciales y guardias de seguridad. El 29 de abril, los agentes judiciales Jesús Mercado, de 45 años, Víctor Manuel Arballo Zamudio, de 34, y Felipe Estrada Martínez, de 30, fueron llamados al cuartel de la 9a. Zona Militar para una comisión. Nunca volvieron a salir. Nadie los volvió a ver ni a saber de ellos. Lo mismo les ocurrió, tres días después, a los responsables de seguridad del gobernador: Isidro Villalva Guerrero, Jesús Cutberto Martínez Meza y Ramón García Rivera. Acompañaron a su jefe a las instalaciones militares después de presenciar el desfile del primero de mayo. El gobernador se retiró, los guardaespaldas no salieron. Nadie sabe qué les pasó, dónde quedaron, qué fue de ellos.

Extraños sucesos, sin duda, aunque no sería la primera vez que hubiera habido un ajuste de cuentas al interior de los organismos de seguridad; sin embargo, lo novedoso es el recurso utilizado: la desaparición. Ya no es más una técnica contra los revolucionarios comunistas, sino contra los adversarios políticos, contra algunos judiciales, contra los mismísimos guardias del gobernador. Los militares de la 9a. Zona Militar en Culiacán la utilizaron sin distinción: muchachos enfebrecidos por lecturas subversivas, mecánicos que no pudieron pagar su rescate, agentes judiciales y escoltas de mandatarios. Se perdían los objetivos políticos por la eficacia de la técnica; la práctica de la desaparición casi desapareció los motivos de la represión. Los agentes y militares se esfumaban también, sólo que ellos no eran reclamados por las organizaciones políticas. Sólo el Comité Eureka lo hizo. La CNDH ni siquiera recogió sus casos. Y sin embargo existieron; a los agentes y guardias se les recuerda, viven en la memoria de sus familias; ellas saben quiénes los detuvieron, los secuestraron, los desaparecieron.

La detención-desaparición de los agentes de seguridad, de los mismos policías judiciales, es una de las peculiaridades de la forma equivalente. Se puede usar en cualquier momento, en cualquier circunstancia, es una suerte de fuga hacia delante de las tecnologías represivas: del secuestro a la

---

[83] Expediente CNDH/PDS/90/SIN/N00106.000. Caso de Jorge Guillermo Elenes Valenzuela.

desaparición hay sólo una delgada línea que puede cruzarse en cualquier momento; sólo basta una aceleración, la puesta en marcha de un castigo, la mera sospecha de un riesgo, la posibilidad de un peligro. Si son comunistas, ya se sabía, tienen el virus de la peligrosidad; si son muchachos desorientados, pueden caer en la disolución; si son guardias de seguridad, se transformaron en un peligro andante: no son adversarios ya, no son enemigos tampoco, son algo peor: un riesgo, un peligro potencial. Estudiantes enfebrecidos, jóvenes alocados, guardias sospechosos, lo mismo da: son un riesgo, un peligro: son equivalentes. Por eso cuando la Brigada Blanca detuvo a Esteban López Espinoza, los archivos del Cisen pusieron que "el 2 de mayo de 1977 en Culiacán, Sinaloa, junto con delincuentes del orden común que al parecer también se dedicaban al tráfico de drogas, tuvieron una riña con otro grupo de la misma índole, quienes se acusaban mutuamente de haber asesinado en forma impune a un policía preventivo en la colonia 10 de Mayo de esta ciudad […] En la refriega se hicieron varios disparos con armas de fuego, por lo que intervinieron elementos del orden público, los que se percataron de que en la acción los participantes dijeron haber tomado 'preso' a Esteban López Espinosa, a quien al parecer condujeron con rumbo desconocido, sin que hasta la fecha se tenga conocimiento de su paradero […] al investigarse lo anterior, se puede establecer que Esteban López Espinosa, al tener nexos con traficantes de drogas, estaba muy comprometido económicamente con los mismos, por lo que se sospecha, según versión de algunos de sus vecinos, que fue secuestrado por los mismos, quienes se cobraron las deudas pendientes con su propia vida".[84]

Los testigos, sin embargo, refieren un hecho escueto, desnudo, sin interpretación: "[…] el día 2 de mayo de 1977, aproximadamente a las 20:00 horas, elementos de la comandancia de la 9a. Zona Militar del estado de Sinaloa detuvieron fuera de todo procedimiento legal […] al C. Esteban López Espinoza […] condujeron […] a la comandancia de la 9a. Zona Militar; […] en el mes de mayo de 1977 […] serían las 20:00 horas […] el remitente y Esteban López Espinoza, amigo de la infancia, se encontraban en el domicilio de la madre del remitente […] cuando llegaron de pronto varios guachos [soldados] mismos que rápidamente subieron a una camioneta a Esteban […] vio que Esteban quedaba tirado en el piso de la caja posterior de esa *pick-up*".[85]

---

[84] Expediente CNDH/PDS/90/SIN/S00069.000. Caso de Esteban López Espinoza.
[85] Expediente CNDH/PDS/90/SIN/S00069.000. Caso de Esteban López Espinoza.

Mutación importante en el campo de lo reprimible; si el sujeto a desaparecer es intrínsecamente peligroso, un riesgo para la sociedad y la paz social, lo mismo da que sea comunista, narcotraficante o simple mecánico. La desaparición ya no es una técnica represiva, sino una técnica de castigo y de prevención, una suerte de profilaxis social que expulsa de la sociedad a los individuos riesgosos. Los expulsa, no para reconocerlos luego en un debate a destiempo, como a los estudiantes del 68 o a los campesinos de la Revolución, sino que los desaparece: nunca más tendrá que lidiar con ellos. Después tendría que hacerlo con su memoria.

La creación de la Brigada Blanca en 1976 fue una nueva oportunidad para retrabajar el campo de lo reprimible, que el giro urbano había hecho posible. Fue el inicio de la fase de aniquilación de todos los gérmenes guerrilleros. Todas las organizaciones políticas se encontraban en franca descomposición, desorganizadas o desmembradas. La Liga Comunista 23 de Septiembre se debatía en conflictos internos y en una retirada forzada por la infiltración, el asesinato y el encarcelamiento de sus integrantes. En Guerrero, la persecución de los antiguos miembros de la Brigada Campesina, que intentaron reagruparse en la Vanguardia Armada Revolucionaria (VAR), siguió con las nuevas modalidades de la desaparición. La Brigada Blanca persiguió a estudiantes, campesinos refugiados, maestros, colonos. Floriberto Clavel era estudiante de preparatoria cuando fue detenido por agentes de la Dirección Federal de Seguridad, de la policía judicial y soldados de la 27a. Zona Militar, el 19 de marzo de 1976, en Acapulco. No era guerrillero ni narcotraficante, era un estudiante que participaba en la Coalición de Comités de Lucha de Acapulco. Algo similar le ocurrió a Tania Cascante Carrasco. Tenía 25 años, estudiaba enfermería y trabajaba. Asistía a las manifestaciones en contra del entonces gobernador Figueroa. Los agentes de la policía judicial de Guerrero la detuvieron en Chilpancingo, en julio de 1976, cuando estudiaba en un curso de verano. La reconocieron porque era la que hablaba por el micrófono en las reuniones.[86]

En abril de 1976, otra vez Acapulco fue el escenario de muchas desapariciones. A Miguel Cruz Ramírez lo desaparecieron el día 9; el 14 le tocó a Mario Pérez Aguilar; el 11, los agentes de la judicial se llevaron a una familia completa, Edilberto Sánchez Cruz, de 21 años, su esposa Rebeca Padilla Rivera, de 19, y su hijo recién nacido.[87] Un informe de la

---

[86] Expediente CNDH/PDS/95/GRO/S00079.000. Caso de Tania Carrasco Cascante.
[87] Comité Eureka, ¡Libertad! Caso de Rebeca Padilla Rivera.

DFS, con fecha 11 de abril de 1976, dice "Vanguardia Armada Revolucionaria. En el transcurso del día de ayer y la madrugada de hoy, fueron detenidos cinco individuos de este grupo por elementos de la División de Investigaciones para la Prevención de la Delincuencia y de esta Dirección Federal de Seguridad, cuyos nombres son: [...] Rebeca Padilla Rivera (a) *Gema*, dijo que tiene 19 años de edad y es originaria de Chilpa, Guerrero, vive en unión libre con Roberto García Sánchez (a) *Juan* [...] se hace notar que Rebeca Padilla Rivera nació el 29 de diciembre de 1956 y fue detenida en el interior de su domicilio [...] en donde se encontró un portafolios negro conteniendo una pistola P-38 [...] los objetos y dinero en efectivo recogidos en los domicilios [...] quedaron a disposición de los elementos de la DIPD comisionados en el 21o. Batallón de Granaderos del Distrito Federal".[88]

Otras familias fueron perseguidas de manera sistemática. A Lázaro Torralba Álvarez lo detuvieron el 9 de junio de 1976 en la ciudad de México. Tenía 29 años. Su detención salió ese mismo día en *La Prensa*. "Los agentes, armados con metralletas, le vendaron los ojos y lo taparon con una chamarra, subiéndolo a un automóvil que era conducido por elementos al mando del capitán Martín Larrañaga, y al parecer fue trasladado al Campo Militar Número Uno".[89] Un año antes ya habían sido aprehendidos su hermano Antonio, su cuñado Juventino Elena y Natalio López. Los tuvieron en El Pozo, un lugar en Lecumberri, para interrogarlos y torturarlos. A los 20 días los soltaron. A Lázaro no, lo desaparecieron. Según documentos de la DFS y del Cisen era miembro de la brigada Roja de la Liga Comunista 23 de Septiembre, y murió después de su detención, el 17 de mayo de 1977, a la entrada del Colegio de Ciencias y Humanidades de Azcapotzalco, en un enfrentamiento con elementos de la Brigada Blanca. Presuntamente murió casi un año después de que fue detenido, nunca se informó que había sido liberado, tampoco que se había escapado.

En agosto de 1976, el ejército continuó la práctica sistemática de las desapariciones en la Sierra de Atoyac de Álvarez. Entre el 3 y el 4, soldados del 48o. Batallón de Infantería fueron por la familia Hernández Reséndiz de San Martín el Jovero, y se los llevaron a todos. Recorrieron las comunidades de Paso de Limonero, Alto del Camarón y San Martín el Jovero, apresaron a César Dorantes Lorenzo, Inés Bernal Castillo, Alberto

---

[88] Expediente CNDH/PDS/95/GRO/S00239.000. Caso de Rebeca Padilla Rivera.
[89] Comité Eureka, ¡Libertad! Caso de Lázaro Torralba Álvarez.

Dorantes Pérez, Bernardo Reséndiz Valente, Eugenio Reséndiz Hernández, Eva Reséndiz Hernández, Fulgencio Reséndiz Hernández y Aristeo Reséndiz Hernández. Se los llevaron a todos. Nadie los volvió a ver.

Son padres, hijos, hermanos, primos, tíos, sobrinos, parientes de tercer y cuarto grado, conocidos, amigos, compañeros de trabajo o de juego; los detenidos, las desaparecidas de julio y agosto de 1976, como tantas otras, están conectadas por vínculos familiares, profesionales, laborales o de vecindad. Forman cúmulos, se anidan, se agrupan en una suerte común, a veces sin tener conciencia de ello. Como el caso de los hermanos Romero Flores, de Cuernavaca, Morelos, aprehendidos y desaparecidos por el teniente coronel Arturo Acosta Chaparro, el 9 de septiembre de 1976. Pastor Romero Flores tenía sólo trece años, su hermano Justino había cumplido ya los catorce. Eran hijos de Braulio Romero Vinalay, un militante del Partido de los Pobres, quien había huido de las persecuciones en Guerrero y se había refugiado en Cuernavaca desde 1974. Pastor y Justino iban a su trabajo, en una empresa de pollos, en compañía de un amigo suyo de nombre Erasmo, cuando fueron interceptados por un grupo de agentes de la DFS vestidos de civil.[90] Les dijeron que buscaban a su papá, pero que como no estaba, se los llevaban a ellos. A Erasmo lo soltaron más tarde, a los hermanos Romero no. La familia Romero ya había vivido otras desapariciones. Unos años antes, la policía judicial había desaparecido a Tomás Flores Jiménez, abuelo materno de Pastor y Justino, y en 1974 se llevaron a su tío, Antonio Flores Leonardo.

El giro urbano en la práctica de la desaparición, que comenzó en 1975, además de la redefinición del sujeto reprimible, hizo que la frecuencia, la cantidad y la localización de las desapariciones se modificara sustancialmente. Se trasladaron de las zonas rurales de Guerrero a las zonas urbanas, pero ya no en localidades cercanas —Acapulco, Chilpancingo, Morelia—, como había sido antes, cuando la forma se desarrolló, sino que se movieron a todo el territorio nacional, en particular hacia el centro, norte y noreste del país. De ahí en adelante, estados como Jalisco, Sinaloa, Nuevo León, Chihuahua y el Distrito Federal serán los que concentren la mayor cantidad de desapariciones. Sinaloa y el Distrito Federal tendrán más de 40 desapariciones entre mediados de los años setenta y principios de los ochenta.

Ligado al fenómeno de la dispersión geográfica, el giro urbano también se presenta en la multiplicidad de objetivos y frentes de lucha en que

---

[90] Expediente CNDH/PDS/95/GRO/S00201.000. Caso de Justino Romero Flores.

se da la desaparición. De una práctica ligada a la contrainsurgencia, poco a poco se generaliza, o se retoma en frentes muy particulares. A finales de los años setenta se empieza a utilizar en luchas agrícolas, laborales, urbanas, en huelgas, partidos políticos, invasiones de tierra y solicitantes de vivienda. Además, como ya se vio en el caso de los judiciales y los guardaespaldas, se convierte en una forma de castigo de los militares contra ellos mismos, contra los soldados indisciplinados, contra los desertores.

La dispersión geográfica

En los primeros seis meses de 1977, en la zona metropolitana de Guadalajara se realizaron desapariciones de presuntos guerrilleros. Era una ciudad, en muchos sentidos, emblemática. En esa ciudad, cuatro años antes, se había fundado la Liga Comunista y las Fuerzas Revolucionarias Armadas del Pueblo (FRAP) habían realizado algunos de los secuestros políticos más espectaculares. En 1973, por ejemplo, secuestraron al embajador de Estados Unidos y al empresario Aranguren. A uno lo liberaron, al otro lo asesinaron. La respuesta de los organismos de seguridad fue radical. Persiguieron, diezmaron, torturaron y asesinaron a decenas, algunos dicen que a cientos, de militantes de organizaciones políticas y revolucionarias. No los desaparecieron: los mataron. Las desapariciones vinieron luego. Cuatro años después. Se produjeron en operativos precisos, sabiendo qué buscar, dónde y a quién. Detienen a grupos, a células comunistas que luego se esfuman, a pesar de los documentos, de las actas de interrogatorio, de las noticias de prensa. Los desaparecidos eran jóvenes, estudiantes hinchados de pasión que repartían volantes, que informaban de huelgas. Eso pasó en Zapopan, Jalisco, los últimos días del mes de febrero de 1977. Los agentes de seguridad pública, federal y estatal, detuvieron a Alfonso Guzmán Cervantes, de 22 años, cuando repartía el *Madera,* órgano informativo de la Liga Comunista 23 de Septiembre. El 28 de febrero, agentes de la policía judicial del estado, al mando del comandante Daniel Hugo Ramírez, detuvieron a Víctor Arias de la Cruz, de 26 años, y a Jorge Carrasco Gutiérrez, de 19. Los entregaron a la DFS; después ya no volvió a saberse de ellos.

Los agentes de la DFS se aplicaron mucho para desarticular las células de la Liga. El 7 de abril efectuaron un operativo para aprehender a los miembros que presuntamente operaban en Zapopan. Apresaron a Raúl Mercado Martínez y a Miguel Ángel Sánchez Vázquez, de 18 años. Fueron por Guillermo Bautista Andalón, de 17, muy temprano, como a las seis de la mañana, pero no lo encontraron. Regresaron el día 15; ahora llevaban a Antonio Delgado Dueñas, quien había sido capturado en su domicilio el día anterior, junto a Pedro Cedillo y sus hijos. A ellos los liberaron un día después, pero a Pedro Cedillo Díaz, de 23 años, no. Tampoco a Ricardo Madrigal Sahagún que tenía 23 años cuando lo apresaron. El 16 fueron tras Rubén Galván Mercado; ahora llevaban a Guillermo. Como no lo encontraron, se llevaron a su hermana Auxilio, de 15 años, pero no cejaron en sus esfuerzos. Al día siguiente se volvieron a presentar en su domicilio, con Guillermo y Auxilio. Dejaron a Auxilio y ahora sí aprehendieron a Rubén.[91]

Pacientes, sagaces, persistentes, así eran los agentes de la Brigada Blanca. No sin toques de un humor cruel, como esa rotación de los aprehendidos vueltos identificadores. Esas características fueron las que utilizaron para ubicar, aprehender y desorganizar a todos los grupos subversivos de Guadalajara. Se concentraban en las células, más que en los individuos, a quienes también ubicaban por familiares y amigos, a pesar de encontrarse en localidades distintas. Es lo que pasó con Maximino García Cruz y su esposa Irma Yolanda Cruz Santiago. Maximino fue detenido en el balneario La Chapalita, el primero de junio de 1977. Su esposa Irma Yolanda, que también tenía 19 años, fue detenida-desaparecida por elementos de la Brigada Blanca y la policía judicial, pero en la ciudad de México. "Ese mismo día, a las seis de la mañana, fue detenida al salir de su domicilio su hermana Eva Cruz Santiago, por cuatro agentes vestidos de civil armados con metralletas. A Eva se la llevaron vendada en una camioneta y en un lugar cuya ubicación desconoce, en un cuarto pintado todo de negro, la interrogaron y le mostraron fotos de su hermana Irma Yolanda y del esposo de ésta Maximino Cruz García. A las once de la noche la soltaron como a diez cuadras de su casa".[92] En otros casos, más propios de la forma primordial de la desaparición, los agentes de la Brigada Blanca sencillamente llegaban y desaparecían a las personas. Fue el caso de Felipe de Jesús Briseño Delgado, también aprehendido el primero de junio, en Guadalajara. Tenía 25 años; su caso ni siquiera aparece entre los investigados por la CNDH.

Sin embargo, al menos durante 1977, la Brigada Blanca realizaba operativos más complejos, como el de principios de junio. En ese entonces actuaron contra células de la Liga Comunista 23 de Septiembre. El 23 de junio fueron por un comando de las FRAP. Un día antes aprehendieron

[91] Comité Eureka, ¡Libertad! Caso de Pedro Cedillo Díaz.
[92] Comité Eureka, ¡Libertad! Caso de Irma Yolanda Cruz Santiago.

a Juan Manuel Godínez López; ese día detuvieron a Daniel Ávila Saave-dra, a José Guadalupe Cervantes Flores, a Donaciano Ramírez Rojas y a Eligio Vázquez.

Eligio y José Guadalupe Cervantes fueron apresados en el parque Agua Azul. Más tarde se llevaron a Eligio a su propia casa para registrarla, pero no se llevaron a su esposa Emilia ni a sus cinco hijos. Pero un día an-tes, los mismos agentes de la Brigada Blanca habían detenido a su cuñado Faustino Godínez, y también a la esposa de Juan Manuel Godínez, María Dueñas. A ellos los mantuvieron en instalaciones militares durante nueve días, después los liberaron. Ahí vieron a Eligio por última vez.[93]

En 1977, la práctica de la desaparición llegó a otros estados del norte del país. El 8 de mayo, en Ciudad Juárez, Chihuahua, elementos de la Bri-gada Blanca detuvieron y desaparecieron a Jorge Varela y a su esposa Olga Navarro Fierro. Eran miembros de la brigada Miguel Domínguez Rodrí-guez, de la Liga Comunista 23 de Septiembre. Como en tantos otros ca-sos, las condiciones y las fechas de su detención son muy confusas. Los mismos documentos de las agencias de seguridad registran fechas dife-rentes. Mientras algunos testimonios afirman que un día de mayo, como a las diez de la noche, llegaron cinco coches de policía para llevarse al ma-trimonio, otros testigos dicen que fue el 8 de noviembre de 1977 cuando los agentes los sacaron de su domicilio. Los documentos de la DFS regis-tran que fue el 8 de noviembre, pero las circunstancias de su aprehensión fueron muy distintas. El 9 de noviembre de 1977, el director federal de seguridad informó que "El 8 del actual a las 10:30 horas elementos de la Brigada Especial, destacados en Ciudad Juárez, Chihuahua, sostuvieron un enfrentamiento con miembros de la Liga Comunista 23 de Septiem-bre, resultando muerta Isela Arvizu Quiñones (a) *La Pata* y detenido su esposo, Luis Benito Espinosa Romero (a) *Ramón* […] lo anterior se debió a que el 7 del actual los agentes del mencionado cuerpo lograron la cap-tura de otros dos miembros de nombre Eduardo Sánchez Díaz (a) *Raúl* o *Arturo* y Jorge Hermelindo Varela Varela (a) *Miguel*, quienes confesaron que el día 8 tenían concertada una cita clandestina con los antes men-cionados, por lo que al acudir a ella ofrecieron resistencia y al repeler la agresión los agentes, resultó muerta la mujer referida. Además de lo ante-rior, de los interrogatorios de estos dos últimos detenidos se estableció el domicilio y se incursionó en dos casas de seguridad, ubicadas en Pascual Orozco número 2394, colonia Cárdenas […] en este último domicilio

---

[93] Comité Eureka, ¡Libertad! Caso de Eligio Vázquez.

se detuvo a la esposa de Varela Varela (a) *Miguel*, de nombre María Olga Navarro Fierro".[94] En mayo, o en noviembre, los apresaron juntos, en Ciudad Juárez. Hasta ahí los datos son consistentes, independientemente de la fecha. Sin embargo, los documentos del Cisen dicen otra cosa. A Olga la habrían detenido el 8 de noviembre, en la casa de seguridad que refiere la DFS, pero a Jorge no, sino hasta el año siguiente, el 8 de mayo de 1978, en Ciudad Juárez.

Fechas, circunstancias y lugares distintos, la confusión no es casual, no es producto de un descuido, es el procedimiento burocrático elemental que produce la desaparición. No se sabe muy bien, al final, ni cuándo ni por quién, ni en qué circunstancias fueron detenidos Olga y Jorge. Se sabe solamente que los detuvieron, que los llevaron al Campo Militar Número Uno, que fueron vistos en el penal de Santa Martha Acatitla, en 1978, pero nada más. La confusión es parte sustantiva de la práctica de la desaparición: no saber cuándo, cómo ni dónde fueron aprehendidos, no saber adónde los llevaron, qué fue de ellos: dónde están.

Después de los aciagos días de abril y mayo de 1977 en Culiacán, Sinaloa, cuando la práctica de la desaparición se convirtió en algo normal contra estudiantes, jóvenes y hasta agentes judiciales, la DFS y el ejército no quitaron el dedo de la llaga. Enviaron comisiones especiales, cuadricularon el territorio, infiltraron células, persiguieron repartidores de volantes, fueron por estudiantes hasta sus centros escolares, hicieron de todo; el objetivo: aniquilar la subversión. Es lo que dijeron, al menos, cuando aprehendieron a Felipe Millán, de tan sólo 17 años, mientras repartía el periódico de la Liga Comunista, el *Madera*, en las calles de Culiacán. En un oficio del 23 de julio de 1977, el director federal de seguridad registró lo siguiente: "Culiacán. El día de hoy a las 7:00 horas, en la colonia Nuevo Culiacán, situada al sur de esta ciudad, elementos de la policía municipal tuvieron un enfrentamiento con integrantes de la Liga Comunista 23 de Septiembre, los que se dedicaban a pegar boletines en los que invitaban al pueblo a tomar las armas. Este enfrentamiento fue con tres personas, de las que huyeron dos y la otra quedó detenida, la que dijo llamarse Felipe Ángel Millán García (a) *El Ciro*, cursar el primer año de la facultad de idiomas de la Universidad Autónoma de Sinaloa, habiendo afirmado pertenecer a la brigada Constitución de la Liga Comunista 23 de Septiembre [...] el aprehendido dijo que sus compañeros se encontraban en la sindicatura de Costa Rica, municipio de Culiacán, por lo

94 Expediente CNDH/PDS/90/CHIH/N00095.000. Caso de Jorge Varela Varela.

que miembros de la Dirección de Gobernación del estado se trasladaron conjuntamente con aquél al citado lugar, a fin de detenerlos… [en otro oficio que repite lo anterior, se agrega] se hace notar que en parte de las autoridades policiacas hay hermetismo para la proporción de la información sobre diversas situaciones, y en este día, se presenta la situación con este caso".[95] Lo mismo podrían haber dicho de Ángel Manuel Herrera Álvarez, detenido el 29 de julio, cuando fue a recoger su certificado en el Instituto Tecnológico Regional de Culiacán.[96] Era algo mayor que Felipe: tenía 19 años.

Todo el año 1977 fue de una represión sistemática y selectiva en Sinaloa. Desde abril, las detenciones y desapariciones fueron en aumento. A finales de julio empezó una nueva oleada, que en agosto encontró su punto más álgido. Operativos, persecuciones, aprehensiones sin sentido, todo eso habían ensayado en los meses precedentes; en agosto lo perfeccionaron. Las detenciones de julio les dieron los elementos para seguir la búsqueda, el acecho. El registro de la detención de José Guadalupe Salas García, ocurrida el 25 de julio pero con fecha del 25 de agosto de 1977, ilustra muy bien las estrategias y el ambiente represivo de ese momento. "[…] El día 8 de los corrientes fueron destacados once agentes de esta Dirección Federal de Seguridad y de la Brigada Especial a Culiacán, Sinaloa, con el objeto de investigar los diversos hechos delictivos que han llevado a cabo individuos que pertenecen al grupo subversivo denominado Liga Comunista 23 de Septiembre […] agentes de esta Dirección y de la Brigada Especial en Culiacán, tienen detenidos a: […] José Guadalupe Salas García (a) *Israel* […] Manuel Cárdenas Valdez (a) *El Tigre*".[97]

En poco más de una semana, los elementos de la Brigada Especial realizaron operativos para detener y acabar con las brigadas Margarita Andrade Vallejo y Roberto Verdugo Gil de la Liga Comunista. El 20 de agosto detuvieron a Juan de Dios Carvajal Pérez de 22 años; el 29 a Carlos Alemán Velásquez, a Luis Francisco García Castro, otro estudiante de 17 años, y a Manuel Alapizco, de 20 años. No se detuvieron ahí. En septiembre siguió la lista de detenciones y desapariciones. Miguel Ángel Morales Valerio tenía 19 años cuando fue detenido el día 3, mientras realizaba pintas y hacía propaganda de la Liga Comunista en Mazatlán.

---

[95] Expediente CNDH/PDS/90/SIN/N00067.000. Caso de Felipe Millán o Felipe Ángel Millán García.
[96] Expediente CNDH/PDS/90/SIN/N00180.000. Caso de Ángel Manuel Herrera Álvarez.
[97] Expediente CNDH/PDS/90/SIN/N00103.000. Caso de José Guadalupe Salas García.

La propaganda anticomunista rindió frutos en Los Mochis, cuando los capataces del conjunto habitacional Macapule, del Infonavit, llamaron a la policía municipal, pues un grupo de jóvenes repartía volantes y lanzaba arengas a los albañiles. Era el 21 de septiembre de 1977. Llegó el inspector general de policía Julián Irazoqui Robles con agentes de la policía municipal, de la policía judicial y elementos del ejército y de la Brigada Blanca y apresaron a Plácido Hernández Valente, a Gilberto Arroyo López, a Edmundo Hernández Borrego y a Joel Orlando Miguel Anaya. Eran miembros de la brigada Francisco Froilán Rendón Pacheco, tenían 19 y 20 años.[98]

Los agentes de la DFS tenían debilidad por los jóvenes. El promedio de edad de los detenidos en Sinaloa, durante 1977, no sobrepasa los 20 años. Muchos tenían 17, ni siquiera eran mayores de edad. Como tampoco lo era Rigoberto Rodríguez Rivera, que todavía tenía 17 años cuando fue detenido y desaparecido el 5 enero de 1978, en Culiacán. Rigoberto trabajaba en una ladrillera, propiedad de José Crescencio Aispuro Amésquita, a quien también detuvieron y desaparecieron. A ellos los apresaron los policías municipales al mando del jefe de esa corporación, Jaime Cota Félix. Rigoberto pasó una noche en los separos de la policía municipal; al día siguiente su madre fue a buscarlo y le dijeron que se lo habían entregado al coronel Felipe Santander Bonilla en la 9a. Zona Militar.[99]

Desde la muerte de Eugenio Garza Sada, la represión en Monterrey fue sistemática. Se desató una persecución sin precedentes contra todos los núcleos de la guerrilla urbana que se habían formado ahí; sobre todo los de la Liga Comunista. En 1975, Jesús Piedra Ibarra y José Guadalupe Salas fueron de los primeros a los que se les aplicó la nueva técnica. En los años siguientes, otros sufrieron una suerte similar. Sin embargo, fue en 1978 cuando se presentaron los mayores casos de desaparecidos en Nuevo León. Los días 4 y 5 de abril, la policía judicial del estado y los agentes de la Brigada Especial de la DFS, la Brigada Blanca, efectuaron una serie de redadas en las que detuvieron a cerca de 30 jóvenes acusados de pertenecer a la Liga Comunista. Fueron detenidos e interrogados en las oficinas de la DFS y luego en el penal de Topo Chico. Algunos quedaron sujetos a proceso penal, otros no. Ramiro Salas Ramos fue uno de ellos. Tenía 27 años cuando fue detenido. Un oficio de la DFS, con fecha del 4 de abril, da cuenta de las condiciones de su detención: "Monterrey, Nue-

[98] Comité Eureka, ¡Libertad! Caso de Joel Orlando Miguel Anaya.
[99] Comité Eureka, ¡Libertad! Caso de Rigoberto Rodríguez Rivera.

vo León. El día de hoy como resultado del interrogatorio a Pedro Lozano Cantú (a) *Ricardo* […] se fijaron los dispositivos habiendo procurado la captura primeramente de José Fernando López Rodríguez (a) *Gerardo* a las 21.50 horas, posteriormente a las 22.15 horas, se capturó a Ramiro Salas Ramos…"[100]

José Fernando era ingeniero químico, trabajaba en los laboratorios de Conductores Monterrey. Ni él ni Ramiro opusieron resistencia; no llevaban armas. Los detuvieron y más tarde los trasladaron a la ciudad de México, donde fueron internados en el Campo Militar Número Uno. Ahí los vio un testigo por última vez. "Yo, preso político detenido por uno de los cuerpos policiacos de esta entidad el día veinticuatro de mayo de mil novecientos setenta y ocho, en Ciudad Juárez, Chihuahua, y que fui trasladado a la ciudad de México en donde estuve secuestrado por cuarenta días, internado en el Campo Número Uno de dicha capital […] exponía haber visto durante dicha detención de que fui objeto en el Campo Número Uno a algunas personas detenidas en los estados de Nuevo León, Sinaloa, en este estado de Chihuahua y algunos otros del país, sin que en esa fecha recordara sus nombres […] que el día de ayer domingo trece de los corrientes al visitarme me mostraron un ejemplar del periódico *El Norte* número catorce mil novecientos cincuenta y ocho de fecha catorce de marzo del presente año, en cuyas páginas octava y novena se inserta una denuncia hecha al C. Presidente de la República con nombres y retratos de algunos de los secuestrados políticos por alguno de los cuerpos policíacos del Estado Mexicano; una vez que examiné minuciosamente las fotografías pude reconocer por haber estado detenidos juntamente conmigo en la celda en que se nos internó en el Campo Militar Número Uno de la ciudad de México a las personas siguientes: Ramiro Salas Ramos, José Fernando López Rodríguez […] los dos primeros originarios de Monterrey, Nuevo León […] La anterior afirmación la hago porque como antes expresé dichas personas estuvieron detenidas juntamente conmigo en la misma celda en que fuimos internados en el Campo Militar Número Uno de la ciudad de México en el año de mil novecientos setenta y ocho […]".[101]

El mismo 4 de abril también desaparecieron a los hermanos Tecla Parra. Violeta tenía 18 años, Adolfo sólo 14. A los dos los acusaban de pertenecer a la Liga Comunista 23 de Septiembre, ella en la brigada Raúl

---

[100] Expediente CNDH/PDS/91/NL/N00018.000. Caso de Ramiro Salas Ramos.
[101] Expediente CNDH/PDS/90/NL/N00040.000. Caso de José Fernando López Rodríguez.

Ramos Zavala, él en la famosa brigada Roja. Su aprehensión salió en los periódicos *El Porvenir* y *El Norte*. Un oficio de la DFS registra los hechos de la siguiente manera: "Al tocar en el departamento número 3, Violeta Tecla Parra abrió la puerta, teniendo oculta una pistola en su pantalón y cuando ella preguntó qué pasaba un elemento de la Brigada Blanca la reconoció y, de manera sorpresiva, ella ya con el arma empuñada, la abrazó y al tratar de inmovilizarla, *Cristina* disparó su arma, haciendo cuatro disparos, uno de los cuales le pegó a un elemento de la policía judicial del estado".[102] Lo que no dice el reporte fue adónde se los llevaron, qué fue de ellos. Como tampoco se sabe el destino de Alberto López Herrera, detenido el 5 de abril, también en Monterrey. Según los registros del Comité Eureka, Alberto se dirigía a su trabajo, en Cristales Mexicanos, cuando un grupo de agentes de la policía judicial y de la Brigada Blanca lo aprehendieron. Nunca llegó a su trabajo; tampoco volvió a saberse de él. Su caso ni siquiera aparece en los registros de la CNDH.

La práctica de la desaparición siguió extendiéndose a nuevos estados y nuevas localidades. El 9 de marzo de 1978 Héctor Manuel Ávila Angulo fue detenido en Nogales, Sonora, por elementos de la policía judicial del estado, de la Brigada Blanca y del ejército mexicano. Tres años más tarde, el 19 de noviembre, en Guaymas, detuvieron a Juan Mendívil González y a Gonzalo Esquer Corral después de sostener un enfrentamiento con agentes judiciales en un restaurante en la salida norte de Guaymas. Aproximadamente un mes después fue desaparecida la compañera de Gonzalo, Martha Medrano, en el Distrito Federal, madre de gemelos que al momento de su desaparición tenían dos años.[103]

A pesar de su cercanía con Guerrero y de una larga tradición de lucha popular, en Oaxaca los primeros desaparecidos datan de 1978. El 20 de mayo, agentes de la policía judicial del estado detuvieron a Vicente Mendoza Martínez. El 11 de julio, un comando militar del 11o. Batallón de Ixtepec, al mando de Gabriel Espinoza Peralta, aprehendió en Juchitán a Víctor Pineda Henestrosa, de 35 años, junto a la terminal de camiones y frente a la cooperativa Fletes y Pasajes.[104] El 21 de agosto fue la última vez que se tuvo noticias de Manuel González Fuentes, quien había sido detenido unos días antes en la ciudad de Oaxaca. En su declaración, con fecha de 18 de agosto, en la ciudad de México, reconoce "que pertenece y es

---

[102] Expediente CNDH/PDS/90/DF/C00119.000. Caso de Violeta Tecla Parra.
[103] Comité Eureka, ¡Libertad! Caso de Gonzalo Esquer Corral.
[104] Comité Eureka, ¡Libertad! Caso de Víctor Pineda Henestrosa.

miembro activo del grupo subversivo clandestino Partido Proletario Unido de América (PPUA), desde el mes de julio de mil novecientos setenta y siete cuando fue reclutado por Jorge García Rodríguez, a raíz de que el de la voz había tenido una participación activa como activista del grupo 2 de Octubre del Centro Regional de Educación Normal de Tuxtepec, Oaxaca (CRENTO) desde el año de mil novecientos setenta y cuatro […] que participó en innumerables hechos delictuosos entre los que se cuentan el de haber secuestrado ocho carros, se dice, camiones urbanos y foráneos de diferentes líneas […] participado en el apoderamiento de dos radiodifusoras de Tuxtepec, Oaxaca […] con la finalidad de perturbar la paz pública […] que su primera acción militar en la que participó fue en el asalto a la sucursal del Banco Nacional de México de Matías Romero, Oaxaca, donde el de la voz portaba una pistola que le fue proporcionada por Jorge García Rodríguez […] que en la madrugada del día tres de agosto del presente año esperaron a que pasara por el camino de Palo Gacho […] el ganadero Carlos Pita Andrade […] y que como no se dejó detener empezaron a forcejear dentro del vehículo propiedad del ganadero y […] al sentirse perseguidos dispararon contra del ganadero Jorge García Rodríguez y Enrique Hernández García provocándole la muerte […] se dieron a la fuga corriendo […] y el de la voz hacia la salida para encontrar la carretera a Paloapan, Oaxaca […] que siguió aparentando su situación de activista en apoyo al Frente Campesino Independiente y plantear la libertad de varios campesinos que habían sido detenidos que estaban acusados de daño en propiedad ajena y despojo en Nueva Reforma Soyaltepec, Oaxaca".[105] Se reconoce en las declaraciones el lenguaje autoinculpatorio, excedido. La pregunta es obvia: si se le había hecho declarar, por qué no fue juzgado y en todo caso condenado: ¿en dónde está? No se sabe, como tampoco se conoce el paradero de Alfonso González Ríos, que fue aprehendido el 26 de marzo de 1980, en Tepic, por elementos de la policía judicial del estado de Jalisco, al mando de Wenceslao González, y de Nayarit.

Toda la región del Pacífico mexicano fue zona de desapariciones. Empezó en la Costa Grande de Guerrero, siguió en Sinaloa y Jalisco; más tarde Sonora y Oaxaca, en Nayarit y también en Baja California. El 27 de febrero de 1981, agentes de la Brigada Blanca detuvieron a los hermanos Mario y José de Jesús Jiménez Galván, en Mexicali. Junto con ellos desapareció Rolando Ramírez Naranjo, de 16 años. Ninguno de ellos tiene registros en la DFS, la DIPS, la DIPD o el Cisen. La CNDH dice que no

---

[105] Expediente CNDH/PDS/92/OAX/S00022.000. Caso de Manuel González Fuentes.

hay elementos suficientes para admitir la queja; se los llevaron, sólo eso se sabe, sólo eso recuerdan sus familiares y sus compañeros. Los apresaron y desaparecieron. Regreso a la forma primordial: secuestro-desaparición. Fueron por ellos, sólo por ellos, y no estaban en una zona de riesgo guerrillero; ellos eran los peligrosos, unos jóvenes de 23, 21 y 16 años. No se sabe más: desaparición casi exitosa; fue tan efectiva que no hay rastros en ninguna parte, sólo en el recuerdo de sus allegados, de sus amigos. Son ellos quienes insisten en poner sus fotografías, en hacer las denuncias, en exigir que si se los llevaron vivos, que los regresen, que digan dónde están.

Además de Guerrero y Sinaloa, el Distrito Federal también fue un territorio propicio para las desapariciones. Zona expurgada después de elaborar las cartografías del peligro, la ciudad de México sufrió más de 40 desapariciones desde mediados de los años setenta hasta principios de los ochenta. Ahí se mezclaban los elementos de la guerrilla rural con la urbana, los militantes de partidos opositores y los activistas de comités de lucha y de organizaciones populares; por eso, un campo muy amplio que debía cuadricularse para identificar las casas de seguridad, los sitios de reunión, las bardas de pinta y las zonas en que podrían aparecer los comandos rápidos de la Liga Comunista, del Frente Urbano Zapatista (FUZ) o de cualquier otra organización revolucionaria.

El 25 de octubre de 1983, agentes judiciales detuvieron a Jesús Ramírez Carrasco y a Aureliano Lugo López. Los llevaron a la Séptima Comandancia de la policía judicial del Distrito Federal. El mismo jefe de la unidad, Ulises N., los entregó al comandante Leonel Isla Rueda. Ahí se perdió Aureliano; el comandante asegura haber recibido sólo a Jesús. Según él, lo liberó media hora más tarde, pero nunca regresó a casa, nadie lo volvió a ver, mucho menos a Aureliano, que se había *perdido* en el camino.

La multiplicidad de frentes de lucha

La práctica de la desaparición surgió en la lucha contrainsurgente a finales de los años sesenta. Se desarrolló en las montañas de Guerrero y luego se trasladó a las ciudades cercanas, para extenderse prácticamente a todo el territorio nacional en la guerra contra las organizaciones revolucionarias urbanas a mediados de la década de los setenta. Fue una guerra dura, cruenta, pero que en estricto sentido no duró mucho: ya para 1978 los principales grupos estaban desmantelados, diezmados y enfrentaban una persecución inclemente. La amnistía de 1978, sacó a muchos presos políticos y de conciencia de las cárceles, es cierto, pero también incrementó las desapariciones, alentó las aprehensiones, las torturas y persecuciones en otros ámbitos de lucha, ya no belicosa, sino política: campesinos, colonias, maestros, estudiantes, agitadores de los derechos humanos.

Las desapariciones habían sido utilizadas en los conflictos locales desde muy pronto, pero fue una práctica localizada y esporádica; a partir de 1978 se volvió más frecuente. Los militantes de luchas por la tierra, por la democracia, por la educación, enfrentaron la posibilidad de su desaparición: ya era un riesgo, ya se sabía, ya se estaban preparando para en cada represión exigir, primero que nada, la presentación del aprehendido, localizarlo, ubicarlo, seguir sus pistas, estar atentos: impedir que se esfumara, que se perdiera, que lo aislaran. Empieza también la denuncia de las desapariciones, que desde 1975-1976 habían iniciado las madres de los detenidos, pero ahora convertida, además, en un saber específico de la movilización, en un conjunto táctico que debía incorporarse en la misma lucha; saber qué hacer para evitar las desapariciones, saber qué pedir, dónde y cuándo. La práctica de la desaparición enfrentó su opuesto: las estrategias de la presentación, sólo porque ya se había convertido en una lotería maldita, en un riesgo inmanente, en parte de la represión, una parte silenciosa, un riesgo que lo abarcaba todo, si bien no siempre se aplicaba, pero un riesgo compartido y anunciado, más que eso: era un temor mayor a la misma represión: el sordo terror del Estado.

Es lo que empezaron a vivir todas las luchas sociales desde mediados de los años setenta. En cualquier momento, activistas y militantes podían desaparecer. Justo lo que le pasó a Guadalupe Hernández Aurelio, detenido por agentes de la policía judicial al mando del comandante Lorenzo Lezama, el 16 junio de 1978, en La Victoria, municipio de Iguala, en Guerrero. Guadalupe no era guerrillero ni estudiante atolondrado por ideas extrañas, tampoco repartidor de propaganda comunista, era militante de la Unión Campesina Independiente, luchaba por la tierra. Sólo eso. Lo desaparecieron igual. Lo mismo le ocurrió a Carlos Díaz Frías, detenido el mismo día, en Chilpancingo. A él lo buscaban por pertenecer a un grupo radical, subversivo entre los que más, internacionalista, por si fuera poco, el Partido Proletario Unido de América. Lo apresaron con su compañero Luis Armando Cabañas Dimas. Abel Estrada Camarillo era miembro de otro partido extremista: el Partido de la Clase Obrera Mexicana (PCOM), por eso lo desaparecieron el 22 de octubre de 1978 en Acapulco. Sin embargo, Juan José Rodríguez García no era militante de un partido radical, al contrario, estaba en vías de registro, el Partido Socialista de los Trabajadores (PST), participaba en su organización campesina, la Unión Nacional de Trabajadores Agrícolas. El 2 de mayo de 1980, en

Ciudad Valles, San Luis Potosí, lo detuvo un grupo de agentes judiciales al mando del coronel Rogelio Flores Berrones. Su caso es peculiar, porque arrestaron a los que lo detuvieron. El primero de julio de 1980 Benjamín Sánchez Tovar, Gonzalo Cedillo Oliveros y Miguel Ángel Ventura Cervantes fueron consignados por los delitos de usurpación de funciones públicas, abuso de autoridad, cohecho y privación ilegal de la libertad de Juan José. Pero él no apareció. Curiosa historia: lo desaparecieron, apresaron a sus represores y siguió desaparecido.

A principios de los años ochenta, ser militante de un partido de izquierda, así fuera reconocido legalmente, así tuviera representación legislativa, no era garantía de nada. Si además participaba en una organización de masas o en un sindicato, el riesgo era mayor. Eso lo vivió Arnulfo Córdova Lustre, en San Juan del Río, Querétaro. Era miembro del Partido Comunista Mexicano (PCM) y trabajaba en la fábrica Kimberly Clark. Participaba en el sindicato de la empresa. El 11 de marzo de 1981 lo detuvieron policías al servicio de la compañía, entre ellos, Ignacio Padilla Segura y Enrique *El Místico*, para entregarlo a la policía judicial de Querétaro.[106] Lo secuestraron y nadie volvió a saber de él; documentos del Cisen y de la DFS dicen que fue asesinado en mayo de 1981.[107] ¿Por quién? ¿Por qué? ¿En dónde está?

Después de 1982, la práctica de la desaparición efectuó un nuevo giro, en realidad una modificación en el campo de lo reprimible. Si en 1975 se inició el vuelco urbano, en 1983 puede decirse que hay un nuevo desplazamiento, ya no referido a la guerrilla urbana, sino a las luchas sociales, del campo y la ciudad. La extensión de las desapariciones en el territorio nacional, como se vio antes, se acompañó también de la extensión a otras zonas de lucha, a otros frentes, a otros militantes y activistas. Puede decirse que después de 1982, las desapariciones disminuyeron en frecuencia y cantidad, pero también que la práctica se volvió más útil en los combates políticos que en la contrainsurgencia, en las luchas civiles que en la guerra irregular.

Candelario Campos Ramírez participaba en la Unión de Colonos y Solicitantes de Terreno Gabriel Jiménez Gutiérrez. No era un guerrillero, sino un activista político, un luchador social, como se decía entonces. La Brigada Blanca lo desapareció el 20 de agosto de 1983 en la ciudad de México.

---

[106] Comité Eureka, ¡Libertad! Caso de Arnulfo Córdova Lustre.
[107] Expediente CNDH/PDS/90/QRO/C00094.000. Caso de Arnulfo Córdova Lustre.

A Juan Ramón Vázquez no lo desapareció la Brigada Blanca, tampoco la DFS o el ejército. Fue secuestrado en un operativo conjunto de la policía municipal y los gatilleros Antonio Francisco Martínez y Pedro Alejandro García, al servicio de los caciques de San Juan Copala. Lo detuvieron el 27 de mayo de 1987, en Joya de Mamey y Llano Juárez, en el estado de Oaxaca.[108] Nadie lo volvió a ver. Fue secuestrado y desaparecido. Su caso ni siquiera aparece en el informe de la CNDH. Tampoco está registrado Gabriel Fernando Valles Martínez, de 23 años, desaparecido en 1987, en la ciudad de Durango, Durango. Según los testigos, en su detención participó el procurador Raúl Pacheco, agentes judiciales y militares al mando del general Mario H. Castillo y el teniente Amador García Estrada.[109] Ni aun así se supo de él.

En el estado de Morelos, durante los agitados meses de la irrupción cardenista de 1988, las desapariciones llegaron a las campañas electorales y a los conflictos sociales. Adalberto Boyas Pacheco fue detenido el 31 de mayo de 1988, en Jiutepec, Morelos, por agentes de la policía judicial. Como tantos otros, Adalberto se esfumó, nadie sabe de él.[110] Tampoco de José Ramón García Gómez, dirigente del Partido Revolucionario de las y los Trabajadores, detenido el 16 de diciembre de 1988, en Cuautla, por miembros del Grupo de Investigaciones Políticas de la policía judicial de la Procuraduría General de Justicia del Estado de Morelos, integrado por Apolo Bernabé Ríos García, José Isabel Astudillo y otros policías comandados por Antonio Nogueda Carbajal, durante el gobierno estatal de Antonio Rivapalacio López y federal de Carlos Salinas de Gortari, cuando se dirigía a la casa de Alberto Tapia, en donde tendría lugar una reunión del Frente Nacional para la Defensa del Voto.[111]

El castigo ejemplar
Desde la perspectiva del poder, la desaparición fue una práctica eficaz y eficiente por lo menos hasta mediados de los años ochenta. La desaparición era una práctica económica, pues reducía costos y aumentaba el te-

[108] Comité Eureka, ¡Libertad! Caso de Candelario Campos Ramírez.
[109] Comité Eureka, ¡Libertad! Caso de Gabriel Fernando Valles Martínez; Blanche Petrich, "La CNDH ignoró desapariciones forzadas posteriores a guerra fría", *La Jornada,* 8 de diciembre de 2011.
[110] Comité Eureka, ¡Libertad! Caso de Adalberto Boyas Pacheco.
[111] Comité Eureka, ¡Libertad! Caso de José Ramón García Gómez; CNDH. Recomendación 005/1991, disponible en http://www.cndh.org.mx/recomen/1991/005.htm; Javier Jaramillo Frikas, "José Ramón García", *La Unión de Morelos*, 15 de diciembre de 2010.

rror entre los adversarios; servía como advertencia y como castigo. Además de utilizarse en la lucha contra la insurgencia rural en Guerrero, y de perfeccionarse en los combates contra la guerrilla urbana, se utilizó mucho en los conflictos locales y en los frentes cívicos o populares de esa época. Los militares fueron los primeros en usarla, pero los agentes de la DFS y luego los grupos especiales —como la Brigada Blanca— la llevaron a su mayor grado de desarrollo. Algunos jefes castrenses la usaron incluso contra su propia gente, o sirvió en los ajustes de cuentas de los grupos de seguridad del mismo gobierno. Su función, en estos casos, era otra: castigar, advertir, eliminar en silencio.

Los agentes judiciales de Acapulco y los guardias de seguridad del gobernador de Sinaloa fueron los primeros represores en ser desaparecidos. No fueron los únicos. Luego se extendió y se profundizó. Se aplicó incluso a los jóvenes soldados que no resistieron la vida militar y se escaparon. Todavía hoy se escuchan historias de los desertores que fueron atrapados y luego desaparecieron. Pocos familiares denuncian estos casos. El Comité Eureka tiene algunos de ellos. Alejandro Díaz Acosta tenía 20 años cuando desertó junto con su amigo Vidal Cota Valdés, de 23 años. Los aprehendieron el 24 de febrero de 1979, en Los Mochis, Sinaloa. Desde entonces nadie sabe nada de ellos. En Sinaloa, Guerrero y Coahuila también desaparecían agentes judiciales y policías. Alejo Samaniego Sámano, de 42 años, fue desaparecido el 17 de noviembre de 1977, en Culiacán. Era agente judicial.

En Chilpancingo, el 13 de octubre de 1994, fueron aprehendidos Heriberto Baltazar Pantaleón y el comandante Cándido Organista Mayo a la salida del centro nocturno Casa Mónica. La operación fue realizada por un ex agente de la PGR, Víctor Manuel Pérez Rocha, y una *madrina* de la misma procuraduría, Fernando Vega Alanís. Se los llevaron en un Spirit negro con placas 839-GFX del Distrito Federal, propiedad del capitán Lorenzo Cortés Abelar, comandante de la policía montada.[112]

También desaparecían a los militares retirados. Juan Rodríguez Valenciana tenía 61 años, era un mayor jubilado que trabajaba en el Departamento de Seguridad Pública del estado, cuando fue detenido el 22 de marzo de 1997 en Zapopan, Jalisco. A su casa llegaron cinco agentes armados, vestidos de civil, que dijeron ser de Inteligencia Militar. El teniente coronel Ricardo Flores, secretario particular del general Manuel Ávila Pérez, le dijo a su esposa, Luz María, que el ejército tenía a Juan y a

---

[112] Comité Eureka, ¡Libertad! Caso de Cándido Organista Mayo.

otros militares secuestrados.[113] A pesar de todo, y de las denuncias que se hicieron, sigue sin saberse del mayor Juan Rodríguez.

Los detenían en su casa, en lugares de diversión, en los mismos cuarteles. El teniente de infantería Miguel Orlando Muñoz Guzmán desapareció el 8 de mayo de 1993, en Ciudad Juárez, Chihuahua. Estaba adscrito al 26o. Batallón de Infantería, destacado en esa ciudad, cuando ese día se comunicó con su madre para informarle que se trasladaría a la ciudad de México, para hacer sus trámites e ingresar a la Escuela Superior de Guerra, y de que pronto ascendería a capitán segundo. La denuncia presentada por María Guadalupe Guzmán Romo señala que el comandante del batallón se limitó a decir que Miguel era conflictivo y que había desertado para cruzar la frontera.[114]

Otro procedimiento era interceptarlos en las carreteras. Ahí era más sencillo. Los perseguían, los detenían, los aprehendían y luego desaparecían: sin testigos, sin rastros. Es lo que les ocurrió a un grupo de agentes de la PGR en la carretera de Durango a Torreón, Coahuila. José Gilberto Heredia Sánchez, Luis Enrique López Rocín y César Berrelleza Malacón y el hermano de este último, Humberto, desaparecieron sin dejar huella el 18 de febrero de 1999.

DE LA GUERRA SUCIA AL CRIMEN ORGANIZADO

El 5 de diciembre del año 2000, en Tijuana, Baja California, elementos de las Bases de Operaciones Mixtas (BOM)[115] detuvieron y desaparecieron a los agentes judiciales Rubén Díaz Moreno, Julio César Calvo Barrasa y Juan Gabriel Huerta Beltrán.[116] ¿Por qué? ¿Ajustes internos en los organismos de seguridad, encargos de grupos criminales, ligas con el narcotráfico? No se sabe, pero estas desapariciones ya no tienen nada que ver con aquellas del inicio, con las luchas contrainsurgentes, con los combates políticos de principios de los años setenta. Son otras, parecen ser otras cuando en la frontera norte, por ejemplo, en Ciudad Juárez, en Tijuana o en Tamaulipas, las desapariciones tienen otro nombre, tienen otras víctimas, otros propósitos. Son los *levantones*. Así, sin más: llegan en un coche negro —para respetar el suspenso—, o en *pick ups* —hay una leyenda en los pueblos de Tamaulipas sobre la camioneta blanca—: los suben, se los

[113] Comité Eureka, ¡Libertad! Caso de Juan Rodríguez Valenciana.
[114] *Insumisa*, núm. 1, agosto de 1998, p. 43.
[115] Integradas por policías estatales, federales y militares.
[116] Comité Eureka, ¡Libertad! Caso de César Berrelleza Malacón.

llevan: desaparecen. No se reivindica el secuestro ni se exige rescate: nada. Y ya no son estudiantes infectados por ideologías extrañas, tampoco guerrilleros de causas perdidas o activistas de movimientos sociales, son otros, son los policías, los agentes, los *camellos*, los soplones, los distribuidores, los traidores, los migrantes, las mujeres, los viajeros, los comerciantes, los ganaderos, los jóvenes. Es otra práctica, otra forma de la desaparición, ya no política, sino ligada al narco, al crimen, al secuestro. Ya no una práctica represiva, sino una práctica criminal, una práctica de los negocios, de la conveniencia de la ilegalidad, de la impunidad manifiesta o de la concertación entre las agencias de seguridad estatal y las bandas de criminales.[117] Aunque también se ha convertido en una suerte de matriz de la prevaricación, porque este procedimiento sirve para velar las desapariciones clásicas, por llamarlas así, las ligadas a conflictos políticos de la más diversa forma, o a los defensores de derechos humanos, a los activistas contra la represión.

La práctica de la desaparición, cuando menos desde los años noventa, fue reutilizada por el crimen organizado; no desapareció del arsenal represivo del Estado, pues siguió siendo usada en la guerra silenciosa contra los zapatistas, en las batallas rurales o en los conflictos postelectorales, pero fue reprocesada por los cárteles, las bandas de secuestradores, las industrias delictivas y las concertaciones propias de la impunidad. Entre el primer desaparecido político, la familia Tecla Parra, Jesús Piedra Ibarra y los levantados de Tijuana, las mujeres de Juárez y los secuestrados de Morelos o Monterrey no hay liga de continuidad alguna, no pertenecen ni a un mismo campo ni a los mismos propósitos; se engarzan porque unos y otros han sido objeto de una práctica que el Estado formó y desarrolló, y el crimen organizado retomó posteriormente.

Si algunos generales, sometidos y condenados por la mismísima justicia militar, fueron los personajes que enlazaron la guerra sucia con el narco, los *levantones* son la práctica que recoge la tecnología represiva del Estado y la pone al servicio de esas fuerzas turbias en donde se vuelven indistinguibles los agentes del Estado y los del crimen organizado. Círculo completo, solidaridad silenciosa, transferencia de sujetos y técnicas represoras; las relaciones entre gobierno y criminalidad son más profundas que una vulgar corrupción. En verdad, el Estado es el maestro del crimen.

---

[117] Después de terminado el texto, aparecieron denuncias sobre los agentes del Instituto Nacional de Migración que "*aseguran* a migrantes y los entregan a las bandas delictivas, cobrando entre tres mil y cinco mil pesos por cada uno". Alfredo Méndez Ortiz y Gustavo Castillo, "Conexiones delictivas entre agentes del INM y zetas en al menos ocho estados", *La Jornada,* 11 de mayo de 2011.

Anatomía

Hay que regresar al caso inicial, a Epifanio Avilés Rojas, en él se encuentran los procedimientos esenciales de la práctica de la desaparición; después se harán más complejos, pero ahí se muestran burdos, francos, sin matices. Epifanio fue perseguido, apresado y amarrado por soldados del ejército federal en la sierra de Guerrero, luego entregado a mandos militares en Ciudad Altamirano y trasladado a la ciudad de México. Después nada. Se pierde la pista, comienza la desaparición.

Epifanio no desapareció en Coyuca de Catalán, ni en ciudad Altamirano, en esos lugares todavía se sabía de él, al menos quién lo aprehendió, quién se lo llevó y adónde. Sus huellas se esfuman en el Campo Militar Número Uno. Ese es el lugar de su desaparición. ¿Final de un proceso o inicio de otro? Punto final, pues sucede a la aprehensión, la detención y el interrogatorio; pero también inicial, porque hay un cambio de calidad en el estatuto de Epifanio: de detenido pasa a desaparecido. De un sujeto político y jurídico, a un *alguien* que ya no se encuentra. La desaparición es mucho más que la ignorancia sobre el paradero de una persona, es el proceso por el cual se pretende desvanecer, poco a poco, la identidad de un sujeto político; es la conversión de una persona en *alguien*, un *alguien* en riesgo de perder su biografía y su recuerdo. Hasta el aeropuerto de Altamirano, Epifanio estaba localizado, física y políticamente; después desaparece, se vuelve ilocalizable, su misma existencia se pone en duda. La secuencia es más o menos así: *de un individuo actuante*, de un militante de la ACNR, pasa a ser un *detenido político* —hasta ahí se encontraba en el circuito de la soberanía estatal—.[118] Sucede algo distinto cuando el ras-

---

[118] Con las ilegalidades del caso, puesto que fue detenido sin una orden de aprehensión, por una agencia gubernamental que no estaba facultada, y retenido contra su voluntad; todas irregularidades judiciales, sin duda, pero aún dentro de los juegos del poder soberano.

tro de Epifanio se borra, cuando los militares callan y los burócratas confunden las señales, cuando el gobierno niega su reclusión, entonces *el
detenido político* tiene otra cualidad, ya no de sujeto, sino de *desaparecido*.
Esta conversión de *militante a detenido y luego desaparecido*, es el itinerario
de la desubjetivación de los intercambios políticos, el tránsito de un sujeto activo a un sujeto suspendido, y luego a la pérdida de su rastro en el
mundo, a la evaporación de su historia y su recuerdo.

Por fortuna y no siempre fue así. La desaparición radical muy pocas
veces fue exitosa; las fuerzas de la memoria se encargaron de rastrear las
huellas de los desaparecidos hasta devolverlos a la política. Primero como
denuncia: *Presos políticos, Libertad. Desaparecidos. Presentación*; luego como individuos, como militantes. Fue cuando regresaron con vida a sus familias y
a sus luchas. Por eso se dijo que con el registro de un desaparecido inicia el
fracaso del poder, sigue con los relatos de los desaparecidos, cuando se detallan los procedimientos de su detención y secuestro, fríos, monstruosos.
Y no es fácil. Es un combate, hay que repetirlo siempre. La desaparición es
una práctica confusa, trabaja con el desconcierto, provoca incertidumbre.
¿En qué momento inicia la desaparición: cuando se ignora el paradero o
el destino de un detenido? Nunca se sabe. Podría suceder que a la desaparición física le siguiera otra, burocrática; o que la desaparición se nie-
gue, se calle, se cuestione. Desde luego, el proceso puede interrumpirse en
el momento que aparece el individuo, o cuando se ubica al preso: en ese
momento la práctica fracasó, el poder fue derrotado.

La desaparición no puede considerarse como un acto, o un acontecimiento, sino como un proceso virtual, como una posibilidad siempre
abierta: en un momento cualquier detenido puede desaparecer, se borran
sus rastros, se pierden sus huellas; nadie sabe qué le pasó, dónde está, ni
siquiera quedan registros de su estancia en la cárcel o en el mundo, sobre
todo si la burocracia empieza a emitir reportes, a escribir informes: a trabajar. En un momento se puede pasar de militante a desaparecido; sería
mejor decir, en trance de desaparición, porque desde que se identifica al
desaparecido, el proceso se enturbia, no se consigue plenamente, a veces
se revierte, se detiene o se tropieza. ¿Pero cuál es ese momento? ¿Cuándo y cómo se traspasa el umbral de la presencia e inicia la desaparición?
¿Qué sucede después de la desaparición física, qué nuevos ciclos pueden
empezar? ¿Cómo se vuelve una práctica frecuente, en qué condiciones,
cómo se desarrolla y en qué lugares?

Esas son las preguntas que aborda este capítulo. Se tratan en tres apartados: "La mecánica de la desaparición", para seguir las fases, momentos

y agentes que conforman la práctica; "Las estrategias de la ocultación", o los ciclos que pueden seguir a la desaparición física, y "La dinámica de las formas", los mecanismos que aceleran la práctica, que la extienden, desarrollan y transforman.

LA MECÁNICA DE LA DESAPARICIÓN

En el caso de Epifanio, antes de que desapareciera fue perseguido, apresado, trasladado y detenido. ¿Cuándo inicia la desaparición? Nadie puede estar seguro. Se sabe que se lo llevaron, que lo detuvieron, pero nunca cuándo desapareció. La desaparición es un efecto construido por la denuncia, un efecto de regreso, una interrogación sobre el destino de un detenido. No tiene fecha exacta, se registra el momento de la detención, que no siempre es el de la desaparición, en el caso de Epifanio se sabía que se lo llevaron a Altamirano y luego al Campo Militar Número Uno; después nada, ya no se supo más de él.

El *proceso de la desaparición* puede fecharse en el momento en que comienza, en la aprehensión, y no cuando termina, porque eso sólo sucederá cuando se presente el desaparecido, o cuando se conozca su destino; en sentido estricto, la *fecha efectiva* de la desaparición nunca se sabe, podría estar cerca o muy lejos de la aprehensión. En algunos casos las dos fechas se confunden; la desaparición se inicia en el momento mismo de la aprehensión. Es el caso de las hermanas Sara y Ana Luz Mendoza Sosa, detenidas por elementos militares en un retén de Veracruz, en 1974.[119] Sólo se sabe eso, una denuncia vaga, sin forma, que apenas alcanza a registrar sus nombres antes de que desaparezcan. La CNDH ni siquiera les abrió un expediente.

La desaparición inicia con la detención: Sara y Ana Luz fueron detenidas-desaparecidas. Una ecuación con dos términos, sucesivos. En un puesto de revisión, los militares escudriñan vehículos, caras y nombres, buscan —saben qué buscar— y encuentran a las dos hermanas, las separan, las detienen. Hasta ahí la denuncia. Nada más. Comienza entonces la desaparición, casi perfecta; si no fuera porque alguien recordó sus nombres, investigó, hizo preguntas y logró asir dos identidades evanescentes, su existencia podría haber sido borrada. Esta sería la forma elemental: detención-desaparición. Sin procedimientos intermedios, sin más datos de la aprehensión, sin constancias del encarcelamiento, sin pruebas del interrogatorio, sin hojas médicas ni reportes de síndicos inoportunos. Nada.

---

[119] Comité Eureka, ¡Libertad! Caso de Sara Mendoza Sosa.

Sencillo, quirúrgico: fueron detenidas y en ese momento desaparecieron. Lo mismo le pasó a Rosendo Radilla Pacheco, detenido en un retén a la entrada de la colonia Cuauhtémoc, entre los poblados de Cacalutla y Alcholca, en el municipio de Atoyac de Álvarez, el 25 de agosto de 1974. Un testigo dice que los soldados bajaron a todos los pasajeros del autobús, y que después de revisarlos ya no dejaron subir a Rosendo, cuando les preguntó por qué, le dijeron que porque componía corridos.[120]

La secuencia es muy simple: Detención (D) → Desaparición (D). D → D. El símbolo → es el conector *tiende a*, para indicar que la desaparición se inicia en el momento de la detención, pero también que la tendencia se ha trazado *ex post facto*, lo que impide una lectura causal o directa; en otras palabras, que a la detención no la sigue necesariamente la desaparición, pero que los únicos rastros del desaparecido son la fecha, el lugar y los responsables de su detención.

La secuencia es sencilla pero engañosa, porque la detención está antecedida por otros procesos, igualmente importantes. Para detener a alguien, como a las hermanas Mendoza, a Rosendo, y también a Epifanio, había que identificarlos primero, había que ubicarlos, quizá rastrearlos y perseguirlos. La detención estaría precedida por el trabajo de investigación, inscrito en las labores de contrainsurgencia. La serie debe ser modificada: Identificación (I) → Aprehensión (A) → Desaparición (D). I → A → D. La I pone de manifiesto que la desaparición es una práctica que forma parte del dispositivo de lucha contra la guerrilla; del mismo modo, al incorporar la A, en lugar de la D, se diferencian los momentos de la aprehensión y de la detención. La A es una fase propia, es el momento en que el subversivo es capturado, después de que se le persiguió, buscó o sencillamente se le reconoció, como a Rosendo; es una fase independiente de la detención, porque en ésta al preso se le traslada a un centro *ad hoc*, en el que sus derechos civiles y jurídicos estarán suspendidos, no sólo estará detenido, sino secuestrado, porque por lo general no había ningún mandato judicial que justificara la aprehensión, mucho menos que la hiciera el ejército o que fuera recluido en un campo militar.

Por lo tanto, pueden distinguirse dos secuencias diferentes, que corresponden a dos modalidades distintas de la desaparición. La primera, I → A → D, refiere la forma elemental, se sintetiza en la ecuación aprehensión-desaparición. En la segunda, I → A → D → D, la secuencia se amplía con la detención del sujeto, previa a su desaparición. Un paso importante,

---

[120] Expediente CNDH/PDS/95/GRO/S00228.000. Caso de Rosendo Radilla Pacheco.

pues la diferenciación de A y D permite seguir el rastro del desaparecido, identificar los lugares en los que estuvo, los agentes que lo secuestraron y, sobre todo, la última vez que se le vio o que se supo de él.

Todas las formas de la desaparición siguen la secuencia básica. Pero la descomposición de la detención en A y D añade un tiempo distinto, suspende el proceso, lo hace inseguro, virtual: nunca se sabrá, desde la detención, cuándo se ha iniciado la desaparición, o si se volverá a saber del detenido. Por eso la D no podría considerarse nunca como el fin del proceso, sino como el principio de una zona oscura, que puede reiniciar otros ciclos o propiciar otras estrategias, como el silencio, la negativa y la confusión. Al reconstruir la secuencia de la desaparición, se sabe que inició cuando el individuo fue identificado como objeto de la represión estatal; se conoce que en la A se aplican técnicas para inmovilizar y separar al sujeto de su cotidianidad; también que la D interrumpe el proceso al resguardar al individuo, al suspender sus derechos e incomunicarlo; pero no se sabe nunca cuándo empieza la D, ni cuál será el destino final, si será reintegrado, como lo fueron muchos desaparecidos, si fue asesinado, como dicen que les sucedió a otros, o que nunca saldrá de la penumbra y la confusión creadas por la burocracia de seguridad.

La forma elemental, I → A → D, se encuentra cerca del límite radical de la desaparición. Se apresa a alguien y luego desaparece. Apresar-desaparecer: el crimen casi perfecto. Este proceso se desarrolla en tres fases: la construcción del objeto reprimible, el momento de la aprehensión y el inicio de la desaparición. Intervienen, a su vez, tres agentes: el primero es el cuerpo de inteligencia, cuyo trabajo es la identificación de las zonas y los individuos peligrosos; después los cuerpos operativos de la aprehensión, que desarrollan la búsqueda y captura de los subversivos y, por último, los individuos que han sido considerados peligrosos, que atentan contra la seguridad nacional y la paz social.

En la forma ampliada, I → A → D → D, intervienen nuevos agentes, responsables de la detención, de los interrogatorios y la tortura. Aparecen los celadores, los carceleros, los guardias y custodios, los agentes de seguridad, los expertos en interrogatorios, los técnicos del dolor, los médicos y psicólogos encargados de mantener a los presos vivos y útiles; un arsenal de especialistas en las más diversas disciplinas, responsables de modular las sensaciones, quebrar las resistencias y obtener las confesiones necesarias para elaborar la cartografía de la insurgencia, las zonas de riesgo en las que habitan o circulan los individuos peligrosos. Junto a estas figuras de la represión se forma una nueva institución, que resguarda a los detenidos, un lugar opaco, secreto, que no aparece nunca como tal, que se encuentra subsumido en otras instituciones en las que no se puede ver: los centros de detención, los campos de concentración, las cárceles clandestinas, los sótanos de tortura, las oficinas de interrogación.

Todas las desapariciones siguen una de las secuencias anteriores, se diferencian por las peculiaridades que asume cada una de las fases, según los objetos y sujetos de la represión, el ámbito en el que se realizan, las repercusiones y las conexiones que establecen con otras formas represivas; por eso, antes de entender el modo en que se fue desarrollando, cómo se volvió una práctica general, cómo se llevó a otros conflictos distintos de la guerra irregular, es necesario detenerse en cada una de las fases, los agentes, las técnicas y tácticas, las estrategias, saberes e instituciones que la fueron conformando; hay que detenerse en sus procedimientos, en sus mecanismos: en su mecánica.

Construcción del campo reprimible
En la primera fase, la I, se trata de identificar a los objetos de la detención, a los subversivos, a los revoltosos. ¿Cómo se sabe que alguien representa un riesgo que es necesario extirpar del cuerpo social? ¿Cómo se le identifica? Son dos cuestiones: la del riesgo político y la de los agentes peligrosos.

Los archivos de desapariciones están organizados a partir de individuos; luego se pueden hacer las búsquedas que se quieran, por fecha, profesión, campo, organización, responsables, zona geográfica, campo de lucha, pero siempre refieren un caso individual: son archivos personales. No es casual ni una manía individualista. Son las condiciones del ejercicio de la práctica desaparecedora. La desaparición se ejerce sobre individuos, sobre personas específicas; no desaparecen poblaciones enteras, tampoco comunidades, grupos o familias, aunque a veces sean muchos los miembros de un poblado o de una familia —como la familia Tecla, los Cabañas e Iturio, o los del poblado de El Porvenir—. Pero son personas las que son identificadas, las que son detenidas y desaparecidas. Sin embargo, al menos en un primer momento, cuando se inicia la práctica, la peligrosidad no radica en las personas en sí mismas, sino en las relaciones que mantienen con otras personas, con un grupo, una familia, una localidad o una organización político-militar.

La acción de la desaparición remite a la individualidad del sujeto, pero su peligrosidad está determinada por el sistema de relaciones en el que se encuentre, que lo defina y pueda, por lo tanto, ubicarlo en un tiempo y un lugar determinados. Este sistema de relaciones que permite identificar y localizar a un individuo define el *campo de lo reprimible*. Un campo, pues resulta de múltiples relaciones interconectadas, y no una frontera o un límite que podría delimitar a los sujetos reprimibles de los que no; un campo es una zona de ubicación de los sujetos por sus relaciones, por los modos de vinculación con otros, o con agencias e instituciones reconocibles.

Las formas de la desaparición se pueden distinguir por las modificaciones en el campo reprimible. Los campos pueden modificarse por deslizamientos práctico-conceptuales en: *a)* la ubicación espacial y temporal, *b)* las relaciones del individuo con agencias o instituciones, *c)* las modalidades de interrelación entre los individuos: familiares, laborales, escolares, vecinales, etc., *d)* las formas de subjetivación política e ideológica y *e)* las agencias involucradas.

El campo tiene dos fundamentos que limitan su utilización empírica: la violencia y el riesgo. El riesgo es la noción clave de la práctica de la desaparición. Desaparecen las personas que se convirtieron en un riesgo para el gobierno del Estado, de una situación o de una geografía. Un riesgo es un elemento perturbador de un sistema relativamente equilibrado, una fuerza que cuestiona las condiciones de reproducción del sistema social y político. ¿Cuándo se convierte el riesgo en peligro y cómo se pasa de la gestión del riesgo a la desaparición de los sujetos peligrosos? Las respuestas generales no tienen utilidad heurística, valen sólo las que pueden reconstruirse de los casos de desapariciones que, como podrá verse luego, se modifican poco a poco.

Por otra parte, la represión es una categoría proveniente de la soberanía, de la violencia ejercida por el Estado; sin embargo, la práctica de la desaparición mudó de objetivos y de campo de ejercicio a mediados de la década de los ochenta, cuando se trasladó a las zonas del narcotráfico y del crimen organizado. Por estas razones, el campo de lo reprimible es una noción circunscrita en el tiempo y el espacio de la práctica de la desaparición, habrá que tenerlo presente cuando se estudien las modalidades que asume su desarrollo, cuando la represión se convierta de nuevo en violencia derivada de un riesgo y un peligro específico, no necesariamente vinculado al Estado o a la seguridad interna.

De la historia de la desaparición trazada en el capítulo anterior, es posible observar la conformación de cuatro campos reprimibles específicos, según sean las características de los riesgos políticos, de los sistemas de relaciones que los conformen, de los objetivos que se persigan y de las agencias responsables: *a)* un campo geográfico estructurado por un polo aglutinador, *b)* un campo estratégico conectado por nodos en un sistema reticulan, *c)* un campo ideológico definido por procesos de subjetivación y *d)* un campo virtual de aplicación táctica.

El geográfico es la primera modalidad que asume el campo represivo. Tiene dos elementos definitorios: el territorio entre las sierras de Atoyac de Álvarez y Tecpan de Galeana, como espacio en el que se despliega la práctica desaparecedora, y la Brigada Campesina de Ajusticiamiento del Partido de los Pobres como referencia de la peligrosidad del sujeto. Este campo se forma a partir de las luchas desarrolladas en el estado de Guerrero desde principios de los años sesenta y se consolida cuando la Brigada empieza la violencia revolucionaria. Las personas que se ubican en esa zona geográfica y mantienen alguna relación con la Brigada forman parte del campo de posibilidades de represión.Y aquí el individuo es una pieza fundamental: en ese modelo geográfico y polar, los desaparecidos se relacionan con una entidad autónoma e independiente, con la Brigada, con vínculos reales o no. El ejército patrullaba las comunidades de la Sierra de Atoyac y ahí efectuaba redadas entre los campesinos sospechosos de pertenecer al Partido de los Pobres; los aprendían no por las relaciones entre ellos, sino por su ubicación geográfica y su vinculación polar.

A mediados de 1972 se efectúan transformaciones en el territorio de operaciones, lo que da lugar a un nuevo campo represivo, sin abandonar del todo los fundamentos del anterior. El mayor desplazamiento es de orden conceptual: en lugar de que la Brigada se conciba como una institución polar, un punto de referencia para la identificación de los individuos peligrosos, es ella misma un sistema de relaciones, un conjunto estructurado y jerarquizado de células distribuidas funcionalmente. Esta sencilla operación conceptual permite ampliar y desarrollar la práctica de la desaparición, pues *a)* desterritorializa el campo de lo reprimible; se trata ahora de buscar a todos los elementos que forman parte de la Brigada, no sólo a los que se encuentren en la zona de operaciones de la guerrilla; *b)* profundiza la búsqueda de los elementos peligrosos, porque el riesgo se encuentra ya en la misma organización política; es decir, que la Brigada no es una institución de referencia, ella misma es una organización estructurada por células, y cada célula es un organismo autónomo que mantiene relaciones de coordinación con otros, por lo que acabar con una célula o con unos individuos ya no implica terminar con el peligro, sino apenas con una parte del riesgo, de ahí que la peligrosidad de los sujetos esté dada más por el lugar que ocupen en el sistema de relaciones intra e intercelulares. Se trata menos de desaparecer a los individuos que de hacer cortocircuito en la organización celular, de impedir la comunicación entre las células y entonces sí acabar con el peligro: con la Brigada, y *c)* institucionaliza la coordinación de agencias represivas. La centralidad de las relaciones en el nuevo campo de lo reprimible hace que su conformación se realice por un dispositivo complejo, en el que intervienen múltiples organismos y agencias de seguridad, ya no sólo el ejército, sino también la DFS, la PGR y las procuradurías estatales, la DIPS, la DIPD, las policías municipales, los grupos de choque, las guardias blancas.

De un espacio geográfico a otro relacional, de los individuos a las células, del ejército al dispositivo represor estos tres desplazamientos configuran el nuevo campo reprimible que se formó a mediados de 1972 y duró más o menos hasta finales de 1974, con la muerte de Lucio Cabañas.

La conformación del siguiente campo ocurre por la confluencia de varios fenómenos políticos y organizativos. Uno de los más importantes es la nueva etapa de coordinación de las organizaciones guerrilleras urbanas, con la formación de la Liga Comunista 23 de Septiembre. Se plantea entonces una redefinición de los objetos de la represión, al trasladar el marco de actuación de los organismos de seguridad del campo a la ciudad, pero no sólo eso, sino que gracias al desplazamiento conceptual realizado antes, la atención se dirige a la estructura organizacional, no a las comunidades geográficamente delimitadas, pero ahora debido a la conformación mayormente estudiantil y juvenil de la Liga, la procedencia de los militantes y la densidad ideológica de la guerrilla urbana, ocurre un nuevo deslizamiento, se trata de la subjetivación del peligro, de la virtualidad del riesgo: será peligroso aquel que forme parte de las organizaciones político-militares, pero no sólo el que participe en ellas, sino el que *pueda* participar, el que cuente con los instrumentos teóricos, políticos, ideológicos o culturales para ser rebelde, revoltoso, riesgoso, peligroso. Serán los estudiantes politizados, los jóvenes de la contracultura, los activistas populares, los militantes de causas específicas, todos aquellos que puedan actuar, que piensen decir, que no estén de acuerdo, que digan que no: todos pueden ser peligrosos. El campo reprimible se vuelve entonces una zona de posibilidades infinitas, donde las fronteras se pierden y las fuerzas de atracción ocurren circunstancial o incidentalmente. A la extensión del campo corresponde también la probabilidad incierta de la acción: ser objeto de la desaparición es siempre posible, no hay que ser guerrillero, basta participar en una movilización, en un comité de lucha, en una colonia popular, en un grupo artístico politizado.

Ni personas en un territorio específico, ni individuos interconectados que conforman una organización; los nuevos objetos de la represión, los objetos del nuevo campo que empezó a formarse desde 1973 pero adquirió soberanía en 1975 estaban definidos por un perfil ideológico y político muy particular. Ya no se trataba solamente de la constante lucha contra militantes u organizaciones, sino de una batalla frontal contra todos los irreductibles, contra los que se han separado o podrían separarse de las reglas e instituciones del régimen político a mediados de los años setenta. A partir de 1975 se cortaron las amarras de la represión contra la subversión organizada militarmente; el perfil de los que podían desaparecer ya no incluye necesariamente a quienes apoyan la lucha armada, sino las condiciones subjetivas que podrían llevarlos a la lucha armada. Virtualidad del peligro, riesgo potencial, sin duda, que podría explicar la tesis argentina de la guerra cultural, del enfrentamiento estratégico entre sistemas de pensamiento y de valores, a los que habría que exterminar de una vez por todas, tuvieran o no relaciones con grupos que habrían tomado la vía armada.[121]

La última transformación del campo se apoya en la virtualidad de la práctica, en la potencialidad del riesgo, en el peligro inmanente derivado de un perfil ideológico y político, sólo que ahora la virtualidad no se refiere al horizonte de la política sino a las relaciones de poder, a las relaciones mercantiles, al juego criminal. Si anteriormente podrían desaparecer todos aquellos que cubrieran un perfil político, el nuevo campo, que tiene sus antecedentes en las desapariciones de militares, agentes judiciales y policías, ya no puede llamarse propiamente campo reprimible, sino *espacio de posibilidades abiertas de desaparición*, porque cualquier persona puede desaparecer, por motivos tan diversos como la política, los castigos institucionales, los ajustes de cuentas, el narco, las venganzas o los asesinatos seriales. Cualquiera puede esfumarse, ya no sólo los luchadores sociales, sino los soldados fugitivos, los traidores, los negociantes ineficaces, los soplones, las mujeres de Ciudad Juárez, los travestis de Chiapas, los militantes de los derechos humanos, los desplazados por guerras, los niños de la calle, los treinta petroleros de la sección 49 en Cadereyta de Jiménez, Nuevo León, los migrantes: cualquiera.

---

[121] Adel Edgardo Vilas. Sitio web oficial. *Tucumán, Enero a diciembre de 1975*, http://www.nuncamas.org/investig/vilas/acdel_21.htm; en particular el capítulo referido a las acciones en Bahía Blanca, cuando declara la derrota de la guerrilla y plantea la guerra cultural.

Las tácticas de la aprehensión

El campo reprimible define las coordenadas geográficas, políticas y subjetivas en las que se pueden ubicar los sujetos peligrosos; es la primera acción
de la tecnología desaparecedora: ubicar los objetos reprimibles. El segundo momento es aprehenderlos, tomarlos, separarlos de sus actividades co-
tidianas (en Argentina se decía "chuparlos") y someterlos; es un momento
crucial: desliga a los individuos de sus relaciones, los pone a disposición de
los órganos de seguridad, corta los flujos informativos y los reduce a meros
objetos del poder, cuerpos subordinados a las órdenes y al control de otros.
La aprehensión es un momento de la captura, sólo eso, luego vendrán todas las técnicas que se aplican al cuerpo y a la mente del sometido, todas
las formas de quebrar voluntades, de acelerar emociones, de forzar comunicaciones y de obtener información; también podría terminar ahí mismo,
pues muchas veces después de la aprehensión siguió la desaparición.

Las modalidades de captura están relacionadas con los campos reprimibles. Se desarrollan junto con éstos, responden al modo como fue adverti-
do el riesgo y fueron ubicados los individuos peligrosos. Así, por ejemplo,
en un campo delimitado geográficamente, las tácticas de aprehensión se
derivan de la cuadriculación del territorio, de la vigilancia de los desplazamientos, de la concentración de la población, de la biografía de los individuos, de las delaciones. El procedimiento es el siguiente: primero se cerca
el territorio de acciones de la Brigada Campesina, es el campo geográfico
en el que se ubica el peligro potencial; por lo tanto, todos los habitantes
o los que se desplazan por esa zona son individuos potencialmente peligrosos. Segundo, se posicionan cuarteles y piquetes de militares alrededor
y dentro del cerco. Tercero, se vigilan los movimientos, se ponen retenes
para seguir el traslado de personas, vehículos, mercancías y armamento.
Cuarto, se forman pequeños o grandes conjuntos de individuos potencialmente riesgosos; para eso se junta a la población en las canchas de basquetbol, se dividen hombres y mujeres, jóvenes y adultos, se separan por
funciones, por comunidades. Quinto, se identifica a los sujetos peligrosos,
a los acusados de pertenecer, tener vínculos o cualquier forma de relación
con la Brigada o con Lucio Cabañas; para eso se utilizaba a una *madrina*,
un delator de la misma comunidad, de la misma familia o algún ex miembro de la guerrilla, arrepentido, sobornado o amenazado. "El Quemado,
comunidad de Atoyac, Guerrero. El 5 de septiembre de 1972 elementos
del ejército mexicano llegaron a esta comunidad y llamaron a los hombres
a concentrarse en la cancha de basquetbol. Una vez formados, agarraron a
60 y se los llevaron. Los acusaron a todos de pertenecer al grupo de Lucio

Cabañas [...] Aurelio Morales, campesino de esta localidad, dice: nos formaron a todos los hombres. Vinieron aquí, después de un enfrentamiento de Lucio Cabañas contra el ejército en La Laja. Nos acusaron a todos de ser del Partido de los Pobres, y agarraron parejo. Lo mismo se llevaron a ancianos que a jóvenes y adolescentes [...] El ejército permaneció aquí meses, casi un año. No dejaba pasar alimentos, la gente sufría, las mujeres los tenían que pasar envueltos en sus faldas o vestidos. Oiga, ¿cuánto puede pasar uno envuelto en las faldas? Pero así sobrevivimos."[122]

Casi todas las aprehensiones del estado de Guerrero fueron de este modo. Un piquete de soldados llegaba a una comunidad, reunía a la población, cateaba sus casas, revolvía sus pertenencias; mientras tanto, las *madrinas* escudriñaban los rostros para buscar al que había dado de comer a los guerrilleros, tenía un hermano en la Brigada, les vendía mercancías, había dado asilo a un extraño o sencillamente tenía rivalidades. Un caso ejemplar es el de Felipe Castillo: "El 23 de septiembre de 1974, imprevistamente, se presentaron en la comunidad de San Andrés de la Cruz soldados del ejército mexicano e hicieron una revisión en toda la localidad, catearon las casas y reunieron a toda la gente en la cancha de basquetbol; al estar toda la gente reunida en la referida cancha, sólo sacaron a siete personas entre las cuales se encontraba el señor Felipe Castillo, posteriormente se los llevaron al monte donde los amenazaron para que informaran sobre la gente del grupo del profesor Lucio Cabañas, de ahí se lo llevaron al cuartel militar de Atoyac de Álvarez, Guerrero".[123] También a Getulio Rebolledo Ocampo lo aprehendieron de este modo: "La fecha en que se le vio por última vez fue en septiembre de 1974; los citaron en la cancha de básquetbol, como a las nueve de la mañana para hacer una revisión buscando armas, el ejército del 27o. Batallón de Infantería, y después en el cateo de su casa encontraron una pistola súper calibre 16 de Getulio y una escopeta de un tiro de Pedro, y se lo llevaron diciendo que las armas se las había dado Lucio".[124]

---

[122] Víctor Ballinas, "Con esas calentaditas cualquiera se raja", *La Jornada*, 4 de noviembre de 2001.
[123] Expediente CNDH/PDS/95/GRO/S0081.000. Caso de Felipe Castillo. El mismo testimonio señala que "permaneció de las ocho de la mañana hasta las ocho de la noche de ese mismo día, ya que fue dejado en libertad al no haber causa en su contra. Sobre el paradero de [...] el señor Felipe Castillo informó que falleció el 21 de marzo de 1995 y que al respecto anexaba copia del acta de defunción del agraviado, de la que se desprende que el agraviado murió el 21 de marzo de 1995 como consecuencia de una insuficiencia cardiaca congestiva [*sic*]".
[124] Expediente CNDH/PDS/95/GRO/SOOO214.000. Caso de Getulio Rebolledo Ocampo.

En la búsqueda de los peligrosos, el papel de las *madrinas* era fundamental. Podía ser voluntario o no, su trabajo podía o no ser pagado; muchas veces eran desertores del grupo de Lucio, o trabajaban amenazados.
En la aprehensión de Emiliano Barrientos Martínez se encuentran todos
los elementos de esta táctica de captura: los procedimientos territoriales
ya descritos, el rol de la *madrina* y su testimonio, recogido por la CNDH.
Hay que escuchar primero a los testigos de la aprehensión de Emiliano.
Testigo T-26: "los elementos que participaron en la detención del agraviado fueron de la 50a. Zona Militar, al mando del capitán Sosa […] agrega
que el día de los hechos se encontraba en su domicilio cuando se llevaron
al desaparecido y que toda la gente después de que el ejército llegaba, era
ubicada en la cancha deportiva y que T-24 lo señaló, por lo que lo sacaron de la fila al desaparecido, llevándoselo no volviéndolo a ver jamás…
El mismo testigo, en otra declaración… No presenció los hechos, sin embargo, T-25 le contó que fueron sacados de su domicilio por personas del
ejército y los concentraron en la cancha deportiva donde los interrogaban,
desconociendo qué les preguntaban, teniendo conocimiento que T-24 señalaba a personas cuando éstas se encontraban formadas en la cancha, las
cuales fueron sacadas de la fila, subiéndolos a un camión de la Pepsi, para
ser llevados a un cuartel y luego al centro de Chilpancingo o la ciudad de
México, que después de los hechos puso una denuncia en la Procuraduría
General de la República y hace seis meses se presentó en la Delegación
de la PGR en Acapulco a ratificar su declaración".[125]

Testigo T-94: "el primero de octubre de 1974 aproximadamente a las
cinco de la mañana llegaron elementos del ejército, empezaron a registrar
sus domicilios y los ubicaron en la cancha deportiva, que al dicente lo ubicaron también en la cancha pero no lo formaron con los demás por des-
empeñar el cargo de comisariado ejidal en aquel entonces, que observó
que dos personas señalaban a quienes debían sacar de la fila, los cuales una
vez identificados fueron subidos al camión de color verde del ejército, desconociendo adónde los trasladaron […] que el día de la detención ignora
quiénes estaban a cargo de la misma, que lo único que recuerda es que había unas personas que eran los capitanes de apellidos Sosa y Casinis, los que
daban órdenes, que después de la detención, a los quince días, levantó un
acta denunciando la detención de Anastasio Flores Barrientos, Raymundo
Barrientos Reyes, Emiliano Barrientos Martínez, Fermín Barrientos Reyes, Esteban Fierro Valadez y Jesús Fierro Valadez, la cual mandó a la Presi-

[125] Expediente CNDH/PDS/95/GRO/S0052.000. Caso de Emiliano Barrientos Martínez.

dencia de la República por correo a la cual le dio contestación Mario Mo-
ya Palencia 'secretario', no recordando qué fue lo que le contestaron".[126]

El resumen que hace T-134 no tiene desperdicio: "está de acuerdo en
el *modus operandi* en el que detenían a los señalados en los relatos de los
agraviados, esto es, que en el amanecer sacaban a la gente de los pueblos
de sus casas y los colocaban en un lugar público de la comunidad, quienes en ese lugar llegaban los militares con la *madrina* quien señalaba a los
guerrilleros y se los llevaban".[127]

Hasta aquí los testimonios de la aprehensión de Emiliano Barrientos Martínez; ahora la confesión del delator, la *madrina* de ese día, T-24:
"a él también lo detuvo el gobierno el 26 de septiembre de 1974, durante tres años, el suceso aconteció cuando iba a los Llanos y que al llegar a
un retén lo bajaron [...] dice que lo llevaron a la escuela primaria de San
Andrés de la Cruz y estaba siendo interrogado por coronel Casini, quien
comandaba el Batallón 50, en [el] que se encontraban como mil soldados, pero en toda la zona había como diez mil soldados; Batallones: 50,
56, 32, 19, 48, 49, 27 y el de Teloloapan. Cada batallón estaba comandado
por un coronel y a veces por un general. El general Acosta Chaparro era
el jefe de la policía de Guerrero, pero en el tiempo que sitiaron la región
de la sierra era el jefe de todos los batallones y ostentaba el grado de mayor [...] ahora bien, que respecto de los hechos sucedidos el primero de
octubre de 1974 en Rincón de las Parotas, en el que los agraviados lo señalan como la persona que entregó-señaló a las gentes de Rincón de las
Parotas. Ese día él estaba en Atoyac porque ya había sido detenido y se
encontraba en el cuartel general de Atoyac, aquí es donde entra el momento en el que fue amenazado con el puñal en el que aceptó entregar a
Lucio a cambio de que no agredieran a sus hijos, esposa y a su padre, en
la madrugada de ese día lo levantaron y le dijeron que iba a ir con ellos a
su pueblo, mostrándole una lista de lugareños, dice de nombres de personas de Rincón de las Parotas, de los cuales venían sus parientes, comentó
que sintió un gran dolor porque tenía que entregar a su propia familia,
aclaró que quien proporcionó la lista fue uno de los guerrilleros importantes o cercanos a Lucio de nombre Ignacio Benítez Montero [...] después de que pasó todo esto, lo quitaron de los retenes y le dieron cinco
mil pesos por el tiempo que había estado en los retenes. Lo llevaron con
Acosta Chaparro (1976), quien le dijo que no lo iba a dejar tirado como

---

[126] Expediente CNDH/PDS/95/GRO/S0052.000. Caso de Emiliano Barrientos Martínez.
[127] Expediente CNDH/PDS/95/GRO/S0052.000. Caso de Emiliano Barrientos Martínez.

a un perro, y que le iba a dar trabajo en policía y tránsito del estado, asimismo, le dio siete mil pesos para que se fuera a divertir porque según él ya estaba libre [...] cuando el vino a Rincón de las Parotas a identificar a los vecinos del lugar, llegó custodiado de T-11, así como del teniente Sosa [...] señaló que cuando él llegó a la cancha de Rincón de las Parotas, ya estaba la comunidad reunida, T-11, le preguntaba cerca del oído que quién era y él se lo decía, una vez identificados mandaba a un soldado a traerlos, una vez separados el capitán ordenó la retirada, subiendo a los muchachos señalados a una camioneta del ejército diferente de la que él usaba, estas camionetas eran de doble rodada y él vio cuando entraron al cuartel de Atoyac y los pasaron a los cuartos de tortura [...] a ese lugar se acercaron los verdugos de Acosta Chaparro, quienes los torturaron a golpes, él los vio. También los golpeaban con tablas en la cabeza; él ya no supo qué pasó con ellos porque como a los cuatro días fue a Petatlán, cuando regresó de Petatlán, el 3 de diciembre de 1974, ellos ya no estaban, pero vio a otro que le decían *El Pingüino* de nombre Santiago, que era la mano derecha de Lucio Cabañas y posteriormente se dio de alta en el ejército por miedo a que lo mataran [...] había una versión de que murieron en subterráneos que tenía la policía en Acapulco, donde había cuartos y la gente se moría porque nunca les dieron de comer, este lugar dice que está frente a las oficinas de policía y tránsito y en donde dice que una vez que morían eran enterrados de forma clandestina y que quienes los ejecutaban eran los cuñados de Acosta Chaparro de nombre: Hermanos Tavires".[128] El testimonio de T-24 es ejemplar, un concentrado de la mecánica de la aprehensión y de los procedimientos desaparecedores. Se encuentra la cuadriculación del territorio, la vigilancia de la población, la ocupación de la comunidad, las delaciones, las amenazas, los pagos, las detenciones, las agencias y los individuos responsables, toda la tecnología difuminante en acción, en los procedimientos de la captura y las exigencias de información.

Muchos casos son así, otros son más sencillos: los atrapaban en un retén, como a Lucio Peralta Santiago: "En mil novecientos setenta y cuatro, en el mes de octubre [...] al salir del autobús de Atoyac, en el lugar denominado la "Y" el ejército estaba bajando a todas las personas [...] los Batallones que estaban eran el 49 y el 50 [...] todo el pueblo sabía que al ser detenidos ahí eran trasladados al cuartel [...] que el militar a cargo de las detenciones arbitrarias se apellidaba Chaparro [...] se dirigieron a

---

[128] Expediente CNDH/PDS/95/GRO/S0052.000. Caso de Emiliano Barrientos Martínez.

Chilpancingo, en barandilla les dijeron que sí se encontraba y que había sido remitido a los separos del Palacio de Gobierno, lugar donde les fue negado".[129] O también a Vicente Higinio Ortiz: "fue detenido-desaparecido por miembros del ejército mexicano y agentes vestidos de civil. Cuando viajaba de Acapulco a Petatlán en un autobús Flecha Roja, fue bajado en el retén de Tecpan de Galeana y detenido. De esto fue testigo una vecina que viajaba en el autobús y que dio aviso a la esposa de Vicente, Imelda Betancourt Medrano".[130]

Las tácticas para prender a los adversarios en el campo reprimible delimitado geográficamente no pueden utilizarse en otros campos. Por ejemplo, la ocupación del territorio y la concentración de la población difícilmente pueden hacerse en una ciudad, sobre todo si no se ha declarado un estado de excepción. Ahí se opera de otro modo. No sólo por las dimensiones y complejidades del territorio, sino por la definición del peligro: ya no los individuos que tienen vínculos con el Partido de los Pobres, sino la misma organización guerrillera, un conjunto estructurado y jerarquizado de relaciones, de células; en este caso el objetivo no es sólo atrapar a los individuos, sino desarticular el tejido subversivo. Por eso había que proceder de otro modo en las aprehensiones, diseñar un dispositivo complejo, en el que las labores de investigación, de identificación, rastreo y captura de los elementos peligrosos se hicieran de manera profesional, diferenciada, coordinada. El dispositivo incluía profesionales en administración, cartografía, discurso político e ideológico, vigilantes, policías estatales y federales, archivistas, operadores, enlaces, analistas de información, expertos en confesiones. En sentido estricto, este es el modo de operación de la policía política en muchos países: vigilar, seguir y apresar a los adversarios del régimen, sólo que ahora aplicado a una situación particular, a la guerra contra la subversión en México a principios de los setenta.

En estos casos, los operativos de aprehensión dan más importancia a los enlaces, las redes y las comunicaciones; se trata de establecer los vínculos que forman las células y el modo en que éstas se engarzan en la organización guerrillera. A este campo reprimible le corresponde una serie de tácticas y procedimientos de captura en bloque, de acciones múltiples y coordinadas; recuérdese, el objetivo era la célula, no la persona; lo importante era reconstruir el entramado organizativo y desarticularlo, pa-

[129] Expediente CNDH/PDS/95/GRO/S00237.000. Caso de Lucio Peralta Santiago.
[130] Comité Eureka, ¡Libertad! Caso de Vicente Higinio Ortiz.

ra destruir cualquier resquicio que permitiera reconstituir la organización. El operativo del 20 al 24 de abril de 1972, en Acapulco, Guerrero, realizado por elementos de la DFS, las procuradurías General de la República y de Justicia del Estado de Guerrero, y soldados del ejército mexicano adscritos a la 27a. Zona Militar, para aprehender a los miembros de una presunta célula de la Brigada Campesina de Ajusticiamiento del Partido de los Pobres integrada por Ramona Ríos de Roque, Margarito Roque, Guadalupe Castro Molina, David Rojas Vargas y Margarito Roque Ríos es muy ilustrativo de un procedimiento que se hará muy popular en los años por venir, en particular contra los integrantes de la Liga Comunista 23 de Septiembre.

Los pormenores del operativo se encuentran en un oficio del 20 de abril de 1972, suscrito por el director federal de seguridad, titulado "Estado de Guerrero", en el que dice lo siguiente: "Acapulco, Guerrero […] se logró saber además, que el domicilio de Nogales 94 estaba habitado por puras personas del sexo femenino […] por lo que a partir de las 0:30 horas de hoy se inició una operación de cateo con personal de la 27a. Zona Militar, de esta dirección y de la policía judicial del estado […] este individuo, o sea David Rojas Vargas, fue detenido a las 6:00 horas del 20 del actual, al arribar al Instituto México, donde se encuentra estudiando la preparatoria […] con relación a los demás detenidos, fueron puestos en libertad al conocerse que no tenían conexión alguna con los hechos que se investigan, habiendo concluido este interrogatorio a las 0.01 horas del […] actual. Los detenidos son Margarito Roque Texta, Guadalupe Castro Molina, Ramona Ríos de Roque, David Rojas Vargas y Margarito Roque Ríos".[131]

En el expediente de una de las detenidas se reproduce otra versión del mismo operativo "es […] de Guadalupe Castro Molina y yerno del señor Petronilo Castro Hernández, quienes fueron secuestrados el 23 y 25 de abril de 1972, respectivamente, por miembros de la policía judicial de Acapulco, Guerrero […] que alrededor de las ocho de la mañana del día 23 de abril de 1972, fue detenida Guadalupe Castro Molina cuando se dirigía de su domicilio a su trabajo sobre la Calle 13 esquina con avenida Lázaro Cárdenas en la colonia Juan R. Escudero. Los individuos que la detuvieron vestían de civil y salieron del domicilio de un sujeto de apellido Corrales, mismo que se ubica en el lugar antes señalado, conduciéndola a un lugar desconocido, y que fue hasta el tercer día, es decir, el 25 de abril cuando esas mismas personas la llevaron a su domicilio ubi-

---

[131] Expediente CNDH/PDS/95/GRO/S00307.000. Caso de David Rojas Vargas.

cado en Calle 13 esquina con avenida Silvestre Castro, colonia Juan R. Escudero de la ciudad de Acapulco, Guerrero. Al frente de estos agentes iba el comandante Wilfrido Castro Contreras, comandante de la policía judicial de Acapulco. Llegaron preguntando por el señor Petronilo Castro, quien en ese momento salió y de inmediato fue tomado del cinturón por los agentes protestando éste de manera enérgica. Cabe señalar, que el señor Petronilo Castro Hernández contaba con 73 años de edad al momento de su detención y en ese tiempo se encontraba tramitando sus documentos como veterano de la Revolución de 1910, ya que participó en ella alcanzando el grado de teniente del ejército de la revolución mexicana […] que posteriormente se enteró por una persona de nombre Rubén Ramírez González, que su […] el señor Petronilo había dejado una inscripción en una celda del Campo Militar Número Uno, donde decía que en el mes de junio había sido trasladado a ese lugar de reclusión. Siendo las últimas noticias que ha tenido de ellos dos".[132]

El operativo es claro: se trataba de desmantelar la célula de una organización, de rastrear personas y enlaces; poco importaba si en el camino se llevaban también a vecinos, amigos o familiares, como el caso de don Petronilo; la cuestión era cortar las posibilidades de reproducción de la célula. Son muchos los que cayeron de este modo. El procedimiento fue utilizado una y otra vez, se generalizó en todos los campos en los que la cuestión era desarticular tejidos y desmembrar organizaciones. La redada del 7 de abril de 1977, en Zapopan, Jalisco, es un claro ejemplo de esta tecnología de captura. Así lo recuerda el testigo T-173: "el día 7 de abril de 1977, se llevaron a […] Raúl Mercado Martínez al parecer varios sujetos a bordo de una camioneta con rumbo desconocido y que posteriormente, […] lo trajeron de rehén para detener a Guillermo Bautista, ya que estas personas, a decir de las gentes del gobierno, se encontraban involucradas en actividades subversivas y que estos sujetos que secuestraron […], también se llevaron a Guillermo Bautista a quien […] hizo una reseña para indicar que aquí vivía […] María Auxilio Galván y […] Rubén Galván Mercado, siendo este último a quien buscaban y deteniendo a […] María Auxilio, con el propósito de que se presentara […] Rubén al domicilio señalado, entregándome a María".[133] El Comité Eureka ha reconstruido de la siguiente manera la vigilancia, el acecho y las torturas psicológicas de la familia y de sus compañeros: "Guillermo Bautista Andalón, de 18 años, fue detenido-desapareci-

---

[132] Expediente CNDH/PDS/95/GRO/S00095.000. Caso de Guadalupe Castro
[133] Expediente CNDH/PDS/90/JAL/C000174.000. Caso de Guillermo Bautista Andalón.

do por agentes de la Brigada Blanca y de la policía judicial federal. Policías vestidos de civil se presentaron en su domicilio (Xóchitl 4237, colonia El Zapote) el día 7 de abril, a las 6:15 de la mañana. Llevaban como prisionero a Raúl Mercado Martínez. Al no encontrarlo se fueron. Regresaron el día 15 llevando como prisionero a Antonio Delgado Dueñas, quien había sido capturado en su domicilio el día anterior. Guillermo prácticamente se entregó y se lo llevaron. En el vehículo en que se llevaron a Guillermo iba además el señor Pedro Cedillo y sus hijos, quienes fueron torturados para que les dijeran dónde estaba su hijo Pedro. El 16 los agentes policiacos se presentaron al domicilio de Rubén Galván Mercado, llevando ahora como prisionero a Guillermo. Al no encontrar a Rubén se llevaron a su hermana Auxilio de 15 años. Al día siguiente regresaron por Rubén, llevando consigo a Guillermo y a Auxilio. Dejaron a la hermana y se llevaron a Rubén. Posteriormente la familia fue informada de que a Guillermo lo habían trasladado al puerto de Veracruz y luego a la ciudad de México".[134]

Las técnicas de la detención
Tercera fase, tercer momento de la estrategia desaparecedora: la detención. Pero no hay que engañarse. No es la detención propia de las aprehensiones legítimas, las derivadas de un proceso judicial, donde se conocen los tiempos y las condiciones del preso, sino un conjunto de procedimientos con propósitos y objetivos particulares, que puede anteceder o sustituir a la desaparición. La detención trabaja sobre el cuerpo, el alma y la mente del preso; la desaparición difumina su existencia. Mientras que la detención se propone reducir al individuo a presa viviente, a masa de músculos y nervios manipulables, la desaparición parte de esa situación —en la mayoría de los casos— para luego desvanecer los restos, evaporar las huellas y eliminar los recuerdos.

La detención es menos una situación que un conjunto de técnicas de conversión del militante en un cuerpo viviente, en un depósito de memoria, en un saco de emociones y sensaciones primarias. Es otro de los procedimientos de la desubjetivación de los intercambios políticos, pues trata de convertir al individuo en carne, huesos, músculos e instintos, a modo de sacarle información, de reducir su humanidad, de acabar con su voluntad y su esperanza: de negarle estatuto político a su lucha, a su vida, a su persona. Y ya no frente a los otros, frente a una comunidad que no sabe dónde se encuentra, sino frente a sí mismo.

[134] Comité Eureka, ¡Libertad! Caso de Guillermo Bautista Andalón.

El militante detenido es un preso, sería mejor decir, una presa capturada. A diferencia de los encarcelados, el militante preso se convierte en un detenido, en un objeto de múltiples acciones del poder. La primera, como es evidente, es la de sus derechos suspendidos, conculcados, negados. La gran mayoría de las veces, los presos no seguían el curso judicial, no se habían librado órdenes de aprehensión en su contra, ni fueron presentados ante la procuración o la administración de justicia; sencillamente fueron capturados. Tampoco podrían ser considerados presos de una guerra que no había sido declarada, o ciudadanos que habían violado un estado de excepción, puesto que nunca existió tal; fueron capturados por agencias de seguridad del Estado mexicano, sólo eso. En un registro histórico, esta suerte de desprecio de los procedimientos judiciales, esta suspensión fáctica de la ley, da lugar a la denominación "guerra sucia", a un conjunto de estrategias político-militares de aniquilación y desaparición de los adversarios que podían o no haber tomado el camino de las armas. Es el núcleo de las investigaciones sobre la violación de los derechos humanos y los delitos de lesa humanidad; sin embargo, en la anatomía política de la desaparición, es sólo un dato más, que se inscribe en el conjunto de operadores que la constituyen, porque lo relevante no es la formalidad jurídica de los individuos, sino el conjunto de procedimientos y mecanismos que los sujetan, que los van despojando de sus derechos, de sus luchas, de sus esperanzas, de su vida o su existencia. La ilegitimidad de la detención es parte de un conjunto de acciones que tienen otros objetivos, y son éstos los que dan sentido y peculiaridad a la desaparición, son ellos las que la constituyeron, por eso no hay que encandilarse con las presuntas luces de la majestad de una ley incumplida, sino con los objetivos políticos de las acciones sobre los cuerpos, las mentes y las almas de los militantes apresados, sujetos por una red profusa de poderes a una estrategia que los va despojando poco a poco de su individualidad hasta que, acaso, los pueda convertir en nada: evaporarlos, desaparecerlos.

El objetivo general de la detención es reducir al militante a objeto del poder, en una suerte de desindividuación, o mejor, de reducción a objeto de la persona, a mero cúmulo de huesos, carnes, sangre, fluidos, excrecencias. No se trata, como en los encarcelados comunes, de castigar por faltas cometidas, sino de quitar de los intercambios políticos a un participante, desligarlo de sus redes y vasos comunicantes, transformarlo en fuente de información y destruir las fuerzas ético-políticas que lo sustentan. Es una larga operación de destrucción y desafiliación del individuo, de los demás y de sí mismo, para volverlo objeto disponible, recipiente de

información o blasón conquistado: signo de la omnipotencia del poder.
La detención no castiga, reduce y desvaloriza la subjetividad, vuelve a los
ciudadanos sujetos vacantes, objetos utilizables con fines muy diversos.
Se trata de trocar la vehemencia política de los militantes, de cambiar las
inclinaciones de las resistencias, de volverlas fuerzas domesticables, armas
de la contraguerrilla o cifras del poder represivo, marcas de su victoria.[135]
De ahí la complejidad técnica y estratégica de la detención. Un proceso
turbio, que destruye individuos y crea objetos disponibles, que reduce la
individualidad y fomenta la colaboración, que corta los intercambios y
reinserta su mitología en el imaginario colectivo de los revolucionarios.

Primero los arrestan, luego los detienen. La captura-aprehensión
inicia la destrucción de los lazos comunitarios, civiles y políticos del preso: le quitan sus derechos, lo convierten en una presa; es un tajo coer-
citivo, sin duda, porque recalca la indefensión, el aislamiento, y produce
inseguridad, incertidumbre. Separado, a merced de los otros: es el estado
inicial de los capturados. Secuestrado, sería mejor decir, para subrayar la
frecuente ilegitimidad de los procedimientos de aprehensión. Ya en manos de sus captores, sometido, empieza el proceso de desubjetivación. Para eso se le aísla, queda recluido en celdas o mazmorras, en cubículos u
oficinas. Las más de las veces atado, amordazado, a oscuras. "Nos tenían
en un sótano, el caso es que no entraba la luz, todo el día a oscuras, dor-
míamos tirados en el suelo, esposados y hacíamos nuestras necesidades ahí
mismo, en un bote de lámina que ellos nunca sacaban, nunca en todos
los días que allí permanecimos. El hedor era insoportable".[136] Se empieza
a perder la noción de tiempo y espacio, se abandonan los sentidos y responden únicamente a las órdenes inmediatas, a los impulsos primarios:
"Lo que entendimos de esta conducta metódica era que los custodios
tenían la instrucción de impedir que escucháramos noticiarios para man-
tenernos desconectados del mundo exterior, y en medio de un estruen-
do radiofónico que a mediano plazo minara lo más posible nuestra salud
mental, al debilitar día con día las defensas psicológicas que aún tuviéra-
mos, además de evitar muy especialmente la identificación de los ruidos

---

[135] Miente el hijo de ese carnicero, porque a Miguel Nazar le llevaban hasta la Dirección Federal
de Seguridad a los elementos más distinguidos de todo el país que combatimos contra el gobierno de aquellos años; a mí me llevaron el 22 de enero de 1974, junto con Marco Antonio Bernal,
el mismo que después fue a trabajar con el gobierno; parece que en él sí tuvo efecto el lavado de
cerebro". David Carrizales. "Ex guerrillero narra las torturas *técnicas* de Nazar", *La Jornada*, 23 de
febrero de 2004.
[136] Elena Poniatowska, *Fuerte es el silencio*, pp. 107-108.

provenientes de la superficie y los alrededores de la cárcel clandestina, dificultando de este modo la ubicación del lugar, en el remoto caso de que alguno de los detenidos en el sótano fuera consignado penalmente o devuelto a la sociedad en libertad".[137]

Más tarde llega la tortura. Un conjunto de técnicas con varios objetivos: hacer hablar, solicitar información, confirmarla, involucrar a alguien, elaborar las redes, reconocer personas, ubicar casas de seguridad, descifrar códigos y, sobre todo, disminuir las resistencias físicas y psicológicas de los presos, ahondar su condición de entidades disponibles, cuerpos y mentes sujetas a las decisiones de los otros. La CNDH ha recuperado algunos de estos testimonios: "Ya en la calle fuimos tirados al suelo y empezaron los agentes a golpear salvajemente a mi esposo para que dijera la dirección de otras dos personas: luego lo arrastraron de los cabellos y lo metieron en la cajuela de un auto; enseguida hicieron lo mismo conmigo, llevándome a otro auto y amarrándome los ojos para que no viera adonde nos dirigíamos. Nos llevaron a un local que después me di cuenta que era el Departamento de Tránsito y me echaron al piso junto con mi nenita. Ya para entonces yo escuchaba los golpes que le daban a Humberto y a Armando. Enseguida oí que le decían a mi esposo: "ahorita vas a hablar cabrón, tráiganme a su vieja". Enseguida me levantaron, me quitaron el trapo que tenía en la cabeza y me obligaron a desnudarme por completo. Luego me llevaron a presencia de mi esposo, el cual se encontraba también desnudo y le estaban aplicando toques eléctricos en los testículos. Me tiraron al suelo, me golpearon en su presencia y ME LEVANTARON DE LOS PECHOS ESTIRÁNDOME LOS PEZONES. Después me introdujeron en la vagina un fierro al cual me dijeron que le iban aplicar corriente eléctrica [cosa que después no hicieron] pero sí me dieron toques en la vulva y en los pechos. [...] A mi esposo lo golpeaban entre muchos; lo sujetaban en el suelo entre varios y le levantaban la cabeza para tirarle patadas en la cara. Lo desnudaron nuevamente y lo metían a una pila en la que dan agua a los caballos, en donde lo sacaban a punto de ahogarse. Me dijeron después que a mi niña, a mi cuñada, a su hijo y a mí nos iban a matar. Al rato agregaron: A tu marido ya se lo llevó la chingada por cabrón, así que hablas o la que sigue es tu hija [...] A mí me traían en un carro seis agentes: tres en la parte delantera y tres atrás conmigo, uno de ellos me abrazaba [yo estaba amarrada] y los otros me manoseaban el cuerpo diciendo obscenidades [...] Uno de ellos me dijo: ¿tienes hijos? Sí, una niña de un

---

[137] Alberto Ulloa Bornemann, *Sendero en tinieblas*, México, Cal y Arena, 2004, p. 30.

año. Bueno, ya viene en camino para que esta cabrona sepa lo que sabemos hacer [decía otro].¿Sabes que te vamos a matar? ¿Por qué? Por guerrillera, no te hagas la pendeja.Yo no soy guerrillera. Al rato vas a jurar por tu madre que lo eres [otro]¿Sabes lo que les hacemos a las cabronas como tú? Las matamos pero de a poquito mamita y se mueren hasta que a nosotros se nos pega la gana. ¡Vas a suplicar que te matemos! [...] Con toda intención dejé para el final lo que a continuación voy a declarar por parecerme lo más abominable y terrible de cuanto me hicieron: A mi hijita Tania de un año dos meses la torturaron en mi presencia maltratándola y aplicándole toques eléctricos en todo su cuerpecito".[138]

Otro testimonio, rendido por el T-170, ante notario público, recogido también por la CNDH: "El día 24 de mayo de 1978 fuimos aprehendidos en Ciudad Juárez, por uno de los cuerpos represivos más sanguinario de la burguesía, conocido como la Brigada Blanca, Lorenzo Soto Cervantes, Florencio Coronel Chavarría y *El tío Carlos*, aún desaparecidos [...]; Reyes Ignacio Aguirre y yo, T-170, que fuimos objeto de torturas desde el primer día, cachazos, golpes, agua por la nariz, toques eléctricos en todo el cuerpo, en particular en los testículos, pene y ano [...] Desde el primer momento que llegamos a la ciudad de México continuaron los golpes y las torturas; el día 26 de mayo del mismo año sufrimos una de las sesiones de tormento más duras que se pueda imaginar: agua mineral por la nariz, la inmersión de nuestras cabezas en una cubeta de agua, toques eléctricos en las partes mencionadas, golpes contundentes en series de diez por cada pregunta a la que dijéramos que no sabíamos, dados metódicamente con una barra de hule muerto y otros objetos [garrotes, tablas, varillas de metal, etc.] en los hombros, cabeza, cara, pecho, espalda, piernas, asentaderas, rodillas, espinillas, pies, brazos, codos, manos y uñas de los pies, que nos dejaron infinidad de dolorosas hinchazones en todas las partes mencionadas. Estas torturas las recibimos algunos días; en esos días las torturas fueron diferentes, algunas de persuasión [torturas psicológicas, como simulacro de asesinato, amenazas de muerte para nuestra familia] y las ya indicadas. Cabe subrayar que cada día de tortura era para tomarnos declaraciones en las cuales teníamos que decir lo que ellos querían, o de lo contrario las torturas proseguían; nos hicieron partícipes de robos, homicidios, asaltos [...] Hasta ese día aún nos encontrábamos juntos los cinco

---

[138] CNDH, "Informe especial sobre las quejas en materia de desapariciones forzadas ocurridas en la década de los setenta y principios de los ochenta". El mismo testimonio había sido recogido y publicado mucho antes por Elena Poniatowska en *Fuerte es el silencio*, p. 107.

detenidos [estábamos tan maltratados que apenas nos sosteníamos de pie].
A Lorenzo Soto Cervantes y a mí nos metieron en un cuarto de baño
en el cual permanecimos algún tiempo; los otros tres compañeros fueron
apartados de nosotros; ese lugar además de que constantemente lo moja-
ban era muy frío".[139]

En la detención se suspende el tiempo, los derechos y la misma vida del
preso. Es una tecnología completa, un sistema autónomo y complejo, que
consta de ciclos y procesos autónomos, con procesos de trabajo estanda-
rizados, espacios asignados, responsabilidades establecidas, jerarquizacio-
nes, saberes, expertos, técnicas y objetivos delimitados. Los propósitos son
múltiples, se dijo antes, desde obtener información hasta castigar, servir de
ejemplo o propagar el terror mimético, pero las fases de la detención son
parte de un proceso tecnificado y regulado según los procedimientos de
la ingeniería biopsíquica establecida por los expertos en medicina, dolor,
psiquiatría y técnicas de la información que se habían perfeccionado durante toda la posguerra,[140] y que los técnicos mexicanos habían adaptado
a las condiciones de la infraestructura y el carácter nacional. Por ejemplo,
durante los interrogatorios, el objetivo era dual, como lo reconocían las
víctimas: se trataba tanto de obtener información como de "quebrar" al
prisionero, de hacerlo hablar, de vencer sus resistencias, de cortar sus lazos de solidaridad con sus compañeros, con sus familiares, con sus creen-
cias e ideología. Las técnicas mexicanas —o la adaptación nacional de las
torturas físicas, psicológicas o morales— son bastante conocidas, han tras-
cendido la guerra sucia y siguen instaladas en las prácticas represivas del
presente. Tienen nombres peculiares, como un recordatorio lingüístico de
que se trata de obtener algo con la fuerza, de reducir el cuerpo del otro:
la picana; el "pollo rostizado", que consistía en atar al detenido de un tu-
bo y aplicarle descargas eléctricas; la "momia", cuando enredaban todo el
cuerpo con vendas y lo metían en el agua, hasta sacarlo antes de que se
ahogara; el "pocito", la introducción de la cabeza del preso en un sani-
tario repleto de orines y heces fecales; las descargas eléctricas en los ge-
nitales; las simulaciones de ejecución; las torturas o amenazas de tortura
a esposas, hijos, hermanos o padres; las quemaduras de cigarros; la asfixia
con bolsas de plástico; la radio a todo volumen durante día y noche; la

[139] CNDH, "Informe especial...", *op. cit.*
[140] Véanse Los manuales de manejo de fuentes y de interrogatorio utilizados en la Escuela de las
Américas. La versión digital se encuentra en CNDH, Biblioteca virtual, "los manuales de manejo",
http://www.derechos.org/nizkor/biblio/ [consultado en septiembre de 2005].

luz incandescente; las violaciones tumultuarias; la introducción de objetos en ano o vagina; el "tehuacán" (agua mineral) en la nariz. "En la playa, el comandante Miguel Ángel Cervantes Cerratus sugería una variante de la suerte charra, el jinete a pleno galope levanta un gallo enterrado hasta el pescuezo. Nosotros hacíamos un agujero en la playa, sembrábamos al detenido hasta que la arena le llegara al pescuezo y luego nos sentábamos a contemplar el oleaje, la marea que subía, que bajaba y volvía a subir."[141]

Todas las formas físicas o psíquicas de la tortura trabajan tanto con el dolor como con el miedo, con las sensaciones como con los temores, se busca reconvertir al preso en un sujeto apenas viviente, de someter el cuerpo y el alma del capturado a las dimensiones primarias del individuo, a modo de que el poder de matar o hacer vivir regrese a su dimensión esencial, alejado de las estrategias de control de la vida de la población, característica de las regulaciones biopolíticas del populismo. Todas las técnicas de la detención, desde el aislamiento hasta la tortura, se orientan a este objetivo: matar o dejar vivir, infringir la muerte u otorgar la vida de una presa capturada, afligida permanentemente por la incertidumbre sobre su suerte o la de sus compañeros y familiares. A fin de cuentas, la detención ilegal es el tiempo en que se suspende la vida de los individuos apresados para convertirlos en cuerpos que se debaten entre la vida y la muerte, bancos de información, objetos de chantaje, entidades en trance de despojo de su voluntad y su vida: inciertas, atemorizadas, inconclusas.

La detención es un laboratorio técnico-político para despojar las voluntades, así como la cárcel es el espacio en que se cercenan las libertades y los derechos, para mantener en suspenso el destino de los presos. Unos serán liberados, otros asesinados, algunos desaparecidos. "La angustia de saberme desaparecido, de ser incapaz de comunicarme con mis seres queridos para hacerles saber por qué causa no sabían de mí, crecía día a día y me iba conduciendo de manera inexorable hasta los límites de la desesperación. Rocé esos límites la noche en que llegó un nuevo grupo de prisioneros amarrados de las manos, vendados los ojos y cubiertas las cabezas con capucha, indígenas [así lo evidenciaban sus voces] de alguna región de la Huasteca hidalguense. Le pregunté a uno de ellos, un hombre a quien no pude verle el rostro y cuya voz me sonó como la de una persona de setenta años o más, encerrado en la celda contigua a la que yo ocupaba esa noche, que de dónde venía y me contestó que hacía ya dos

---

[141] Julio Scherer García, *Máxima seguridad. Almoloya y Puente Grande*, México, Nuevo Siglo Aguilar, 2001, pp. 139-140.

años de su detención en la sierra hidalguense, dos largos años de haber sido separado de sus seres queridos. Me contó que los militares los habían trasladado en un camión militar, de los cubiertos con una lona, de una barraca adonde los tenían encerrados y desde cuyas ventanas aseguradas con barrotes de hierro sólo se veía el campo."[142] Dos años capturados, dos años encerrados, dos años desaparecidos, pero vivos, trasladados, vueltos a encerrar, dos años a merced de los militares, sin juicio, sin saber dónde estaban, sin saber cuánto tiempo más, sin saber si el día de mañana estarían bajo el sol o bajo tierra.

La aprehensión convierte al militante en preso, la detención transforma al preso en un cuerpo viviente, una entidad sujeta a las decisiones del poder de matar o de dejar vivir; pero también en un estado de suspensión que antecede, sustituye o encubre la desaparición. Es una fábrica de transformación de las voliciones y las ideas en impulsos de sobrevivencia, en estados de incertidumbre y de inconciencia: "Aquel transcurrir en ese sitio tenía una frialdad de ceremonia. Era un lugar escondido, apenas un rincón en una ciudad descomunal llena de rincones, de tantos rincones como habitantes, y reflexionaba: ¿quién se ocupaba de nosotros? ¿Seremos realmente la vanguardia de alguien? Y las bases ¿dónde están?, ¿sabrán que tienen una vanguardia? El lugar se sentía de tal manera aislado que en seguida de cada ruido, aquella mudez apabullante se volvía a ocupar de todos los huecos. Las voces se sentían espóradicas, alejadas, y no había realmente a quién atribuirlas de tan inocentes que se oían. Incorpóreas se volteaban contra la llanura de las paredes, contra los pisos de mosaico; las luces fluorescentes, las actas judiciales, las máquinas de escribir enloquecidas persiguiendo declaraciones arrancadas por la fuerza; el ministerio público, los procuradores de justicia, todos agarrados de un léxico de frases hechas, lugares comunes y reiteraciones. Un silencio de confesionario era ese; de altas naves, de cúpulas huecas, de estolas y crucifijos, de retablos y sotanas; de falsa abstención sexual: la ley. Sin cobertura ninguna, ya estaba como al principio de la vida y recordó, no sabe por qué, su nombre, que a él mismo le pareció extraño, demasiado cierto tal vez y sin sentido. Ahí el transcurrir el tiempo, el espacio y las cosas; los ruidos, la luz, la oscuridad, el silencio y los olores adquirían un significado diferente, condicionado por la situación. Le parecía que la naturaleza lo había engañado siempre y, ahora, despojado de su vestir —fuera de su escondite formal— se mostraba cual era el hombre: un inerme an-

---

[142] Alberto Ulloa Borneman, *Sendero en tinieblas*, pp. 46-47.

te él mismo y su contexto. No se reconocía como él. Le resultaba ajeno. Su cuerpo —demasiado verdadero— le ocasionaba un miedo desenterrado de entre la maraña de los siglos; un sentimiento fuera de su alcance; algo superior a lo que sentía frente a sus confesores, delante de sus carceleros. Era otro en esa dimensión; no era él. Le parecía incluso que desde antes permanecía escondido bajo la superficie de lo convencional. Aturdido, no sabía qué hacer con los brazos, no encontraba en qué ocuparlos, adquirían de esa manera un significado insustancial. Era ya un estorbo, una parte inútil de su cuerpo; una clase de negación. Tal vez lo mismo que le sucedió al hombre al principio. Y ahora, al final, ¿para qué le servirían?"[143]

La desaparición
El siguiente momento es la desaparición misma. El detenido es un agente pasivo de la práctica; sus derechos fueron suspendidos, su cuerpo torturado, su alma mortificada y su memoria extraída, pero seguía en una cárcel, en los separos, en los sótanos si se quiere, pero ahí, escondido pero reconocible; luego ya no, no se le veía, nadie supo más de él, se le perdió el rastro, se empezó a desfigurar su rostro y su recuerdo, empezó a ser alguien desaparecido; *alguien,* ya ni siquiera un agente, sino *alguien* del que se sabe poco, del que se recuerda menos y se cree casi nada; algo así como un no-ser, una no existencia, pero no por efecto de la muerte, en ese caso sería un cadáver, con todas las implicaciones físicas, morales y jurídicas del asunto, sino un inexistente: un desaparecido.

Con la desaparición ocurre una suerte de difuminación del sujeto inicial: una serie que va del individuo al secuestrado y luego al desaparecido. La última figura es del todo paradójica: puede ser que no exista, porque no se tienen pruebas de que haya sido siquiera detenido, o que se perdió, porque en el trayecto procesal los documentos se confunden, se traspapelan, se pierden: nadie sabe qué pasó. Empiezan entonces otras desapariciones: las de la biografía, de la existencia, las civiles: los desaparecidos nunca existieron, no hay registros de su nacimiento, de su vida o de su muerte; o la desaparición administrativa, la mentira de las muertes subsecuentes, sin registro de cadáver, de documentos, de nada… son otras desapariciones, o mejor, un ciclo virtual de desapariciones de primero, segundo, tercer orden.

[143] Salvador Castañeda, *La patria celestial*, México, Cal y Arena, 1992, pp. 45-46.

LAS ESTRATEGIAS DE LA OCULTACIÓN

De la historia relatada en el capítulo anterior es posible establecer lo que puede denominarse el ciclo virtual de las desapariciones. Son las estrategias que pretenden inhibir la reconstrucción de la identidad de un desaparecido, y si no de su identidad, que sería el caso extremo, sí del momento y las circunstancias en que desapareció. Su objetivo es evitar el registro de una desaparición, impedir que se formule una demanda, o menospreciarla, reducirla, mofarse de ella. Son estrategias para evitar que la desaparición sea reconocida como práctica gubernamental; por eso aquí se formula primero, aunque en un sentido cronológico ocurra tiempo después de la desaparición física de la persona, cuando empieza la lucha política por su recuperación.

Se pueden identificar cuatro estrategias o ciclos virtuales de la desaparición: *cerca del límite, la desaparición radical,* cuando los rastros son débiles, casi no hay pruebas y los testimonios son prácticamente inaudibles; *la confusión,* cuando existen constancias de la detención, reportes de interrogatorios, comunicaciones de seguridad, pero los datos son diversos, contradictorios, antagónicos, las fechas no coinciden, las circunstancias son dispares, los registros son confusos; nadie sabe cuál es el verdadero y el falso, cómo y cuándo se trucaron —y no son problemas en la calidad de la información, como lo creen los historiadores ingenuos, sino condiciones de una práctica de la desaparición regulada por la burocracia de seguridad nacional—; el *silencio,* igual que en el anterior se cuenta con las pruebas, se sabe quién, cuándo y cómo se llevaron al o a los sujetos, incluso algunas autoridades otorgaron constancias de su detención, pero luego nada, todos callan, sabiendo, todos guardan un silencio cómplice y culpable, pero no dicen nada; y *la negación,* procedimiento desesperado del poder, cuando se rechazan las imputaciones, se niega el estatuto de la desaparición y se elaboran historias de asesinatos grupales, de enfrentamientos con policías, de *vendettas* personales. Las estrategias son independientes, pero según sea el caso, bien pueden mezclarse, articularse, sucederse o encabalgarse, por lo que también pueden ser consideradas como momentos de un ciclo virtual que recorre cada una de las desapariciones.

Borrar

Hay que regresar de nuevo al primer caso registrado, cuando la práctica se inició, cuando los procedimientos y los objetivos están desnudos, sin trucos ni afeites. El Comité Eureka lo escribe así: "Epifanio Avilés Rojas, de 36 años, fue detenido-desaparecido por el ejército mexicano. Después de un mes de persecución, un grupo de 33 militares al mando del mayor Antonio López Rivera lo detuvo en el domicilio del señor Aquielo Maldonado. Con las manos atadas a la espalda y amarrado con reatas fue obligado a caminar 20 kilómetros hasta la cabecera municipal de Coyuca de Catalán, en cuya cárcel pasó la noche. Al día siguiente fue llevado al aeropuerto de Ciudad Altamirano donde el mayor Antonio López Rivera se lo entregó al general Miguel Bracamontes y dos militares más, uno de ellos el después general Acosta Chaparro. A Epifanio se lo llevaron en una avioneta hacia la ciudad de México. De todo esto hay múltiples testigos y testimonios".[144]

La investigación de la CNDH, por su parte, arrojó los siguientes resultados: "Después de analizar y valorar el contenido de las evidencias antes mencionadas, se reitera que no existen los suficientes elementos de prueba que permitan confirmar los actos constitutivos de la queja; lo que resulta ser un impedimento para que, hasta el momento, se pueda ubicar el paradero del agraviado señor Epifanio Avilés Rojas, y por esa razón, se procederá en términos de lo dispuesto en el artículo 31 de la Ley de la Comisión Nacional de Derechos Humanos, así como en la fracción II del artículo 123, en relación con el último párrafo del 108 de su Reglamento Interno; y en caso de que se reciba información o documentación posterior a la conclusión del presente asunto, se atenderá al contenido del numeral 103, del último ordenamiento legal en cita".[145]

El destino de Epifanio sigue siendo nebuloso. Los familiares afirman su existencia en la denuncia, aportan datos, recogen testimonios, recuerdan. El gobierno y el ejército niegan. La CNDH no tiene datos suficientes para sustentar la queja, menos para localizarlo. Nadie sabe dónde está. ¡Los que denunciaron su desaparición no pueden probar que haya desaparecido, y ni existen las documentales de su detención, ni la CNDH pudo encontrar algo que fundamentara la violación de sus derechos humanos! En esta paradoja radica el secreto de la práctica de la desaparición: los memoriosos han reconstruido la identidad de un desaparecido, esta es su primera victoria, el primer fracaso del poder; sin embargo, no han podido hacer que el Estado la reconozca ni que diga dónde está Epifanio. A él lo han colocado en entredicho: unos reclaman su destino, los otros, los que se lo llevaron, niegan su existencia. Triunfo a medias: de un lado, no se sabe dónde está, pero se sabe que se lo llevaron; del otro, nadie sabe na-

[144] Comité Eureka, ¡Libertad! Caso de Epifanio Avilés Rojas.
[145] Expediente CNDH/PDS/95/GRO/N00046.000. Caso de Epifanio Avilés Rojas.

da, no ha habido nada, nada que reclamar: la demanda de Eureka es una falsedad. En eso consiste la desaparición: negar la existencia de alguien, desconocer no sólo su paradero, sino su identidad.

Desaparecer a Epifanio es muy distinto de reprimirlo, de encarcelarlo, de torturarlo, incluso de asesinarlo. En estos casos, la existencia de Epifanio no está en duda, al contrario, todas estas técnicas se aplican sobre su cuerpo, sobre su persona, sobre su vida. La desaparición no: cuestiona su existencia como individuo y como sujeto político. Podría decirse que la desaparición también utiliza la cárcel, la tortura y el asesinato, pero sólo para cambiar los objetivos de la represión: no castigar ni eliminar, ni advertir, sino desconocer, difuminar, desaparecer. Son cosas distintas. Son objetivos diferentes. En unos casos reprimir, en otros desaparecer; en un caso se reconoce la lucha política de los individuos y los grupos; en otros se pretende desaparecer la misma existencia de los adversarios políticos. Se pretende: la historia de la práctica de la desaparición es el registro de un fiasco descomunal del poder.

En el caso de Epifanio la estrategia operó en el límite: sin pruebas documentales, con testimonios diversos, se apostó a su desaparición en un sentido radical: no hay registros, nadie sabe, no se puede fundar la queja de una desaparición cuando la misma existencia del sujeto está en duda. En duda política, se entiende, en duda jurídica. Para la CNDH, por ejemplo, poco importa lo que digan sus familiares, ¡cuando no existen las pruebas que funden la queja no existe ni delito ni afectación de los derechos humanos de una persona que desapareció! Podría decirse: estrategia casi exitosa, la desaparición de Epifanio casi está completa, si no fuera por la denuncia, el recuerdo y el trabajo político de sus familiares, compañeros y del Comité Eureka. El silencio burocrático y legal sobre Epifanio se rasga por voces apenas audibles.

La historia de la desaparición registra muchos casos cerca del límite. José Ramírez Samaycón es uno de ellos. Lo desaparecieron el 28 de junio de 1971, junto a Eusebio Arrieta Memije, Crescencio Calderón Laguna y Miguel Cadena Diego, en La Peineta, municipio de Atoyac de Álvarez. Dicen que tenía 14 años, pero nadie lo recuerda bien, ni de dónde era, ni a sus familiares, tampoco tenía antecedentes; su nombre ni siquiera aparece en los archivos de seguridad. En el límite, como Epifanio, quizá más que él, pues al menos se sabía que Epifanio era un militante político, pero José no, hasta se preguntan si José realmente existió. En el límite: la desaparición afecta la identidad del sujeto; más aún, se pregunta sobre su existencia, no nada más sobre su paradero.

Confundir

En otros casos, los archivos de seguridad y el *dossier* de la CNDH reportan pruebas documentales de la aprehensión del sujeto, de sus declaraciones, de su estancia en las cárceles y centros de detención, incluso se nombran los responsables, las fechas, los traslados, las circunstancias y los motivos. Son los casos documentados, todos aquellos en los que la CNDH encontró los recursos que fundaran la violación de los derechos humanos de la persona. A diferencia de los casos limítrofes, en los que la desaparición lleva a preguntarse sobre la existencia del individuo, donde apenas quedan rastros testimoniales, en éstos existen las pruebas de la detención, la responsabilidad de las agencias de seguridad y del ejército mexicano están documentadas, se sabe que ellos se lo llevaron, que ellos lo detuvieron, que ellos lo interrogaron, a veces dónde estaba detenido y dónde se le vio por última vez. Hasta ahí: después desaparecen las señales, no se sabe qué le ocurrió ni dónde quedó. La desaparición sigue a la aprehensión, a la detención y a la tortura; es una duda sobre el paradero del individuo, sobre su destino, no sobre su identidad. La desaparición se da después del interrogatorio, una vez que le fueron suspendidos sus derechos, una vez que tras la tortura había dejado de ser útil: fue desechado, pero a diferencia de los cadáveres que fueron velados, de los encarcelados que fueron juzgados, nunca apareció, nunca se supo qué fue de él. Una estrategia diferente, aquí no se trata de intentar borrar la desaparición de un individuo, como en los casos de Epifanio y de José, sino de confundir, pues se tienen todas las pruebas de la detención del sujeto; se trata de perderlo, de mezclar posibilidades, de cortar responsabilidades de los que lo detuvieron, de hacerlo inencontrable. Los archivos están llenos de informes mal elaborados, de datos falsos, de mentiras, de elucubraciones, de exageraciones. Esto no refiere tan sólo la calidad del archivo, sino la complejidad de la práctica de la desaparición: también es un fenómeno burocrático, jurídico e institucional, no sólo un vulgar ejercicio de fuerza.

Son muchos los casos de esta modalidad. Se tienen constancias de las detenciones en los archivos del Cisen, de la DFS, de la DIPS, de la DIPD, se sabe quiénes, cómo y hasta por qué se los llevaron. Incluso dónde desaparecieron, dónde se les vio por última vez. El ejército se los llevó, o fueron aprehendidos por agentes de la judicial y la Brigada Blanca; todo eso se sabe y se ha documentado; sin embargo, no se puede establecer el paradero ni los datos son confiables, ni siquiera la línea del tiempo es clara. Se inventan otros destinos, se superponen vidas y muertes, tiempos y espacios, fechas y lugares. Eusebio Arrieta fue detenido, desaparecido y muer-

to años después de que ya no se supiera nada de él. Fue uno de los primeros que desaparecieron en grupo, junto a Crescencio Calderón, Miguel
Cadena y José Samaycón. A José, ya se vio antes, casi le lograron borrar
su existencia. A los otros tres no; lo que sí hicieron fue confundir su destino, trucar su suerte. La Dirección de Investigaciones Políticas y Sociales
da un primer dato: "El 28 de junio de 1971 miembros del ejército nacional detuvieron a Crescencio Calderón Lagunas, Eusebio Arrieta Armijo
y Miguel Cadena Diego en la comunidad El Paraíso y fueron trasladados
a Atoyac de Álvarez".[146] Ahora bien, en 1979, en un primer informe sobre los desaparecidos, el procurador general de la República, Óscar Flores
Sánchez, declaró que Eusebio no fue detenido, mucho menos desaparecido, sino que murió en junio de 1971, cuando 150 guerrilleros del Partido
de los Pobres emboscaron dos vehículos militares. La suerte de Eusebio
cambió: los soldados no lo desaparecieron, sino que lo mataron al repeler
una agresión. La cuestión se complica cuando una ficha del Cisen señala
que murió en un enfrentamiento armado en Guerrero, el 23 de agosto
de 1972. Si se incorporan algunas testimoniales, el destino de Eusebio se
confunde más, pero si se añaden los documentos de los compañeros que
fueron detenidos con él, la situación se torna casi inmanejable. Según estos últimos, Miguel Cadena Diego no fue detenido por el ejército en la
fecha ni el lugar mencionados, sino que fue secuestrado por Lucio Cabañas en septiembre de 1974 y muerto en diciembre de ese año. Lo mismo le ocurrió a Crescencio. Pero la cuestión es peor si se considera que
la denuncia original decía que fueron cuatro los desaparecidos el mismo
día, hora y lugar; de esos cuatro, José casi no tiene registro, Eusebio tres
informes contradictorios, lo mismo Diego y Crescencio. Desaparecidos
más de una vez, en circunstancias, lugares y tiempos diferentes.[147] La confusión documental crea otra forma de la desaparición: la burocrática, la
que impide saber la suerte y la identidad de los que fueron detenidos y
luego desaparecidos.

Callar

En otros casos la desaparición es una forma del silencio. Se sabe a quién
se llevaron, dónde y cuándo; pueden ser los aprehendidos en un retén,
los heridos en un enfrentamiento, los detenidos en un operativo. Se sa-

---

[146] Expediente CNDH/PDS/95/GRO/N00042.000. Caso de Eusebio Arrieta Memije.
[147] Como los 48 casos de campesinos detenidos por el ejército, presuntamente muertos en combate, pero que luego aparecían en otros lugares, en otros documentos o en otras muertes.

be todo, incluso los nombres de los agentes involucrados, hay constancias en periódicos y revistas, en libelos y noticieros televisivos; después nada, queda el silencio. Las autoridades no escuchan, ignoran los reclamos, están sordas, mudas, ciegas ante las evidencias y las preguntas. "Pero ahí están las pruebas, los datos, los testimonios, las denuncias, ¿por qué no responden", decían las madres del Comité Eureka. ¿Por qué no? Sencillamente porque no.

El silencio siempre ha sido una estrategia política. No reconoce ni la pregunta ni al adversario: no hay respuesta. No la hay; de otro modo implicaría validar la interrogación, incomodarse frente a una dialéctica perdida de antemano. Al aceptar la pregunta, se inicia la derrota: *dictum* básico de los códigos del misterio. Por eso, durante mucho tiempo, todavía hoy, en una gran cantidad de los casos donde las pruebas son aplastantes, no hay respuesta. Recuérdese a Ignacio Arturo Salas Obregón, dirigente de la Liga Comunista 23 de Septiembre. Fue herido en un enfrentamiento con judiciales en Tlalnepantla y atendido en un hospital de la zona. Hasta ahí hay constancias, registros, hojas médicas y noticias. Luego se lo llevaron al Campo Militar Número Uno; después nada. ¿Cómo sucedió eso? Si se tienen los registros de todo, incluso de sus interrogatorios, ¿cómo es posible que desaparezca, así como así, que nadie se haga responsable, nadie dé la cara, ni siquiera los que lo atendieron en el Hospital Militar, los que lo interrogaron e informaron de sus declaraciones? Nadie. Todos callan. Silencio. Lo mismo ocurrió con José García Wenceslao. En septiembre de 1975 estaba preso en la cárcel de Lecumberri. Lo mandó llamar el juez y nunca regresó a la celda. ¡Pero estaba en la cárcel ya! ¿Cómo desapareció de ahí, escoltado por guardias y custodios, sin que nadie sepa nada? Silencio total.

El primero de septiembre de 1974, Teresa Estrada Ramírez fue a visitar a Juan Avilés a la cárcel de Lecumberri. Entró al penal, firmó el libro, pero nunca llegó a ver a los presos políticos. Tampoco volvió a saberse de ella. La desaparecieron. No era presa, era una visita. Las autoridades del penal callaron, no dieron datos, ni informes, nada. Se esfumó. ¿Pero no era una cárcel de seguridad, no se sabía quién entraba y quién salía? ¿Cómo es posible que no se sepa lo que sucedió con Teresa? Silencio. En otras ocasiones detenían a las personas en su trabajo, frente a sus compañeros, los sacaban, se los llevaban. Había testigos, testimonios, incluso reportes. Y nada.

Hay casos en los que las autoridades municipales registran la aprehensión, documentan la detención y el traslado de personas, se los entregan a militares o a agentes y luego nada. Es lo que les pasó a Rigoberto Rodríguez Rivera y a José Crescencio Aizpuru. Rigoberto trabajaba en una ladrillera, propiedad de José Crescencio, en Culiacán, Sinaloa, cuando el 5 de enero de 1978 llegaron los policías municipales al mando de Jaime Cota Félix. Se los llevaron a los dos. Pasaron una noche en los separos de la policía municipal; al día siguiente la madre de Rigoberto fue a buscarlo y le dijeron que se lo habían entregado al coronel Felipe Santander Bonilla en la 9a. Zona Militar. ¡Los policías dieron esa información! Luego nada. Nadie sabe nada. Nadie se hace responsable, el coronel no responde, los registros se ignoran.

Algo similar le sucedió a Cristina Rocha Manzanares. Fue detenida junto a su esposo Ignacio Tranquilino Herrera Sánchez y su cuñado Juan de Dios Herrera Sánchez, el primero de julio de 1976 en San Blas, municipio de El Fuerte, Sinaloa. El síndico municipal detalla su detención: "el día 2 de julio de 1976, los detenidos fueron conducidos a la comandancia de la 9a. Zona Militar, y al preguntar la suscrita por la situación jurídica de los detenidos, se me informó en dicha comandancia, que se los acababan de llevar con rumbo desconocido [...] que por más gestiones extrajudiciales que he realizado en diferentes dependencias oficiales encaminadas a indagar su paradero, han resultado completamente infructuosas, es por lo que pongo de su conocimiento la realización de los hechos que se exponen en este escrito, para que proceda conforme a derecho corresponda".[148] El documento es evidente, igual que el silencio de los que se los llevaron, igual que el desprecio por las pruebas y los reportes oficiales. Los sacaron de su casa y los detuvieron. Luego nada, ¡pero hay testigos, hay registros, hay noticias! ¿Qué pasó con ellos? Silencio. Además, Cristina estaba embarazada de cuatro meses. ¿Fue niño o niña? ¿Nació? ¿Qué pasó con todas las embarazadas, con los recién nacidos, con todos los niños que apresaron junto a sus padres? ¿Qué hay de Teresa Torres Ramírez, aprehendida en Acapulco el primero de enero de 1976, por Othoniel Tarín Chávez? Tenía un embarazo de tres meses. Se sabe el nombre del oficial que la detuvo, ¿por qué no contesta, por qué no dice dónde está, dónde la llevó, qué hizo con ella y con su bebé? Silencio. ¿Dónde está el hijo recién nacido de Edilberto Sánchez Cruz y Rebeca Padilla Rivera, detenidos el 17 de abril de 1976, también en Acapulco? Silencio.

Muchas historias son así. Se los llevan, los detienen, los interrogan, los presentan ante los medios, los exhiben en la televisión, salen en la pren-

---

[148] Expediente CNDH/PDS/90/SIN/N00182.000. Caso de Cristina Rocha Manzanares.

sa, se sabe dónde están; después nada, parece que se evaporan, nadie es responsable, nadie sabe nada. Las autoridades callan, ignoran las demandas, no escuchan las preguntas. El silencio es una forma del desprecio, también del cinismo: "Nos los llevamos, y…"

Negar

Muchos años fue la estrategia dominante de las autoridades mexicanas frente a las denuncias de los desaparecidos políticos: "No existen". Después tuvieron que cambiar e inventar otras estrategias, pero ésta sigue siendo básica, porque siempre puede reaparecer, es un momento del ciclo de las desapariciones que siempre está ahí, dispuesta, siempre se puede utilizar: "No hay desaparecidos". Así de simple, no desapareció, no lo desaparecieron, no lo detuvieron. No. "Que lo busquen en otra parte. El gobierno mexicano no desaparece a los ciudadanos." "Debe de haber muerto. Murió en un enfrentamiento. Lo asesinaron sus mismos compañeros. No está desaparecido." La negación es una estrategia política. Opera así: la desaparición no existe, porque no hay desaparecidos, sino sujetos que murieron en circunstancias muy diferentes a las descritas en las demandas; al establecer la suerte del presunto desaparecido, se niega la práctica de la desaparición, por lo tanto, no es una tecnología gubernamental, sino un infundio de los opositores.

Las detenciones salían en la prensa, los familiares y amigos estaban informados de cuándo se los llevaron, quiénes y adónde. Había constancia pública de las aprehensiones; sin embargo, los documentos posteriores la niegan, se construyen otros informes, se dan otros datos y otras explicaciones. Se niega la evidencia. Por ejemplo, el 9 de junio de 1976, *La Prensa* informó de la detención de Lázaro Torralba Álvarez: "Los agentes, armados con metralletas, le vendaron los ojos y lo taparon con una chamarra, subiéndolo a un automóvil que era conducido por elementos al mando del capitán Martín Larrañaga, y al parecer fue trasladado al Campo Militar Número Uno".[149] Pese a esto, y a que su familia había sido hostigada todo el año anterior, los documentos de la DFS y del Cisen dicen que no fue así, sino que murió el 17 de mayo de 1977 en la entrada del Colegio de Ciencias y Humanidades de Azcapotzalco al sostener un enfrentamiento armado con elementos de la Brigada Especial. No lo desaparecieron: murió en un enfrentamiento casi un año después de su aprehensión. ¿Y cuándo se informó de su liberación o de su escapatoria?

---

[149] Comité Eureka, ¡Libertad! Caso de Lázaro Torralba Álvarez.

¿Y dónde quedó el cadáver, por qué no se informó a la familia, si sabían bien dónde vivía y quiénes eran sus hermanos?

La negación es una forma de la confusión, se podrá decir; en una y otra se altera la verdad, se modifican los datos, se ultraja la memoria, pero en la confusión el destino sigue incierto, en cambio en la negación no; lo que se trata es de negar la práctica, de no reconocer que haya desaparecidos; puede decirse que murieron en enfrentamientos, o que fueron secuestrados por sus ex compañeros, o que murieron asesinados por los mismos guerrilleros. Armando Iturio Martínez desapareció en marzo de 1976 en la ciudad de México. La denuncia dice que fue detenido por agentes de la policía judicial, pero el Cisen reporta un documento de la DFS según el cual murió el 26 de agosto de 1976, en Atoyac de Álvarez, Guerrero, ejecutado por un comando de las Fuerzas Armadas Revolucionarias, después de haber desertado del grupo, como un ejemplo para todos aquellos que pretendían abandonar la lucha. Cosas similares se dijeron sobre muchos de los desaparecidos en Guerrero. Es lo que se dijo de Virgilio Vinalay Jiménez. Fue detenido el 16 de mayo de 1976, en el km 21 de la carretera Acapulco-México, por soldados del ejército mexicano y agentes de la policía judicial al mando del oficial Barquín.[150] Sin embargo, supuestamente la DFS encontró un *cassete* con el juicio sumario a Virgilio, en el que se decía que fue secuestrado por la Brigada Campesina de Ajusticiamiento, el 17 de mayo de 1976 en Acapulco, y ajusticiado el 26 de agosto del mismo año, como escarmiento para todos los desertores del Partido de los Pobres. La mentira es una forma de la negación, una estrategia política tan obvia que sólo el cinismo puede sostenerla; el cinismo del poder.

LA DINÁMICA DE LAS FORMAS

En los archivos del Comité Eureka, Epifanio fue el primero. Su desaparición fue un caso aislado; fue la primera y la única, al menos en los registros, desde mayo de 1969 hasta abril de 1971. Luego se volvió más frecuente. En 1971 ya fueron seis, en 1972 dieciséis, dos años más tarde casi doscientas personas. A principios de los años ochenta los registros acumulados eran más de quinientos, aunque otros reconocen más de mil quinientos. Más allá de las diferencias entre los casos registrados y los denunciados, las cifras sólo indican la regularidad de una forma que empezó de manera incidental, luego ocasional, más tarde frecuente y en algún

---

[150] Comité Eureka, ¡Libertad! Caso de Virgilio Vinalay Jiménez.

momento se volvió sistemática en el conjunto de las técnicas represivas del gobierno mexicano.

¿Cómo se volvió una práctica recurrente, cómo se extendió a nuevas zonas, cómo pasó de la contrainsurgencia a otros frentes del combate político? Es el secreto de su dinámica, de su complejización, los elementos que la fueron transformando, que modificaron el campo de lo reprimible, las técnicas de la aprehensión y los organismos responsables; son las diversas formas de la desaparición, los procesos que se fueron modificando, perfeccionando, hasta volverla una tecnología eficiente, aunque más tarde se revirtieran en una paradoja típica de las resistencias: al describir la mecánica de la desaparición, al descomponer sus elementos y las distintas formas de su desarrollo, se hizo posible reconstruir la biografía de un desaparecido y restregársela al poder en sus propios términos: en los de la ley, la justicia y los derechos humanos.

La forma elemental: secuestro-desaparición
Aunque no necesariamente es la primera, es la base de toda la tecnología desaparecedora: después de identificar a un sujeto peligroso, se le aprehende, puede ser en un retén, en un operativo, en una incursión a un poblado, puede ser en la sierra, en su trabajo o en su casa; no importa dónde ni cómo, la cuestión es que desde ese momento —que equivale a un verdadero secuestro, pues casi nunca se presentaban órdenes de aprehensión—, el individuo desaparecía. Secuestro-desaparición, fórmula radical de la difuminación del sujeto político: sencilla, eficaz, casi perfecta; casi, pues alguien vio, escuchó, recordó y denunció el hecho. Pero no hay registros, no hay constancias. Procedimiento eficiente, alcanza dos objetivos: la desaparición física y luego la imposibilidad material de seguirle el rastro al desaparecido: se esfumó. La fórmula más sencilla, la más difícil de rastrear, la más complicada de establecer. En su descarnada eficacia es el epítome de la técnica, por eso seguirá utilizándose cada vez que se pueda, independientemente del campo reprimible que atienda, de las agencias involucradas o el campo de lucha en el que se aplique.

La forma ampliada: aprehensión-detención-desaparición
La forma elemental despliega solamente los extremos de la práctica: aprehensión-desaparición; es una fórmula inmanente, puede aparecer al inicio de la práctica o en cualquier momento; refiere su carácter incidental o virtual. La consolidación de la práctica se da cuando se hace más frecuente en la zona en que apareció primero, sobre todo cuando se da en

una operación general de arrasamiento o aniquilación. Cuando se define el campo reprimible localizado geográficamente, en este caso en la sierra de Atoyac, y se busca eliminar a todos los individuos que sostengan o pertenezcan a la Brigada Campesina, en el marco de la Operación Telaraña; entonces la práctica no sólo se vuelve más frecuente, sino que se engarza con otras, se formaliza y empieza a consolidarse. Es cuando se amplía, para destacar sólo su recurrencia, su cada vez mayor utilización e individuación, frente a otros procedimientos represivos. Esto sucede entre 1971 y 1972, al inicio de las operaciones contrainsurgentes de gran escala.

La forma general simple: ubicación-aprehensión-detención-desaparición
Desde mediados de 1973 la práctica de la desaparición añade nuevas técnicas, procedimientos, agencias y saberes. Sin duda su ampliación ha permitido que se individualice, pero seguía siendo una práctica marginal en un programa complejo; además, una técnica utilizada sólo en la lucha contra la guerrilla rural. Cuando el campo reprimible se modifica, entonces la práctica se generaliza en dos sentidos: se extiende a otros territorios, no sólo Guerrero, e involucra a nuevas instituciones de seguridad, creando dispositivos complejos de lucha contra la subversión. En este sentido, con la burocratización de la seguridad interior, las agencias producen un caos organizado de documentos, informes, archivos, registros, sobre los detenidos posteriormente desaparecidos que dan lugar al ciclo de las desapariciones, o de estrategias esfumantes vistas con anterioridad. Si en los primeros casos el ejército era el responsable de la detención-desaparición, después intervienen la DFS, la PGR, la procuraduría estatal; si al principio el tiempo entre la detención y la desaparición era muy corto o era imposible de determinar (por lo que en la fase primordial es mejor hablar de secuestro y no de detención), después los tiempos ya se extienden, se reconocen; pero sobre todo tras la aprehensión o el secuestro, aparece la suspensión del tiempo, o sea la detención, para lo cual se utilizó un arsenal de saberes, técnicas, procedimientos, expertos y lugares que le otorgarán a la práctica de la detención-desaparición sus características fundamentales.

La forma general desarrollada: rastreo-aprehensión-detención-desaparición
A finales de 1973 la práctica de la desaparición estaba ya constituida, y empezaba a generalizarse con la extensión a otros territorios y su aplicación por otras agencias de seguridad, no sólo el ejército mexicano; es lo que denominamos la forma general simple; sin embargo, todavía no se

utilizaba en otros campos de ejercicio del poder; seguía restringida, por decirlo así, a la guerra irregular, cuando se utiliza en conflictos locales, cuando se aplica en luchas populares, cuando se convierte en táctica de amedrentamiento político, entonces la práctica no sólo se generaliza sino que se profundiza, se desarrolla.

La forma equivalente: inmanencia y virtualidad

Las formas anteriores destacan la formación, consolidación y desarrollo de una práctica represiva; atienden sus elementos definitorios, los procedimientos que le dan especificidad y el modo en que se generaliza y profundiza; es un modo de atender su dinámica histórica, desde su aparición hasta su constitución y desarrollo, de poner el acento en los procedimientos, la regularidad y las agencias involucradas; sin embargo, cuando a principios de 1975 se genera una mutación fundamental en el campo de lo reprimible, la práctica nuevamente se modifica, menos en los procedimientos o en las instituciones, que en los sujetos a desaparecer. Es una forma que se aplica menos en un territorio delimitado, que sobre los individuos ligados por relaciones políticas, culturales o subjetivas en espacios heterogéneos. Si las formas anteriores refieren una evolución paulatina, de lo incidental a lo ampliado y luego lo general, simple o desarrollado, pero en un espacio geográfico, la forma equivalente ya no se produce en un territorio ni en un campo de ejercicio del poder, tampoco en una lucha; se da en la subjetividad, en las relaciones, en las formas de vida, en la cultura. La forma equivalente se vuelve una forma inmanente, virtual, que puede o no regresar a la simplicidad de la forma elemental, porque de lo que se trata es de ubicar a individuos subjetivamente peligrosos, porque en cualquier momento cualquiera puede desaparecer después de una confrontación, y no tiene que ser guerrillero, o familiar, o simpatizante; basta que sea un adversario, como lo mostraron fehacientemente los agentes judiciales desaparecidos, los soldados, los estudiantes, los niños, o los no nacidos.

En una derivación de la forma equivalente, precisamente porque trata ya no de la represión a los enemigos políticos, a los guerrilleros, sino de la difuminación de todos los adversarios, de la figura del adversario, en cualquier campo de enfrentamiento, por cualquier institución o grupo que aprehenda a alguien, que secuestre o tome rehenes, la desaparición toma una dimensión virtual, se vuelve una tecnología *neutra*, de aplicación general en cualquier enfrentamiento; es lo que puede denominarse la polivalencia táctica de la desaparición, cuando todos y todas pueden

desaparecer en cualquier momento, sea por las agencias estatales de seguridad, por las guardias blancas, por el crimen organizado o por bandas
anómicas. Una suerte de trivialización de la existencia, de inmanencia de
la desaparición: en algún juego estratégico, en un momento determinado, cualquiera puede desaparecer; basta una sencilla detención para que
nunca se sepa más de mí, de ti, del que sea, y puede ser por un conflicto
político, de negocios, criminal o personal: basta una disputa para que la
desaparición sea un destino posible para quien sea.

El Estado creó la práctica en una situación particular, luego la generalizó en los enfrentamientos políticos y a través de ligas con sectores y
personajes de las fuerzas armadas, el narco la retomó, el crimen organizado la generalizó y, según se observa en la primera década del siglo XXI, ya
se encuentra disponible para todos.

Economía

En Tlatelolco, la represión fue ejemplar. Todos la vieron y la sintieron. Los muertos estaban frescos, los detenidos aparecieron en juicios absurdos, muchos fueron encarcelados, otros huyeron. Fueron héroes sociales y víctimas políticas. Más tarde, el mismo Estado los elevó al rango de mártires democráticos. Después de haberles mentido, perseguido, vejado y asesinado, los registró como adversarios. Con ellos efectuó un intercambio radical: su muerte, su exilio, su libertad, contra la seguridad de las instituciones. El intercambio estaba regulado por la razón del Estado y la legitimidad de las demandas políticas. Los rebeldes del 68 fueron reconocidos; sus demandas admitidas más tarde por el mismo gobierno.

La historia de la masacre del 2 de octubre es el desarrollo de ese intercambio maldito: primero la seguridad del Estado, luego la legitimidad de las luchas de los muertos. Intercambio en dos momentos: represión primero, reconocimiento después. Ese era el contenido real de la ambigüedad de Luis Echeverría. Jefe de las instituciones, pero también reformador del sistema. Al menos era lo que querían ver los intelectuales atraídos por él, los autores de aquel ¡Echeverría o el fascismo! Pero el 10 de junio de 1971 las cosas cambiaron. Fue el último momento de esa lógica violenta: la del Estado y sus adversarios, rehabilitados luego, en sus demandas y en sus personas. Desde entonces las cosas fueron diferentes. Algunos adversarios se volvieron enemigos; no fueron reintegrados al circuito político: fueron desconocidos, desafiliados: desaparecidos.

LA EXPULSIÓN DE LOS INTERCAMBIOS

Con los detenidos-desaparecidos el intercambio es imposible. Están fuera de la circulación. No son sujetos, se les ha sustraído su valor de cambio político y se les ha negado su estatuto moral: no tienen reivindicación alguna: no existen. La desaparición ya no es una forma violenta, no es una forma represiva de control estatal, sino una forma terrorista. La represión provoca miedo, la desaparición: terror. Cualquiera puede desaparecer, puede ser sustraído sin ninguna señal que atestigüe su estancia o existencia social y política. El detenido-desaparecido no se intercambia, no se exhibe, no se muestra: se sustrae de la política, se expurga del tejido social. El desaparecido no es sólo una figura de la represión, sino de la expulsión de los intercambios políticos.

El secuestro-desaparición sigue la figura del rehén para mostrar que la violencia del Estado puede ser tan ilegítima como cualquiera. Los rehenes están alejados de la circulación, son muertos-vivos virtuales, pero necesitan ser publicitados para que se reconozca la acción del secuestrador. Al desaparecido también se le retira de la circulación; sin embargo, nunca se publicita. No hay responsables: nunca pasó. Ni el sujeto ni la acción, ni los responsables existen. Pretende ser un no acontecimiento. Por eso no forma parte de la represión estatal, de la violencia legitimada por las leyes o las normas no escritas, pero reconocidas; es la violencia ilegítima del Estado, ejercida por cuerpos desatados que ejercen correrías indiscriminadas, atentas a su propia lógica de exterminio; formas execrables de la represión, excrecencias del principio estatal de la violencia legítima. El detenido-desaparecido es la figura que hiperrealiza el principio abstracto de la violencia virtual.

La violencia es anormal, se ejerce contra los que se sitúan fuera de la norma. El terror contra cualquiera, está fuera del principio fundador de la socialidad: el intercambio. El terror es anómalo, lo realizan bandas alocadas sujetas a su propia lógica de exterminio. Guerra sucia o terrorismo: los muertos no se exhiben, se ocultan o, más bien, no son muertos, no son cadáveres comprometedores, potencialmente heroicos, sino fantasmas, inexistentes: desaparecidos.

En qué se convierte el Estado de derecho cuando se ve involucrado en formas ilegítimas de la violencia; cuando la violencia misma desaparece y se transmuta en terrorismo. El Estado reprime, ejercita la violencia contra individuos localizados o grupos particulares para mostrar su principio de poder y de autoridad, es el guardián social, el corrector de infracciones; en la desaparición, la violencia se convierte en terrorismo, los sujetos desaparecen, dejan de existir como entidades sociales corregidas o castigadas, pasan a ser figuras separadas de lo social, extraídas, sustraídas de la circulación por una lógica ultraviolenta que borra de la circulación a sus enemigos. La desaparición es la forma estatal del terrorismo. El desaparecido: un rehén no reconocido, una pústula extirpada: un olvido, nada más.

No todos olvidaron, sin embargo: las madres respondieron, se hicieron visibles, y con ellas el recuerdo se convirtió en estrategia política. Los familiares reclamaron a sus hijos, a sus hermanos, a sus compañeros y compañeras, a sus nietos, a sus amigos. No los olvidaron: los recordaron más que nunca. Y la memoria se volvió política. La política de la memoria *versus* el terror de la desaparición. El regreso de los desaparecidos, en una forzada reversión del intercambio, ocurre en otro nivel de la lucha: la moral, los derechos humanos, la exigencia del intercambio político por efecto de la memoria de las víctimas, de nuevos sujetos del intercambio.

Las organizaciones político-militares de las décadas de los sesenta y los setenta fueron atacadas, perseguidas y diezmadas menos por su peligro real que por su indudable peligro simbólico: descubrieron en la racionalidad populista los mecanismos de control biopolítico; tras los programas educativos, tras los planes de salud y seguridad social, velados por el gasto presupuestal, se encontraban nuevos instrumentos del poder, nuevas formas de dominación capitalista. La guerrilla de los años setenta fue irreductible en sus prácticas y sus discursos; por lo mismo, era irrecuperable, incomprable, su ejemplo era el peligroso, no tanto sus acciones.[151]

El populismo es el rostro desfigurado del Estado en la memoria de los familiares de los desaparecidos. Los expulsó del intercambio político: los declaró ingobernables, irredentos de la solidaridad estatal. La lucha mayor de los desaparecidos es su irreductibilidad a la gestión de la vida por el Estado: una gestión de la vida que se denuncia como falaz, pero que no es recuperable por el intercambio político: debe ser declarada inexistente, extirpada, maldecida, vituperada: desaparecida.

Negar la gestión de la vida por el Estado: fuera de la solidaridad mecánica estatal, fuera de la socialidad organizada por el Estado: desaparecido. Por eso, la práctica de la detención-desaparición es una forma violenta muy adecuada para el populismo: una forma que extirpa a los críticos: los desaparece. No puede integrarlos a la administración de su vida, no controla la evolución de su formación, o su salud: niega los riesgos y los dis-

---

[151] La tesis de Sergio Aguayo es que los organismos de seguridad incrementaron el peligro de la guerrilla para obtener beneficios propios; sin duda es cierto, desde la perspectiva de una racionalidad académica, pero desvaloriza los intereses de las fracciones de la burocracia, así como la originalidad histórica de la desaparición, no como algo que debió haberse evitado si se hubiera entendido correctamente el peligro real de la guerrilla, sino como una tecnología creada precisamente en las condiciones históricas en que surgió, en pleno auge populista y reformador en Guerrero. Véase Sergio Aguayo Quezada, *La charola,* México, Grijalbo, 2001.

positivos de seguridad, entonces: ¡Desapareced! ¡Sed inexistentes! La Brigada Blanca se encargará de ellos.

UNA TECNOLOGÍA GUBERNAMENTAL

¿Qué es la desaparición? Una práctica que se formó en la lucha contra la insurgencia rural en Guerrero, luego se extendió a todo el territorio nacional y a múltiples campos de ejercicio del poder. Una práctica, es decir, un conjunto de acciones que tienen como propósito desaparecer al adversario, borrarlo de los circuitos políticos. Una tecnología que surge del ensamblaje de técnicas, tácticas, saberes e instituciones utilizadas para atender o resolver problemas de gobierno. Este es un punto central: la desaparición de personas no es un accidente, o un incidente, no puede atribuirse ni a una institución ni a una persona, sino que resulta, se forma, se constituye en el marco de una lucha general contra la subversión; contra la insurgencia rural primero, luego urbana y más tarde inmanente a cualquier conflicto político o situación de riesgo. ¿De riesgo para quién? Para los que gobiernan, para los que buscan incidir en las acciones de otros. Es una tecnología de gobierno, si por gobierno se entiende menos una institución que un conjunto de acciones que buscan orientar las acciones de personas o grupos. La desaparición es una más de las tecnologías utilizadas para gobernar una situación determinada, una más, específica, sin duda, pero en el marco general de las tecnologías represivas.

¿Gobernar a través de la desaparición? Parecería un sinsentido, una contradicción, ¿cómo pretender conducir las acciones de una población a través de la desaparición de algunos de sus miembros? Se dirá, y con razón: es una ruptura de la comunidad, de los lazos que establece la sociedad de los sujetos políticos; es la exacerbación del derecho de vida y muerte que ejerce todo poder soberano. Y puede o no tener una formulación jurídica, institucional o discursiva,[152] la cuestión es que se ejerce, y con ello se pretenden obtener ventajas tácticas o estratégicas en un combate político. La cuestión entonces es esta: la desaparición es una tecnología que surge en una situación de guerra, del Estado con la sociedad, en donde los miembros de una comunidad determinada son enemigos del Estado —y aquí las diferencias de Estado, gobierno o régimen político no importan,

---

[152] En Argentina se llevó la cuestión a la bipartición de la sociedad y a la limpieza ideológica, en México no; las represiones no contaron con un discurso teórico específico, sino con la aplicación práctica de un conjunto de tácticas militares centradas en un territorio virtualmente en guerra, o con segmentos sociales considerados peligrosos.

porque se resumen en la utilización de las fuerzas armadas para garantizar el orden interno—. Es una tecnología de guerra entonces, primero en una zona de combate delimitado geográficamente —las montañas de Guerrero—, pero luego social e ideológicamente —los guerrilleros urbanos, los jóvenes radicalizados, los luchadores sociales—, hasta que más tarde se utiliza de manera virtual: todo adversario puede desaparecer, basta que sea un contrincante, y no sólo político, también puede ser en los negocios —como entre los narcos y el crimen organizado— o en tanto habitantes de un territorio de caza —como las muertas de Juárez, los travestis de Chiapas, los gays de Colima y el Distrito Federal, los miserables de cualquier ciudad, desde Tuxtla Gutiérrez y Oaxaca, hasta Monterrey y Culiacán.

El objetivo de esta peculiar tecnología no es derrotar al enemigo, sino desaparecer al adversario. Esto es lo que complica la práctica misma, su funcionamiento y su desarrollo: ¿cómo se define al adversario? ¿Cómo se identifica a un individuo peligroso; cuándo se decide qué adversario desaparecer, puesto que como es evidente no todos desaparecen? Es una tecnología paradójica que a veces toma derroteros contradictorios, absurdos: ¿desaparecer a los contrincantes no implica un combate? ¿Al negar que existen los desaparecidos no se pretende desconocer tanto el combate como al combatiente? Es una situación límite; no opera sobre la derrota del enemigo, sino sobre la existencia del adversario, sobre la misma situación conflictiva que es necesario borrar. La tecnología de la desaparición no derrota, ni subordina: borra, desconoce, difumina, desvanece. ¿Por qué? ¿No bastaban las técnicas y tácticas represivas más o menos convencionales, como el asesinato, la tortura, la persecución, el hostigamiento, las golpizas, las heridas, el hambre, las violaciones, había que borrar a los adversarios, había que desaparecer a los enemigos? ¿Qué concepción estratégica se tenía de esa peculiar guerra con una franja de la sociedad? Lo específico de esta técnica no es que sea represiva o que esconda los asesinatos en nombre del Estado —los heridos y asesinados del gobierno son muchos más que los desaparecidos—, sino que las formas tradicionales de la represión reconocen la existencia del adversario, se utilizan las mañas jurídicas para legitimar la violencia de los que gobiernan —juicios absurdos, si se quiere, pero juicios; traiciones a los que alteraban la paz social; crímenes en nombre de la ley—. Los heridos, los presos, los muertos, son enemigos en desgracia, sus cuerpos tienen la marca del Estado, son figuras derrotadas pero reconocidas; más aún, son ejemplos de la fuerza del poder, son presas obtenidas en una batalla que no se oculta, sino que canta su victoria. En la desaparición no: las víctimas se borran, los triunfos se esconden, los combates se minimizan; parecería que un velo de pudor cubre las relaciones de poder, si no fuera porque el secreto que se guarda no es del orden de la palabra, de la interdicción, sino del silencio sobre el destino, sobre la suerte de un individuo: sobre su existencia. El secreto, la negativa, la ignorancia, el olvido, la tachadura, la rasgadura, las contradicciones, las confusiones, todas son técnicas para desaparecer a las personas, para difuminar su memoria, desconocer los conflictos, callar las batallas.

Extraño procedimiento de gobierno: hay un momento, en la lucha contra la insurgencia rural, que algunos de los detenidos, de los presos, de los combatientes, no fueron reconocidos: se los llevaban, los detenían, los encarcelaban, los interrogaban, pero nunca regresaban, nadie sabía qué era de ellos ni de sus cuerpos, ni sus vidas. ¡No fueron adversarios, no fueron enemigos, no fueron combatientes: no fueron! Y si acaso se encontraban trazas de su memoria, de su encarcelamiento, de su tortura, luego no se supo qué les pasó; quizá murieron dos veces, en tiempos y lugares distintos, quizá nunca fueron apresados, quizá otros los asesinaron o su nombre está errado y no permite saber quiénes eran ni por qué luchaban, ni por qué fueron detenidos.

La tecnología de la desaparición opera en el límite de la existencia política y jurídica de los sujetos, transita entre la desaparición radical y los recuerdos apenas manifiestos; de lo que se trata es de jugar con los poderes de la soberanía estatal, es decir, de trastocar los derechos de vida y muerte sobre los individuos, al regresarlos a un punto anterior: al cuestionamiento de su existencia misma, al operar sobre su cuerpo y su memoria una desfiguración radical, que negaría la posibilidad de que un ciudadano pudiera ser reconocido por el Estado como adversario, de ser un combatiente, de ser un luchador. Por eso juega con la confusión, con la contradicción, con la secrecía y la negación; por eso utiliza siempre el azar. Los reprimidos son objetos identificados en una ardua labor de investigación política y militar, los desaparecidos son un subconjunto de aquellos, los que se escogió para no figurar como adversarios, los elegidos para no aparecer como enemigos del Estado. Sí: en el límite, la tecnología de la desaparición sólo manifiesta la soterrada ambición de los gobernantes de desconocer a todos aquellos que han saltado o pueden saltar los marcos de las relaciones políticas, los márgenes del haz de posibilidades de acción definido por ellos, los que pretendieron o pueden pretender cuestionar los términos de las posiciones y no la posición de los términos de la política, de la soberanía, del Estado.

La desaparición es el límite radical de la represión política, de la violencia ejercida por el Estado; podría ser incluso la reversión misma de la represión y de la violencia, pues aquellas operan todavía en el marco restringido de la soberanía, de la seguridad y de la ley, aunque sea con golpes, asesinatos y torturas, pero reconociendo siempre al enemigo, exhibiendo siempre su derrota, proclamando siempre su fortaleza. En la desaparición no: se trabaja sobre el cuerpo del adversario, sobre su memoria, sobre sus luchas; se desconoce incluso el combate en que desapareció. La fuerza se esconde, las batallas se ignoran, las personas desaparecen, los conflictos regresan a la maquinaria estatal: se ajustan los márgenes externos del poder. ¿Y los irreductibles, los inabarcables? Desaparecen; no todos, pero muchos sí; los desvanecen, los evaporan: los pierden. No hay más un afuera de la política, no existe un borde externo del régimen. Todo se encuentra bajo la égida estatal, el exterior es nada: se ha eclipsado.

Al desaparecer a un adversario, es decir, al negarle ese estatuto a su cuerpo, a su memoria y a su lucha, ¿qué ventajas se obtienen? Primero, las del fortalecimiento de los límites de los conflictos, las del encauzamiento de las controversias y el camino de las resistencias: los que se ubiquen fuera no serán adversarios ni enemigos, no serán sujetos políticos ni ciudadanos inconformes: no serán. Llamemos a esto la *eficacia de los márgenes* —por lo demás, siempre en movimiento, siempre en cuestión, siempre azarosos—: ¿cómo se define el riesgo político, o mejor, el riesgo para la política? Segundo, al desaparecer a una persona, ¿no se busca desconocer su lucha, las razones de su levantamiento, las condiciones de su batallar? ¿No se pretende entonces maniobrar los conflictos, jugar con las posibilidades de reconocimiento, tamizar las demandas sociales y sólo franquear las convenientes, las asimilables, las soportables? Sería una especie de *criba de las resistencias*. Tercero, se aplica sobre una persona, pero se obtienen efectos colectivos. Es una herramienta desindividualizante, pues intenta borrar las acciones de las personas, sus disputas y sus ideas, las saca de los circuitos políticos, desintegra las opciones individuales, las ignora o las relega a los sótanos inasibles del rumor; pero al mismo tiempo afecta a distancia las acciones posibles de otras personas, grupos o comunidades. Actúa sobre las decisiones individuales y colectivas, manipula las posibilidades de conflicto. Nunca puede ser una tecnología global, sino particular; general pero localizada, quirúrgica podría decirse, que afecta a personas, localidades, poblaciones y grupos, pero persigue efectos sobre toda la colectividad, al regular la imitación de los insurrectos. Una suerte de *advertencia mimética*. Cuarto, la tecnología de la desaparición busca formular el miedo, conducir los instintos básicos de los individuos, trabajar sus angustias; en un momento dado, cualquiera puede desaparecer: ¿para qué arriesgarse? *Un ordenamiento del temor.*

En suma: la práctica de la desaparición es una más de las tecnologías represivas, una tecnología particular, que busca borrar al adversario y su lucha, negarle estatuto político y existencial; se formó en una situación y en un lugar determinados, pero se adaptó rápidamente a otros conflictos. Su peculiaridad reside en efectuar un corte sustantivo en la circulación, en los enfrentamientos políticos. Antaño, las cabezas de los enemigos del Estado se mostraban en la picota para escarmiento de la población; más tarde, los derrotados mostraban sus carnes heridas o tumefactas en las prisiones y en las morgues, en ambos casos se reconocía el conflicto, la lucha estaba abierta; en las desapariciones no, los adversarios no se encuentran, no se sabe dónde están, ni cuál fue su batalla, ni cuáles sus ideales: no se sabe de ellos: no existen, no existieron.

Eso perseguían los represores. Y así hubiera sido si las madres de los desaparecidos, sus amigos, sus compañeros, sus vecinos y familiares no los hubieran rescatado del olvido, no hubieran buscado en los recuerdos, en los archivos, en los documentos, en las denuncias, para reencontrarlos y traerlos de nuevo: siguen estando aquí, siguen resistiendo, tienen nombre, participan en nuevos combates, han formado otros campos de guerra, otras estrategias, otra moral y otra política. Sí: las y los desaparecidos siguen siendo una afrenta al poder. Cada vez que se les evoca es una jornada política, una lucha sin cuartel y sin descanso. Aquí están, su memoria es un arma, su recuerdo anima la exigencia de que regresen, de saber dónde están, quién se los llevó, dónde estuvieron, qué fue de ellos. Así lo ha dicho el Comité Eureka: *¡Vivos los llevaron, vivos los queremos!*

Bibliografía

AGUAYO QUEZADA, Sergio, *La charola*, México, Grijalbo, 2001.

AI CAMP, Roderic, *Generals in the Palacio, The Military in Modern México*, Nueva York, Oxford University Press, 1992.

AMNISTÍA INTERNACIONAL, *Desapariciones*, Barcelona, Fundamentos, 1983.

—————, *Desapariciones forzadas y homicidios políticos. La crisis de los derechos humanos en los noventa: manual para la acción*, Madrid, 1994.

ANDERSEN, Martin E., *Dossier secreto: Argentina's Desaparecidos and the Myth of the Dirty War*, Boulder, Westview, 1993.

ARANDA, Antonio, *Los cívicos guerrerenses*, México, Luyse de México, 1979.

ARDITTI, Rita, *De por vida. Historia de una búsqueda. Las abuelas de plaza de mayo y los niños desaparecidos*, trad. de Horacio Pons, Buenos Aires, Grijalbo-Mondadori, 2000.

ARÉSTEGUI RUIZ, Rafael, "Campesinado y lucha política en la costa grande", tesis de licenciatura, Universidad Autónoma de Guadalajara, 1984.

ARQUIDIOCESE DE SÂO PAULO, *Brasil: nunca mais*, Petrópolis, Vozes, 1985.

BALLINAS, Víctor, "Con esas calentaditas cualquiera se raja", *La Jornada*, 4 de noviembre de 2001.

_____, "Soberanes informará sobre los 482 casos de desapariciones que recibió la CNDH", *La Jornada*, 28 de junio de 2001.

BARRON, John, *La KGB*, México, Diana, 1976.

BELLINGERI, Marco, *Del agrarismo armado a la guerra del pueblo*, México, Era, 2003.

BLANCORNELAS, Jesús, *Biebrich: Crónica de una infamia*, México, Editores Mexicanos Asociados, 1978.

BLAUFARB, Douglas S., "The Counterinsurgency Era: U.S. Doctrine and Performance", en Alfredo Boccia Paz *et al.*, *En los sótanos de los generales: los documentos ocultos del operativo cóndor*, prólogo de Augusto Roa Bastos, Asunción, Expolibro, Servilibro, 2002.

BOILS, Guillermo, *Los militares y la política en México, 1915-1974*, México, El Caballito, 1975.

BONASSO, Miguel, *Recuerdo de la muerte*, Buenos Aires, Bruguera, 1984.

CALLONI, Stella, *Los años del lobo: operación cóndor*, Buenos Aires, Ediciones Continente, 1999.

CALVEIRO, Pilar, *Desapariciones. Memoria y desmemoria de los campos de concentración argentinos*, Buenos Aires, Taurus, 2002.

CANTÚ PEÑA, Fausto, *Café para todos*, México, Grijalbo, 1988.

CÁRDENAS, Olga y Félix Hoyo, *Desarrollo del capitalismo agrario y lucha de clases en la costa y Sierra de Guerrero*, México, Universidad Autónoma de Guadalajara, 1982.

CARRIZALES, David, "Ex guerrillero narra las torturas *técnicas* de Nazar", *La Jornada*, 23 de febrero de 2004.

CASTAÑEDA, Salvador, *La patria celestial*, México, Cal y Arena, 1992.

_____, *¿Por qué no dijiste todo?*, México, SEP (Lecturas Mexicanas), 1986.

CASTELLANOS, Laura, "Hablan ex guerrilleras de la amnistía", *La Jornada*, 6 de marzo de 1995, *Crónica de la guerrilla en México.*

CENTRO DE DERECHOS HUMANOS MIGUEL AGUSTÍN PRO JUÁREZ, *Guerrero '95: Represión y muerte,* México, 1995.

CIANCAGLINI, S. y Martín Granovsky, *Crónicas del apocalipsis*, Buenos Aires, Contrapunto, 1986.

COMISIÓN DE DERECHOS HUMANOS DE GUATEMALA, *Testimonios: campaña mundial por la vida, la libertad de los desaparecidos forzada e involuntariamente, los procesados desaparecidos y los condenados por los tribunales especiales en Guatemala*, México, 1984.

COMISIÓN MEXICANA DE DEFENSA Y PROMOCIÓN DE LOS DERECHOS HUMANOS, *Informe sobre desapariciones forzadas en México,* México, Comisión Mexicana de Defensa y Promoción de los Derechos Humanos, 1997.

D'ANDREA MOHR, José Luis, *Memoria debida,* Buenos Aires, Colihue, 1999.

DUHALDE, Eduardo L., *El Estado terrorista argentino*, Buenos Aires, El Caballito, 1983.

FEDEFAM, *Convención sobre desaparecimiento forzado*, Lima, Fedefam, 1982.

FELD, Claudia, *Del estrado a la pantalla: las imágenes del juicio a los ex comandantes en Argentina,* Madrid, Siglo XXI/Social Science Research Council, 2002.

GALEANO, Eduardo, *Guatemala, país ocupado*, México, Fundamentos, 1967.

GANDOLFI, Alain, *Les luttes armées en Amérique Latine*, París, Presses Universitaires de France, 1991.

GELMAN, Juan, *Ni el flaco perdón de Dios. Hijos de desaparecidos,* Madrid-Buenos Aires, Planeta, 1997.

GÓMEZ ARANEDA, León, *Tras la huella de los desaparecidos*, Santiago, Caleuche, 1990.

HERRERA, Matilde y Ernesto Tenembaum, *Identidad, despojo y restitución*, Buenos Aires, Abuelas de Plaza de Mayo, 2001.

HIPÓLITO CASTRO, Simón, *Guerrero, amnistía y represión*, México, Grijalbo, 1982.

HIRALES, Gustavo, *La Liga Comunista 23 de Septiembre. Orígenes y caída*, México, Ediciones de Cultura Popular, 1977.

_____, "La guerra secreta, 1970-1978", en *La Izquierda Eres Tú, Nexos*, núm. 54, junio de 1982.

_____, *La guerra de los justos*, México, Cal y Arena, 1995.

HUMAN RIGHTS WATCH/AMERICAS WATCH, *Estado de guerra: violencia política y contrainsurgencia en Colombia*, trad. de Paulina Zuleta Jaramillo, Santa Fe de Bogotá, Tercer Mundo, 1994.

INSUMISA, Revista de la Fundación Rosario Ibarra, núm. 1, agosto de 1998.

IZAGUIRRE, Inés, *Los desaparecidos. Recuperación de una identidad expropiada*, Buenos Aires, Centro Editor de América Latina, 1994.

JARAMILLO FRIKAS, Javier, "José Ramón García", *La Unión de Morelos*, 15 de diciembre de 2010.

Jornada, La, "Estadísticas", 7 de noviembre de 2003.

KLARE, Michael T. y Peter Kornbluh (coords.), *Contrainsurgencia, proinsurgencia y antiterrorismo en los ochenta. El arte de la guerra de baja intensidad*, México, Grijalbo, 1990.

KRUIJT, Dirk, *Sociedades de terror, guerrillas y contrainsurgencia en Guatemala y el Perú*, San José, Facultad Latinoamericana de Ciencias Sociales, 1996.

LIPPMAN, Matthew, "Disappearances: Towards a Declaration on the Prevention and Punishment of the Crime of Enforced or Involuntary Disappearances", *Connecticut Journal of International Law*, 1988.

—————, *Los hechos hablan por sí mismos. Informe preliminar sobre los desaparecidos en Honduras 1980-1993*, Tegucigalpa, Guaymuras, 1994.

LÓPEZ BÁRCENAS, Francisco, *Muertes sin fin: crónicas de represión en la Región Mixteca Oaxaqueña*, Juxtlahuaca, Centro de Orientación y Asesoría a Pueblos Indígenas/Centro de Estudios Antropólogicos, Científicos, Artísticos, Tradicionales y Lingüísticos, 2002.

LOZAYA , Jorge A., *El ejército mexicano*, México, El Colegio de México, 1976.

MAIER, Elizabeth, *Las madres de los desaparecidos: ¿un nuevo mito materno en América Latina?*, México, Universidad Autónoma Metropolitana, 2001.

MARÍN, Germán, *Una historia fantástica y calculada*, México, Siglo XXI, 1976.

MÉNDEZ, Alfredo y David Carrizales, "Ramírez Garrido: no me arrepiento de haber peleado por la patria", *La Jornada*, 6 de abril de 2004.

————— y Gustavo Castillo, "Conexiones delictivas entre agentes del INM y zetas en al menos ocho estados", *La Jornada,* 11 de mayo de 2011.

MONCADA, Carlos, *¡Cayeron! 67 gobernadores derrocados (1929-1979)*, México, ed. del autor, 1979.

MONTEMAYOR, Carlos, *Guerra en el paraíso*, México, Diana, 1991.

ONU, *Desapariciones forzadas o involuntarias*, Nueva York, 1993.

—————, *Informe del grupo de trabajo sobre desapariciones forzadas o involuntarias,* 1996.

PADILLA BALLESTEROS, Elías, *La memoria y el olvido. Detenidos-desaparecidos en Chile*, Santiago, Orígenes, 1995.

PEREYRA, Carlos, "La costumbre de reprimir", *Nexos*, núm. 121, México, enero de 1988.

PETRICH, Blanche, "La CNDH ignoró desapariciones forzadas posteriores a guerra fría", *La Jornada*, 8 de diciembre de 2011.

PINEDA OCHOA, Fernando, *En las profundidades del mar (El oro no llegó de Moscú)*, México, Plaza y Valdés, 2003.

PIÑEYRO, José Luis, *Ejército y sociedad en México: pasado y presente*, México, Universidad Autónoma Metropolitana, 1985.

PONIATOWSKA, Elena, "Crónica de una huelga de hambre", *Fuerte es el silencio*, México, Era, 1980.

RAMOS ZAVALA, Raúl, *El tiempo que nos tocó vivir*, México, Huasipungo, 2003.

ROSALES, José Natividad, *¿Quién es Lucio Cabañas? ¿Qué pasa con la guerrilla en México?*, México, Posada, 1974.

ROUQUIÉ, Alain, *El Estado militar en América Latina*, Buenos Aires, Emecé, 1984.

SALAMA, Mauricio C., *Tumbas anónimas: informe sobre la identificación de restos de víctimas de la represión ilegal*, Buenos Aires, Catálogos, 1992.

SALOMONE, Franco, *Maten al mensajero: periodistas asesinados y desaparecidos desde Mariano Moreno hasta José Luis Cabezas*, Buenos Aires, Sudamericana, 1999.

SCHERER GARCÍA, Julio, *Máxima seguridad. Almoloya y Puente Grande*, México, Nuevo Siglo Aguilar, 2001.

SEDENA, *El Ejército y la Fuerza Aérea mexicanos*, 2 tomos, México, 1982.

_____, *Manual de guerra irregular*, México, 1992.

_____, *Evolución del Ejército y la Fuerza Aérea, 1870-1976*, México, s/f.

SIERRA GUZMÁN, José Luis (coord.), *El Ejército y la Constitución Mexicana*, México, Plaza y Valdés, 1999.

SUÁREZ, Luis, *Lucio Cabañas, guerrillero sin esperanza*, México, Roca, 1976.

TRAVERSA, Enzo, *La violencia nazi. Una genealogía europea*, Buenos Aires, FCE, 2003.

ULLOA BORNEMANN, Alberto, *Sendero en tinieblas*, México, Cal y Arena, 2004.

VERDUGO, Patricia, *Tiempo de días claros. Los desaparecidos*, Santiago, Cesoc/Ediciones Chile América, 1990.

VIDAL, Hernán, *Dar la vida por la vida. La Agrupación Chilena de Familiares de Detenidos Desaparecidos. Ensayo de antropología simbólica*, Mineápolis, Institute For the Study of Ideologies and Literature, 1982.

VILAS, Adel Edgardo, sitio web oficial, *Tucumán, Enero a diciembre de 1975*, http://www.nuncamas.org/investig/vilas/acdel_21.htm.

VVAA, *Morir es la noticia. Periodistas relatan la historia de sus compañeros asesinados y/o desaparecidos*, Santiago, Ernesto Carmona Editor, 1998.

DOCUMENTOS EN LÍNEA

CENTRO DE DERECHOS HUMANOS FRAY FRANCISCO DE VITORIA, "Informe sobre desapariciones forzadas en Mexico", http://www.desaparecidos.org/mex/doc/97.html.

CENTRO PRODH, "Informe sobre desapariciones forzadas en México durante las décadas de los sesenta, setenta y ochenta", http://www.sjsocial.org/prodh/publicaciones/informes/index_infor.htm.

COMISIÓN NACIONAL DE DERECHOS HUMANOS, "Informe especial sobre las quejas en materia de desapariciones forzadas ocurridas en la década de los setenta y principios de los ochenta", disponible en http://www.cndh.org.mx/Principal/document/informe/index.html; consultado en enero de 2005.

_____, Recomendación 005/1991, disponible en http://www.cndh.org.mx/recomen/1991/005.htm.

_____, Biblioteca virtual, "Los manuales de manejo", http://www.derechos.org/nizkor/biblio/; consultado en septiembre de 2005.

COMITÉ DE DEFENSA DE LOS DERECHOS DEL PUEBLO, "Todas íbamos a ser reinas. Estudio sobre nueve mujeres embarazadas que fueron detenidas y desaparecidas en Chile", http://www.derechos.org/nizkor/chile/libros/reinas/.

_____, "Los asesinados por la dictadura y los muertos en falsos enfrentamientos", Colección Patricio Sobrazo, http://www.derechos.org/nizkor/chile/libros/sobarzo/.

CONADEP, "Nunca más. Informe de la Comisión Nacional sobre la Desaparición de Personas", http://www.desaparecidos.org/arg/conadep/nuncamas/nuncamas.html.

CORSI, Miguel, "El libro de Mariel", http://www.desaparecidos.org/arg/victimas/c/corsi/.

CREDHOS, "Hoy, como ayer, persistiendo por la vida redes de inteligencia y exterminio en Barrancabermeja", http://www.derechos.org/nizkor/colombia/libros/redes/.

DEFENSORÍA DEL PUEBLO, "La desaparición forzada de personas en el Perú. 1980-1996", http://www.derechos.org/nizkor/peru/libros/desap/.

IPLICJIAN, Thierry J., "Hacia la construcción del otro", http://www.derechos.org/koaga/viii/1/iplicjian.html.

LATIN AMERICA BUREAU, "Militarismo y mafia en Bolivia", http://www.derechos.org/nizkor/bolivia/libros/cocacoup/.

MOLINA THEISSEN, Ana, "La desaparicion forzada de personas en America Latina", http://www.derechos.org/koaga/vii/molina.html.

ROJAS, María E., "La represión política en Chile. Los hechos, http://www.derechos.org/nizkor/chile/libros/represion/.

WATCH, Algería, "Les disparitions en Algérie suite a des enlèvements par les forces de sécurité", *Un rapport sur les disparitions en Algérie*, marzo de 1999, http://www.algeria-watch.de/farticle/aw/awrap-disp.htm.

SITIOS DE INTERNET
Abuelas de Plaza de Mayo (Argentina), http://www.abuelas.org.ar/.

Asociación de Ex Detenidos-Desaparecidos Argentina, http://www.ex-desaparecidos.org.ar/presentacion.htm.

Asociación de Familiares de Detenidos, Desaparecidos y Víctimas de Violaciones a los Derechos Humanos en México, http://espora.org/afadem/.

Asociación de Familiares de Presos y Desaparecidos Saharauis, http://www.derechos.org/afapredesa/.

Asociación de Familiares y Amigos de Personas Desaparecidas, http://juarezdesaparecidos.com.

Asociación Esperanza, http://www.ciudadtijuana.com/asociacionesesperanza/quees.html.

Asociación Madres de Plaza de Mayo (Argentina), http://www.madres.org/.

Asociación Seré: por la memoria y la vida (Argentina), http://www.asociacionsere.org.ar/.

Centro de Derechos Humanos fray Francisco de Vitoria, http://www.laneta.apc.org/vitoria/.

Centro de Derechos Humanos Miguel Agustín Pro Juárez, http://www.sjsocial.org/prodh.

Centro de Documentación de los Movimientos Armados, http://www.cedema.org.

Centro de Investigaciones Históricas de los Movimientos Sociales A.C., http://cihmsac.blogspot.com/.

Centro de Investigaciones Históricas Rubén Jaramillo Ménez, http://investigacionesrubenjaramillomenez.blogspot.com.

Comité Eureka, http://www.eureka.org.mx.

Desaparecidos en México, http://www.desaparecidos.org/mex/des/.

Desaparecidos.Com.Br. (Brasil), http://pagina.de/desaparecidos.

Documentos de la Liga Comunista 23 de Septiembre, http://members.fortunecity.com/liga23/.

Familiares de Desaparecidos y Detenidos por Razones Políticas (Argentina), http://www.desaparecidos.org/familiares/historia.html.

Federación Asiática contra la Desaparición Involuntaria (afad), http://www.desaparecidos.org/afad/esp.html.

Federación Latinoamericana de Asociaciones de Familiares de Detenidos-Desaparecidos (Fedefam), http://www.desaparecidos.org/fedefam/.

Fuerzas Unidas por Nuestros Desaparecidos en Coahuila, http://desaparecidosencoahuila.wordpress.com/.

Galería de la Memoria (Colombia), http://www.desaparecidos.org/colombia/galeria/.

Grupo Esperanza de Familiares con Desaparecidos, http://www.ciudad-tijuana.com/asociacionesesperanza/quees.html.

Grupo Fahrenheit (Argentina), http://www.desaparecidos.org/grupof/.

¡Hasta encontrarlos!, http://espora.org/desaparecidos/spip.php?article118.

HIJOS, http://www.nodo50.org/hijos-madrid/h-portada.htm.

La guerra sucia en México, http://guerrasuciamexicana.blogspot.com.

Madres de Plaza de Mayo. Línea Fundadora (MPM) (Argentina), http://www.madres-lineafundadora.org/.

Nunca más (Argentina), http://www.nuncamas.org/.

Pesquisas en Línea (Ciudad Juárez, Chihuahua, México), http://www.pesquisasenlinea.org/pesquisas.ssp.

Proyecto Desaparecidos, http://www.desaparecidos.org/main.html.

Proyecto Internacional de Derechos Humanos, http://www.memoria-viva.com/.

Red de Defensa de Derechos Humanos, http://reddh.org.

The Vanished Gallery (Argentina), http://www.yendor.com/vanished/index.html.

Anexo

Los archivos del Comité Eureka son la fuente básica de cualquier listado sobre los desaparecidos en México. El listado de Eureka es el primero que se planteó registrar ordenadamente los casos de desapariciones en México. Es la base de la mayoría de los demás inventarios generales. Propone una ficha sintética en la que se recaba información básica: nombre, edad, ocupación, lugar de la detención, agentes responsables y situación. Está integrado por 561 fichas.

El informe de la CNDH parte de las denuncias presentadas por el Comité Eureka, pero recorta su investigación hasta mediados de los ochenta. La metodología utilizada por el informe debe ser cuestionada de muchas maneras, pero en su descargo debe reconocérsele la ubicación de muchas pruebas documentales, por provenir de los organismos que realizaron la detención, la tortura y el secuestro de los desaparecidos: el Cisen, la DFS, la DIPS, la DIPD, etc. En su informe de 2001, reconoce 532 expedientes, pero sus resultados arrojaron *una gradación* en la certidumbre de las desapariciones: en 275 casos se comprobó de modo fehaciente —básicamente a través de registros y documentales internos de la llamada Dirección Federal de Seguridad, resguardados en los archivos del Cisen— la intervención de autoridades gubernamentales en la desaparición de esas personas; en otros 97 casos las investigaciones arrojaron fuertes indicios de que habían participado autoridades gubernamentales en su desaparición, sin que éstos llegaran a constituir prueba plena, y en los casos restantes, 160, la CNDH no encontró evidencias de que, ocurridas las desapariciones, éstas hubieran sido causadas por la intervención de alguna autoridad gubernamental.

Ya terminado este libro, aparecieron dos fuentes importantes. La primera fue el informe preliminar de la Femosopp, filtrado por The National Security Archive, el 26 de febrero de 2006. Contiene un concentrado de 789 registros con datos muy escuetos: nombre, fecha de desaparición, organización revolucionaria y lugar. Está dividido en tres grupos. En 436 casos se consideró plenamente acreditada la desaparición, en otros 208 se certifica una presunción fundada y en los restantes 152 no niega que se hayan suscitado los hechos denunciados, pero carece de información suficiente. La otra corresponde al Centro de Investigaciones Históricas Rubén Jaramillo Ménez (CIHRJM), elaborado por Alberto G. López Limón. Se trata de sinopsis presentadas en una secuencia mensual, procesadas a partir de las tres fuentes anteriores. Sus fichas contienen nombre, organización revolucionaria, edad, ocupación, agentes responsables, lugar y fecha de la desaparición y observaciones generales.

El listado que aquí se presenta parte del documentado del Comité Eureka —el recuento primordial de la historia de la desaparición en México—. Se revisaron los expedientes disponibles en internet, consultados en 2004 y 2005, se completaron con los que se encuentran en la revista *Insumisa*, de la Fundación Rosario Ibarra; posteriormente se acudió al expediente armado por la CNDH y, en el caso de que hubiera contradicciones, se prefirieron las pruebas documentales fuertes, aquellas en las que se refería de manera explícita la detención por los mismos que la realizaron y la informaban a superiores o a las agencias de seguridad. Cuando las documentales no son claras o contundentes, o no existen, son insuficientes o manifiestamente erróneas, se tomó como fecha la señalada por testigos y familiares, las de la denuncia presentada por el Comité Eureka o las realizadas por grupos, partidos y asociaciones en volantes, cartas, desplegados, etc. Sin embargo, también se revisaron las dos nuevas fuentes, en particular la de la Femosopp y las de asociaciones locales, como las de Guerrero, Chihuahua y la Asociación Esperanza.

De este modo se mantuvo la información original del Comité Eureka y, con los documentos recogidos por la CNDH y la Femosopp, que son documentos oficiales, se precisó y amplió la información y el número de casos, además de añadir la organización política-revolucionaria a la que pertenecían las víctimas. En esto último, los informes pueden no ser justos, ni definitivos, muy a menudo la organización es un supuesto establecido a partir del lugar, la fecha y las condiciones de la desaparición, en otros casos, la mayoría quizá, se derivan de las fichas de los organismos represores. A pesar de todo, y con todas estas consideraciones, se mantuvo este criterio para recuperar las condiciones de lucha de los desaparecidos, tratando de respetar al máximo, aun a riesgo de equivocarse, sus convicciones y compromisos políticos.

En la primera columna se encuentra el nombre, en la segunda la edad en el momento de la desaparición y, si lo hubiere, el dato de su actividad profesional, laboral o académica; en la tercera la fecha de aprehensión, en la cuarta el lugar, en la quinta los responsables de la detención-desaparición y en la sexta observaciones generales, como la (presunta) organización a la que pertenecía, relaciones familiares, etcétera.

El listado se cierra en el año 2001. Son claras las dificultades que esto implica, sin embargo hay razones temáticas, teóricas y metodológicas para que así sea. Las primeras responden a los objetivos delineados en un principio: el texto se propone analizar las condiciones de emergencia, posibilidad y desarrollo de una práctica inédita en el arsenal represivo del Estado mexicano: la desaparición. No trata un tema de actualidad, sino las condiciones en que surgió una tecnología que en los últimos años se ha desarrollado más que antes, pero en nuevas direcciones, con nuevos propósitos y nuevos agentes, y aunque sus posibilidades ya estaban contenidas en las últimas fases de la tecnología, desde principios de los años noventa, no es sino hasta la emergencia de los gobiernos neoliberales y los de la alternancia cuando se generaron las condiciones para su consolidación. Las segundas son más difíciles de establecer. La emergencia de la detención-desaparición forzada está ligada a las luchas políticas de los años setenta, en particular a las luchas contra la guerrilla rural y urbana. Siempre se consideró una técnica propia del Estado, su utilización reciente por otros, por ejemplo las industrias criminales, y las ligas con las agencias de seguridad del Estado, se observaba ya en la forma inmanente de la desaparición, pero demanda establecer su propia lógica y desarrollo, que excede los propósitos de este texto. Por lo tanto, las exigencias metodológicas de esta nueva fase son distintas de las que aquí se plantearon, centradas en el surgimiento de la desaparición, no en su actualidad.

El listado es una reconstrucción política de una práctica represiva, no la elaboración de expedientes jurídicos, lo que corresponde a otra metodología y a otras instancias. Es un listado abierto, en espera de ser completado, actualizado, corregido por todos aquellos que luchan para registrar-encontrar-reivindicar a quienes se buscó desaparecer. Como ya se indicó, y por las razones expuestas antes en el capítulo "Política de la memoria", está siempre en construcción: registrar una desaparición es un acto político, una batalla ganada contra las fuerzas represivas.

Listado de detenidos–desaparecidos en México: 1968-2000

Nombre	Edad	Fecha de aprehensión	Lugar
Santiago García	Campesino	1 de mayo de 1968	Río de San Jerónimo, al este de Cacahuamilpa, San Jerónimo de Juárez, Guerrero
Epifanio Avilés Rojas	36 años, profesor	19 de mayo de 1969	Las Cruces, Coyuca de Catalán, Guerrero
Marina Texta	40 años, trabajadora doméstica	19 de abril de 1971	Acapulco, Guerrero
Fidel Martínez Vásquez	Campesino	1 de mayo de 1971	Santiago de la Unión, Guerrero
Ezequiel Barrientos Flores		1 de mayo de 1971	Rincón de las Parotas, Guerrero
Crescencio Calderón Laguna	Campesino	28 de junio de 1971	La Peineta, Guerrero
Miguel Cadena Diego	Campesino	28 de junio de 1971	La Peineta, Guerrero
Eusebio Arrieta Memije	80 años, campesino	28 de junio de 1971	La Peineta, Guerrero

Responsables	Observaciones generales
Detenido–desaparecido por soldados de la 22a. Zona Militar, Tenancingo, Estado de México.	Asociación Cívica Nacional Revolucionaria.
Detenido por el mayor Antonio López Rivera y entregado al general Miguel Bracamontes, jefe de la Zona Militar de Chilpancingo.	Asociación Cívica Nacional Revolucionaria.
Operativo de la DFS, Procuraduría General de Justicia del Estado de Guerrero y elementos del ejército mexicano, adscritos a la 27a. Zona Militar.	Brigada Campesina de Ajusticiamiento del Partido de los Pobres. La fecha es problemática, pues se dice que desapareció en Acapulco junto con Ramona Ríos y Margarito Roque, que lo hicieron el mismo día y lugar, pero un año después.
Detenido–desaparecido por elementos del ejército mexicano.	
Detenido–desaparecido por elementos del ejército mexicano.	Eloy Flores Magaña lo vio con vida en el Campo Militar Número Uno.
Detenido junto a José Ramírez, Eusebio Arrieta Memije y Miguel Cadena Diego, por los elementos del ejército mexicano establecidos en El Paraíso.	Brigada Campesina de Ajusticiamiento del Partido de los Pobres.
Detenido junto a José Ramírez, Eusebio Arrieta Memije y Crescencio Calderón, por los elementos del ejército mexicano establecidos en El Paraíso.	Brigada Campesina de Ajusticiamiento del Partido de los Pobres.
Detenido junto a José Ramírez, Crescencio Calderón y Miguel Cadena Diego, por los elementos del ejército mexicano establecidos en El Paraíso.	Brigada Campesina de Ajusticiamiento del Partido de los Pobres.

Nombre	Edad	Fecha de aprehensión	Lugar
José Ramírez Samaycón	14 años, de campesino	28 de junio de 1971	La Peineta, Guerrero
Francisco Castro Domingo		28 de junio de 1971	Guerrero
Juan Fierro	Profesor	Junio de 1971	Guerrero
Villado Martínez Rojas	Campesino	14 de agosto de 1971	Acapulco-Atoyac de Álvarez, Guerrero
Nicolás Flores Jiménez		1971	Guerrero
Ángel Piza Fierro	Campesino	5 de octubre de 1971	Loma de Romero, Atoyac de Álvarez, Guerrero
Elpidio Ocampo Mancilla	Profesor	30 de enero de 1972	Atenango, Puebla
Ramona Ríos de Roque	36 años, campesina	20 de abril de 1972	Acapulco, Guerrero
Margarito Roque Ríos	19 años, campesino	20 de abril de 1972	Acapulco, Guerrero

Responsables	Observaciones generales
Detenido junto a Eusebio Arrieta, Crescencio Calderón y Miguel Cadena Diego, por los elementos del ejército mexicano establecidos en El Paraíso.	Según algunos, podría ser el mismo que José Abel Ramírez, de la misma edad, desaparecido el mismo día del mismo mes y año, también en la comunidad de El Paraíso, Guerrero.
Detenido-desaparecido por elementos del ejército mexicano.	Partido de los Pobres.
Detenido por elementos del ejército mexicano al mando del general Joaquín Solano Chagoya, de la 27a. Zona Militar. En otra denuncia del Comité Eureka se dice que fue detenido el 15 de octubre de 1974.	Asociación Cívica Nacional Revolucionaria. En otros registros se dice que fue detenido el 15 de octubre de 1974.
Detenido-desaparecido por elementos del ejército mexicano.	Asociación Cívica Nacional Revolucionaria.
Detenido por agentes de la policía judicial del estado, puesto a disposición e interrogado por la DFS.	Consejo de Autodefensa del Pueblo de Guerrero, Asociación Cívica Nacional Revolucionaria.
Detenida junto a Margarito Roque, Guadalupe Castro Molina, David Rojas Vargas y Margarito Roque Ríos por elementos de la DFS, Procuraduría General de Justicia del Estado de Guerrero y del ejército mexicano, adscritos a la 27a. Zona Militar.	Brigada Campesina de Ajusticiamiento del Partido de los Pobres. En otros registros aparece como Ramona Ríos García.
Detenido junto a Guadalupe Castro Molina, Ramona Ríos de Roque y David Rojas Vargas por elementos de la DFS, Procuraduría General de Justicia del Estado de Guerrero y del ejército mexicano, adscritos a la 27a. Zona Militar.	Brigada Campesina de Ajusticiamiento del Partido de los Pobres.

Nombre	Edad	Fecha de aprehensión	Lugar
David Rojas Vargas	18 años, estudiante	20 de abril de 1972	Acapulco, Guerrero
Guadalupe Castro Molina	19 años, estudiante	20 de abril de 1972	Acapulco, Guerrero
Petronilo Castro Hernández	73 años, campesino	25 de abril de 1972	Acapulco–Atoyac de Álvarez, Guerrero
Roque Bahena Adame	Campesino	Abril de 1972	Atoyac de Álvarez, Guerrero
Alberto Arroyo Dionisio	29 años, campesino	4 de mayo de 1972	Rincón de las Parotas, Atoyac, Guerrero
Felícitas Arroyo Dionisio	Campesina	4 de mayo de 1972	Rincón de las Parotas, Atoyac, Guerrero
Justino Barrientos Flores	50 años, campesino	25 de junio de 1972	Rincón de las Parotas, Atoyac, Guerrero
María Isabel Jiménez Hernández	Ama de casa	25 de junio de 1972	Campo Morado, Atoyac, Guerrero

Responsables	Observaciones generales
Detenido junto a Margarito Roque, Guadalupe Castro Molina, Ramona Ríos de Roque y Margarito Roque Ríos por elementos de la DFS, Procuraduría General de Justicia del estado de Guerrero y del ejército mexicano, adscritos a la 27a. Zona Militar.	Brigada Campesina de Ajusticiamiento del Partido de los Pobres.
Detenida junto a Margarito Roque, David Rojas Vargas, Ramona Ríos de Roque y Margarito Roque Ríos por elementos de la DFS, Procuraduría General de Justicia del Estado de Guerrero y del ejército mexicano, adscritos a la 27a. Zona Militar.	Brigada Campesina de Ajusticiamiento del Partido de los Pobres.
Detenido-desaparecido por elementos de la policía judicial al mando de Wilfrido Castro Contreras, y soldados de la 27a. Zona Militar, en Acapulco, Guerrero. Lo último que se supo de él es que fue sacado por Francisco Quiroz Hermosillo del Campo Militar Número Uno, en octubre de 1974.	Brigada Campesina de Ajusticiamiento del Partido de los Pobres.
Detenido-desaparecido por soldados del ejército mexicano.	
Detenido-desaparecido por soldados del 50o. Batallón del ejército mexicano; recluido el 25 de junio en el Campo Militar Número Uno de la ciudad de México, junto a otras nueve personas.	Brigada Campesina de Ajusticiamiento del Partido de los Pobres.
Detenida-desaparecida por soldados del 50o. Batallón del ejército mexicano.	
Detenido por soldados del ejército mexicano, pertenecientes al 27o. Batallón de Infantería, con sede en Atoyac de Álvarez, Guerrero.	Brigada Campesina de Ajusticiamiento del Partido de los Pobres.
Detenida-desaparecida por elementos del ejército mexicano, cuando los soldados buscaban a su esposo Martín Nario Organes, desaparecido el 8 de septiembre de 1974.	Partido de los Pobres.

Nombre	Edad	Fecha de aprehensión	Lugar
Suplicio de Jesús de la Cruz Bautista	26 años, campesino	27 de junio de 1972	Santiago de la Unión, Guerrero
Domitilo Barrientos Blanco	45 años, comerciante	30 de junio de 1972	San Vicente de Benítez, Guerrero
Domitilo Barrientos Gómez	54 años, campesino	30 de junio de 1972	San Vicente de Benítez, Guerrero
Ezequiel Barrientos Dionisio	44 años, campesino	30 de junio de 1972	Rincón de las Parotas, Guerrero
Isaías Castro Velásquez	53 años, campesino	27 de agosto de 1972	San Vicente de Benítez, Guerrero
Antonio Onofre Barrientos	Campesino	2 de septiembre de 1972	El Quemado, Atoyac de Álvarez, Guerrero
José Veda Ríos Ocampo	Campesino	5 de septiembre de 1972	El Quemado, Atoyac de Álvarez, Guerrero
Bernardo Reyes Félix	38 años, campesino	24 de septiembre de 1972	Acapulco, Guerrero
Tomás Flores Jiménez	Estudiante	8 de noviembre de 1972	Río Santiago, Guerrero

Responsables	Observaciones generales
Detenido–desaparecido por soldados del ejército mexicano. Otro informe dice que fue detenido el 23 de abril de 1971, por agentes de la Dirección de Seguridad Pública de Guerrero.	Brigada Campesina de Ajusticiamiento del Partido de los Pobres. En otros archivos se denomina Sulpicio o Simplicio.
Detenido–desaparecido por soldados del 50o. Batallón al mando del coronel Macario Castro Villarreal.	Partido de los Pobres.
Detenido–desaparecido por soldados del 50o. Batallón al mando del coronel Macario Castro Villarreal.	
Detenido–desaparecido por soldados del 50o. Batallón al mando del coronel Macario Castro Villarreal.	El CIHRJM lo registra como de 28 años, secuestrado el 15 de marzo de 1972, por elementos del ejército mexicano adscritos al 27o. Batallón de Infantería. Trasladado al Campo Militar Número Uno, donde permaneció hasta abril de 1974. Partido de los Pobres.
Detenido–desaparecido por soldados del 27o. Batallón del ejército mexicano.	
Detenido–desaparecido por soldados del 27o. Batallón del ejército mexicano.	Partido de los Pobres.
Detenido–desaparecido por soldados del 48o. Batallón del ejército mexicano.	En otros registros aparece como José Vela Ríos Ocampo.
Detenido–desaparecido por agentes de la policía judicial federal militar, la policía judicial del estado de Guerrero y la DFS.	Partido de los Pobres.
	Brigada Campesina de Ajusticiamiento, Comisión de Lucha Estudiantil del Partido de los Pobres.

Nombre	Edad	Fecha de aprehensión	Lugar
Miguel Nájera Nava	33 años, comerciante	23 de abril de 1973	San Vicente de Benítez, Guerrero
Agustín Flores Jiménez	34 años, trabajador	23 de abril de 1973	San Vicente de Benítez, Guerrero
Marcelino García Chelote	Obrero	23 de abril de 1973	San Vicente de Benítez, Atoyac, Guerrero
Marcelino o Marcelo García Leyva		23 de abril de 1973	San Vicente de Benítez, Atoyac, Guerrero
Emilio Delgado Jiménez	14 años, campesino	23 de abril de 1973	San Vicente de Benítez, Guerrero
José María Gómez Buenrostro	Campesino	1 de mayo de 1973	El Cayaco, Guerrero

Responsables	Observaciones generales
Detenido–desaparecido por soldados de los batallones 42o. y 27o. de Guerrero y 12o. de Puebla. Detenido junto a Marcelino García Chelote, Emilio Delgado Jiménez y Agustín Flores Jiménez.	
Detenido–desaparecido por soldados de los batallones 42o. y 27o. de Guerrero y 12o. de Puebla junto a Miguel Nájera Nava, Marcelino García Chelote y Emilio Delgado Jiménez por soldados y policías judiciales federales y estatales; fueron conducidos al cuartel militar de Atoyac de Álvarez y posteriormente al Campo Militar Número Uno en la ciudad de México.	Brigada Campesina de Ajusticiamiento del Partido de los Pobres.
Detenido–desaparecido por soldados de los batallones 42o. y 27o. de Guerrero y 12o. de Puebla junto a Miguel Nájera Nava, Emilio Delgado Jiménez y Agustín Flores Jiménez, por soldados y policías judiciales federales y estatales; fueron conducidos al cuartel militar de Atoyac de Álvarez y posteriormente al Campo Militar Número Uno en la ciudad de México.	Partido de los Pobres.
Detenido junto con otros cinco por elementos del 27o., 12o. y 50o. batallones de Infantería, al mando del coronel Alfredo Casari Mariño, teniente Alberto Otorgan García y el sargento Mora, adscritos al ejército mexicano.	Asociación Cívica Nacional Revolucionaria.
Detenido–desaparecido por soldados de los batallones 42o. y 27o. de Guerrero y 12o. de Puebla junto a Miguel Nájera Nava, Marcelino García Chelote y Agustín Flores Jiménez, por soldados y policías judiciales federales y estatales; fueron conducidos al cuartel militar de Atoyac de Álvarez y posteriormente al Campo Militar Número Uno en la ciudad de México.	El CIHRJM lo registra como Hermilo.
Detenido–desaparecido por agentes de la policía judicial del estado.	Brigada Campesina de Ajusticiamiento del Partido de los Pobres.

Nombre	Edad	Fecha de aprehensión	Lugar
Agustín Flores Martínez	38 años, campesino	2 de mayo de 1973	San Vicente de Benítez, Guerrero
Cutberto Ortiz Cabañas	Campesino	Agosto de 1973	Coyuca de Benítez, Guerrero
José Ángel Arreola Ortiz	21 años, campesino	9 de octubre de 1973	Coyuca de Benítez, Guerrero
Gonzalo Juárez Cabañas	19 años, campesino	9 de octubre de 1973	Coyuca de Benítez, Guerrero
Cándido Arenas San Juan	73 años, profesor	2 de noviembre de 1973	Yahualica, Hidalgo
Pedro Adame Ramírez	Campesino	18 de noviembre de 1973	San Cristóbal, Chilpancingo, Guerrero
José Luis Flores Patiño		30 de noviembre de 1973	Acapulco, Guerrero
Filemón Bahena Román	28 años	6 de diciembre de 1973	México, Distrito Federal
Raúl Castrejón Vázquez		10 de diciembre de 1973	Sierra de Atoyac, Guerrero
Francisco García Chalma		17 de diciembre de 1973	Acapulco, Guerrero.
Rubén Chalma de la Cruz		19 de diciembre de 1973	Acapulco, Guerrero

Responsables	Observaciones generales
Detenido por soldados del ejército mexicano, pertenecientes al 27o. Batallón de Infantería, con sede en Atoyac de Álvarez, Guerrero, actuando en colaboración con la DFS. Lo trasladaron al Campo Militar Número Uno. Ya había sido encarcelado y liberado el año anterior.	Había sido detenido el 23 de septiembre de 1972 y liberado el 7 de febrero de 1973.
Detenido-desaparecido por agentes de la policía municipal.	
Detenido-desaparecido por soldados del ejército mexicano.	En otros registros la fecha de desaparición es el 2 de octubre.
Detenido-desaparecido por soldados del ejército mexicano.	Brigada Campesina de Ajusticiamiento del Partido de los Pobres.
Detenido-desaparecido por soldados del ejército, policías locales y el presidente municipal, Erasmo Rodríguez Campos.	Fuerzas Armadas del Pueblo, Partido de los Pobres.
Detenido-desaparecido por agentes de la policía judicial.	
Detenido-desaparecido por soldados del ejército mexicano.	Partido de los Pobres.
Detenido en su casa, frente a su esposa, por miembros de la Dirección General de Seguridad y de la policía militar.	Brigada Campesina de Ajusticiamiento del Partido de los Pobres.
Detenido-desaparecido por soldados del ejército mexicano.	
Detenido-desaparecido por agentes de la policía judicial al mando de Wilfrido Castro Contreras.	
Detenido por agentes de la policía judicial al mando de Wilfrido Castro Contreras. La última noticia que se tiene de él es que el 12 de enero de 1974 se encontraba en la Zona Militar de Acapulco.	Brigada Campesina de Ajusticiamiento del Partido de los Pobres.

Nombre	Edad	Fecha de aprehensión	Lugar
Rodolfo Reyes Crespo		22 de diciembre de 1973	Guadalajara, Jalisco
Lucino Gómez Vargas		27 de diciembre de 1973	
María Constancia Carballo Bolín	24 años	Diciembre de 1973	Guadalajara, Jalisco
Marcelino García Martínez		1973	Guerrero
Antonio Llanes Rosales	Campesino	Enero de 1974	Entre Ixtla y Las Trincheras, Guerrero
Esteban Mesino Castillo	Campesino	Enero de 1974	El Cacao, Guerrero
Guadalupe Ramírez García	Campesino(a)	Enero de 1974	Guerrero
Gorgonio Santiago Alvarado	25 años, campesino	Enero de 1974	San Juan de las Flores, Atoyac de Álvarez, Guerrero
Miguel Urióstegui Terán	44 años, campesino	1 de febrero de 1974	La Esmeralda, San Luis-San Pedro, Guerrero
César Germán Yáñez Muñoz		Febrero de 1974	Ocosingo, Chiapas

Responsables	Observaciones generales
Retén de El Ciruelar, San Martín de las Flores, Guerrero.	
Detenida por agentes de la DFS y la policía judicial federal. Su coche fue encontrado cerca de Los Mochis, Sinaloa, el 18 de diciembre de 1973, después de que una llamada anónima avisara de su secuestro.	
	Hay otro registro como Marcelino Martínez García, detenido–desaparecido el 25 de abril de 1974.
Detenido–desparecido por elementos del ejército mexicano.	
Detenido–desaparecido por soldados del ejército mexicano.	
Detenida–desaparecida por soldados del ejército mexicano.	El CIHRJM dice que es campesina, la CNDH lo retoma de las denuncias del Comité de Desaparecidos, pero sin tener elementos para registrarlo, refiriéndolo siempre en masculino.
Detenido–desaparecido por soldados del ejército mexicano.	Partido de los Pobres.
Detenido–desaparecido por soldados del ejército mexicano.	
Detenido–desaparecido por soldados del ejército mexicano, junto con sus compañeros Fernando González, José Guadalupe León Rosado, Raúl Pérez Gazque, Elisa Irina Sáenz Garza, Fidelino Velázquez, Carlos Vives Chapa y Federico Zurita Carballo.	Fuerzas de Liberación Nacional.

Nombre	Edad	Fecha de aprehensión	Lugar
Federico Zurita Carballo	27 años, estudiante	Febrero de 1974	Ocosingo, Chiapas
Fernando González		Febrero de 1974	Ocosingo, Chiapas
Bartolo Pérez Hernández		Febrero de 1974	Venustiano Carranza, Chiapas
Pedro Sonora Mendoza	23 años, campesino	5 de marzo de 1974	Chilpancingo, Guerrero
Jacobo Gámiz García	32 años	13 de marzo de 1974	Acapulco, Guerrero
Israel Romero Dionisio	14 años, estudiante	13 de marzo de 1974	El Ejido, Atoyac de Álvarez, Guerrero
Carlos Arturo Vives Chapa		18 de marzo de 1974	El Chamizal, Cintalapa, Chiapas
Juan Guichard Gutiérrez		18 de marzo de 1974	Ocosingo, Chiapas
Raúl Enrique Pérez Gazque		21-23 de marzo de 1974	Rancho Santa Rita, Ocosingo, Chiapas

Responsables	Observaciones generales
Detenido-desaparecido por soldados del ejército mexicano, junto con sus compañeros César Yáñez, Fernando González, José Guadalupe León Rosado, Raúl Pérez Gazque, Elisa Irina Sáenz Garza, Fidelino Velásquez y Carlos Vives Chapa.	Fuerzas de Liberación Nacional. El CHIRJM registra su detención el 16 abril de 1974 en Villahermosa, Tabasco.
Detenido-desaparecido por soldados del ejército, junto con sus compañeros César Yáñez, José Guadalupe León Rosado, Raúl Pérez Gazque, Elisa Irina Sáenz Garza, Fidelino Velázquez, Carlos Vives Chapa y Federico Zurita Carballo.	Fuerzas de Liberación Nacional.
Detenido-desaparecido por soldados del ejército mexicano.	
Detenido-desaparecido por agentes de la policía judicial del estado. Al día siguiente de su detención, por órdenes del gobernador fue puesto a disposición del comandante de la 35a. Zona Militar.	Partido de los Pobres.
La Dirección General de Seguridad dice que la policía judicial del estado de Guerrero interceptó el coche de Jacobo a las 17.45 horas en la calle de Oaxaca, a la altura de la Unidad Deportiva. Herido en la pierna derecha en la refriega de su detención. Más tarde lo llevaron al Campo Militar Número Uno.	Liga Comunista 23 de Septiembre. Brigada Obrera de Lucha Armada del Partido de los Pobres.
Detenido-desaparecido por agentes de la policía judicial, en un retén, identificado por León de la Cruz.	Partido de los Pobres.
Detenido-desaparecido por soldados de los 46o. y 57o. batallones de Infantería, de la 31a. Zona Militar, con sede en Tuxtla Gutiérrez. Trasladado el 21 de marzo de 1974 al Campo Militar Número Uno.	Fuerzas de Liberación Nacional.
Detenido-desaparecido por soldados de los 46o. y 57o. batallones de Infantería.	Fuerzas de Liberación Nacional.
Detenido-desaparecido por soldados del 46o. Batallón de Infantería, junto a su esposa Elisa Irina.	Fuerzas de Liberación Nacional.

Nombre	Edad	Fecha de aprehensión	Lugar
Elisa Irina Sáenz Garza		21-23 de marzo de 1974	Rancho Santa Rita, Ocosingo, Chiapas
José de Jesús Ávila González	26 años, estudiante y obrero	5 de abril de 1974	Distrito Federal
Rodolfo Molina Martínez	Comerciante	8 de abril de 1974	San Andrés de la Cruz, Guerrero
Miguel Ángel Cabañas Vargas	45 años, campesino	8 de abril de 1974	San Andrés de la Cruz, Guerrero
Emeterio Benítez Radilla		10 de abril de 1974	La Hacienda, Guerrero
José Flores Gervacio	Campesino	15 de abril de 1974	Atoyac de Álvarez, Guerrero
Paulino Guzmán Ciprés	Campesino	15 de abril de 1974	Acapulco, Guerrero
Guillermo Gabriel Sotelo	Campesino	15 de abril de 1974	Sierra de Atoyac, Guerrero
Clemente Guichard Gutiérrez		16 de abril de 1974	Estación Juárez, a 100 km de El Diamante, con dirección a Cintalapa, Chiapas
Geno Delin Guichard Gutiérrez		16 de abril de 1974	Estación Juárez, a 100 km de El Diamante, con dirección a Cintalapa, Chiapas

Responsables	Observaciones generales
Detenida–desaparecida por soldados del 46o. Batallón de Infantería, junto a su esposo Raúl Pérez.	Fuerzas de Liberación Nacional.
Detenido por agentes de la DFS, pasó a los sótanos del Campo Militar Número Uno, luego fue enviado al penal militar de Perote, Veracruz, donde se le vio en 1975 y 1976.	Brigada Campesina de Ajusticiamiento del Partido de los Pobres.
Detenido junto a Miguel Ángel Cabañas por soldados del ejército mexicano adscritos a la 27a. Zona Militar, quienes posteriormente lo trasladaron al Campo Militar Número Uno, donde quedó a disposición del 2o. Batallón de la Policía Militar y de la DFS.	Brigada Campesina de Ajusticiamiento del Partido de los Pobres.
Detenido junto a Rodolfo Molina por soldados de la 27a. Zona Militar, entregado al 2o. Batallón de la Policía Militar, enviado al Campo Militar Número Uno, donde fue interrogado por agentes de la DFS.	Brigada Campesina de Ajusticiamiento del Partido de los Pobres.
Detenido–desaparecido por soldados del ejército mexicano.	Primo de Lucio Cabañas.
Detenido–desaparecido por agentes de la policía judicial del estado.	
Detenido–desaparecido por soldados del ejército mexicano.	
Detenido–desaparecido por soldados del ejército mexicano.	Fuerzas de Liberación Nacional.
Detenido–desaparecido por soldados del ejército mexicano.	Fuerzas de Liberación Nacional.

Nombre	Edad	Fecha de aprehensión	Lugar
Nau Guichard Gutiérrez		16 de abril de 1974	Estación Juárez, a 100 km de El Diamante, con dirección a Cintalapa, Chiapas
Rafael Vidal Jesús		16 de abril de 1974	Villahermosa, Tabasco
Federico Carballo Subiaur		16 de abril de 1974	Villahermosa, Tabasco
Marcelino Martínez García	Obrero	25 de abril de 1974	Atoyac de Álvarez, Guerrero
Ignacio Arturo Salas Obregón	26 años	25 de abril de 1974	Tlalnepantla, Estado de México.
Lucio Cabañas Tabares	40 años, campesino	27 de abril de 1974	Atoyac de Álvarez, Guerrero
Miguel Toledo		27 de abril de 1974	Guerrero
José Garay		Abril de 1974	Sierra de Atoyac, Guerrero
Manuel Gervasio		Abril de 1974	Sierra de Atoyac, Guerrero
Alejandro Gómez Serafín	Campesino	Abril de 1974	Sierra de Atoyac, Guerrero
José Armando Chávez Pérez	Campesino	Abril de 1974	Atoyac de Álvarez, Guerrero
Antonio Polito Nava	Campesino	1 de mayo de 1974	Acapulco, Guerrero

Responsables	Observaciones generales
Detenido-desaparecido por soldados del ejército mexicano.	Fuerzas de Liberación Nacional.
	Fuerzas de Liberación Nacional.
	Fuerzas de Liberación Nacional.
Detenido-desaparecido por soldados del ejército mexicano.	Partido de los Pobres.
Herido en enfrentamiento a tiros con policías y agentes, en las calles de Puebla y Morelia, colonia Valle de Ceylán. Llevado al hospital Valle de Ceilán, más tarde al Hospital Militar y al Campo Militar Número Uno. La última vez que lo vieron fue en mayo de 1974 en ese lugar.	Liga Comunista 23 de Septiembre.
Detenido-desaparecido por soldados del ejército mexicano.	Brigada Campesina de Ajusticiamiento del Partido de los Pobres.
Detenido-desaparecido por soldados del ejército mexicano.	
Detenido-desaparecido por soldados del ejército mexicano.	
Detenido-desaparecido por soldados del ejército mexicano.	
Detenido-desaparecido por soldados del ejército mexicano.	
Detenido-desaparecido por soldados del ejército mexicano.	Brigada Campesina de Ajusticiamiento del Partido de los Pobres.
Detenido-desaparecido por elementos del ejército mexicano y policía judicial del estado.	

Nombre	Edad	Fecha de aprehensión	Lugar
Marino de Jesús Alquiciras	Campesino	10 de mayo de 1974	El Edén, Atoyac, Guerrero
María Adame de Jesús	Campesina	10 de mayo de 1974	El Edén, Atoyac, Guerrero
Ruperto Adame de Jesús	Campesino	10 de mayo de 1974	El Edén, Atoyac, Guerrero
Vicente Adame de Jesús	Campesino	10 de mayo de 1974	El Edén, Atoyac, Guerrero
Pablo Arreola Yáñez	39 años, campesino	10 de mayo de 1974	El Edén, Atoyac de Álvarez, Guerrero
Dimas Arreola Yáñez		10 de mayo de 1974	El tramo de carretera San Andrés–El Cacao, Guerrero
Marcelino Serafín Juárez	16 años, campesino	14 de mayo de 1974	Retén Bajos del Ejido, Guerrero
Julián Blanco	Campesino	17 de mayo de 1974	Arroyo el Chachalaco, Guerrero
Melitón Ramos Tabares	21 años	18 de mayo de 1974	San Juan de las Parotas, Guerrero
Roberto Hernández Sánchez	Campesino	24 de mayo de 1974	Guerrero
Abel Almazán Saldaña		6 de junio de 1974	Guerrero

Responsables	Observaciones generales
Detenido–desaparecido junto a los hermanos Adame de Jesús por soldados del ejército mexicano del 49o. Batallón de Infantería (entre los que se detectó al mayor Durán); 56o. Batallón de Infantería y 32o. Batallón de Infantería (entre ellos el teniente Abel), del ejército mexicano.	
Detenida–desaparecida por soldados del ejército mexicano.	
Detenido–desaparecido por soldados del ejército mexicano.	
Detenido–desaparecido por soldados del ejército mexicano.	
Detenido–desaparecido por soldados del ejército mexicano. Un testigo señaló que fue detenido en agosto de 1974 al recoger su quincena en las oficinas de la SAHOP en Atoyac.	
Detenido–desaparecido por soldados del ejército mexicano.	
Detenido–desaparecido por soldados del ejército mexicano.	Partido de los Pobres. La CNDH señala que es la misma persona que Marcelo Juárez Juárez.
Detenido–desaparecido por soldados del ejército mexicano.	
Detenido–desaparecido por soldados del ejército mexicano.	Brigada Campesina de Ajusticiamiento del Partido de los Pobres.
Detenido–desaparecido por soldados del ejército mexicano.	
Detenido–desaparecido por soldados del ejército mexicano.	Brigada Campesina de Ajusticiamiento del Partido de los Pobres.

Nombre	Edad	Fecha de aprehensión	Lugar
Margarito Vázquez Baltazar	23 años	14 de junio de 1974	Sierra de Atoyac de Álvarez, Guerrero
Maurilio Castro Castillo		18 de junio de 1974	Los Valles, Atoyac de Álvarez, Guerrero
Inocencio Castro Arteaga		20 de junio de 1974	Tecpan de Galeana, Guerrero
Eladio Hilario Serafín de Jesús	44 años, campesino	21 de junio de 1974	Atoyac de Álvarez, Guerrero
Octaviano Gervasio Benítez	Campesino	26 de junio de 1974	Atoyac de Álvarez
Petronilo Radilla Gómez	28 o 36 años, campesino	28 de junio de 1974	El Cacao, Atoyac, Guerrero
Maximiliano Barrientos Reyes	Campesino	Junio de 1974	Rincón de las Parotas, Atoyac, Guerrero
Inocencio Calderón	Campesino	Junio de 1974	La Peineta, Guerrero
Ascensión Hernández Radilla	Campesino	Junio de 1974	Y Griega al dirigirse a la comunidad del Ticui, Guerrero

Responsables	Observaciones generales
Detenido–desaparecido por miembros del ejército mexicano. El 26 de agosto de 1975 en la conferencia de prensa de la Comisión de Familiares de los Desaparecidos en Guerrero, Irene Vázquez denunció que su hijo Margarito fue detenido el 13 de julio de 1974 por el ejército.	
Detenido–desaparecido por soldados del ejército mexicano. La última vez que se le vio con vida fue en el Campo Militar Número Uno.	Brigada Campesina de Ajusticiamiento del Partido de los Pobres. En otros registros su nombre es Mauricio.
Detenido–desaparecido por soldados del ejército mexicano y agentes de la policía judicial.	Brigada Campesina de Ajusticiamiento del Partido de los Pobres.
Detenido–desaparecido por agentes de la policía judicial.	
Detenido–desaparecido por agentes de la policía judicial.	La CNDH dice que el nombre verdadero es Octavio Gervasio Benítez y encontró documentos que registran su desaparición en 1976. La Femospp lo registra detenido el 26 de junio de 1976. Fuerzas Armadas Revolucionarias.
Detenido–desaparecido por soldados del ejército mexicano al mando del mayor Escobedo.	Partido de los Pobres. Un testimonio refiere el 14 de julio como fecha de detención.
Detenido–desaparecido por elementos del 27o. y 50o. batallones de Infantería, adscritos al ejército mexicano.	
Detenido–desaparecido por soldados del ejército mexicano.	
Detenido–desaparecido por soldados del ejército mexicano.	

Nombre	Edad	Fecha de aprehensión	Lugar
Fidelino Velásquez Martínez	37 años, profesor	1 de julio de 1974	Tuxtla Gutiérrez, Chiapas.
Bartolo Bracamontes Patiño	Campesino	1 de julio de 1974	Santiago de la Unión, Atoyac de Álvarez, Guerrero
Perla Sotelo Patiño	18 años, estudiante	2 de julio de 1974	Santiago de la Unión, Guerrero
Baltasar Navarrete Reyes		11 de julio de 1974	Los Cajones, Guerrero
Ernesto Mesino Lezma	Campesino	13 de julio de 1974	El Cacao, Atoyac, Guerrero
Raymundo Morales Gervasio	18 años, campesino	13 de julio de 1974	Los Tres Pasos, Atoyac de Álvarez, Guerrero
Margarito Vázquez Baltasar	23 años, campesino	13 de julio de 1974	Sierra de Atoyac de Álvarez, Guerrero
Eusebio Fierro Nava	37 años	16 de julio de 1974	Atoyac de Álvarez, Guerrero
Armando Guzmán Cruz	23 años	16 de julio de 1974	Morelia, Michoacán
Amafer Guzmán Cruz	22 años	16 de julio de 1974	Morelia, Michoacán
Rafael Chávez Rosas	Estudiante	16 de julio de 1974	Morelia, Michoacán

Responsables	Observaciones generales
Detenido-desaparecido por soldados del 46o. Batallón de Infantería en Tuxtla Gutiérrez, Chiapas.	Fuerzas de Liberación Nacional.
Detenido-desaparecido por soldados del 50o. Batallón del ejército.	La CNDH dice que puede ser también Bartolo Sánchez Patiño o Bartolo Bracamontes. Brigada Campesina de Ajusticiamiento del Partido de los Pobres.
Detenida-desaparecida por agentes de la policía judicial al mando de Isidro Galeana Abarca.	La CNDH dice que puede ser conocida como Perla Soledo Patiño. Brigada Campesina de Ajusticiamiento del Partido de los Pobres.
Detenido-desaparecido por soldados del ejército mexicano del batallón de Cruz Grande, comandados por el capitán César Gallegos.	
Detenido-desaparecido por soldados del ejército mexicano.	Brigada Campesina de Ajusticiamiento del Partido de los Pobres.
Detenido-desaparecido por soldados del 48o. Batallón del ejército mexicano.	Brigada Campesina de Ajusticiamiento del Partido de los Pobres.
Detenido-desaparecido por soldados del ejército mexicano.	Brigada Campesina de Ajusticiamiento del Partido de los Pobres.
Detenido-desaparecido por soldados del ejército mexicano.	
Detenido-desaparecido por agentes de la DFS.	Movimiento de Acción Revolucionaria.
Detenido por agentes de la DFS y trasladado a la 21a. Zona Militar en Morelia.	Movimiento de Acción Revolucionaria.
Detenido-desaparecido por agentes de la DFS, trasladado a la 21a. Zona Militar en Morelia y más tarde a la ciudad de México.	Liga Comunista 23 de Septiembre. Movimiento de Acción Revolucionaria.

Nombre	Edad	Fecha de aprehensión	Lugar
Jorge Alberto Almogabar Ríos	Campesino	16 de julio de 1974	Comunidad de Río Chiquito, Atoyac, Guerrero
Zenón Zamora Hernández	32 años, campesino	16 de julio de 1974	Comunidad de Río Chiquito, Atoyac, Guerrero
Mariano Zamora Hernández	54 años, campesino	16 de julio de 1974	Comunidad de Río Chiquito, Atoyac, Guerrero
Hermilo Navarrete Hernández	36 años, campesino	16 de julio de 1974	Comunidad de Río Chiquito, Atoyac, Guerrero
Juan Zamora Hernánez	Campesino	16 de julio de 1974	Comunidad de Río Chiquito, Atoyac, Guerrero
Herón Serrano Abarca	39 o 45 años, campesino	18 de julio de 1974	Los Cajones, Corrales de Río Chiquito, Guerrero
Francisco Nicolás Tabares Noriega	Campesino	18 de julio de 1974	Los Cajones, Corrales de Río Chiquito, Guerrero
Eduardo Serrano Abarca	60 años, campesino	18 de julio de 1974	Los Cajones, Corrales de Río Chiquito, Guerrero
Mariano Serrano Zamora	54 años	18 de julio de 1974	Los Cajones, Corrales de Río Chiquito, Guerrero
Jacinto Noriega Zavala	Campesino	18 de julio de 1974	Los Cajones, Corrales de Río Chiquito, Guerrero
Alberto Mesino Acosta	20 o 32 años, campesino	18 de julio de 1974	Agua Fría, Guerrero

Responsables	Observaciones generales
Detenido-desaparecido por soldados del ejército mexicano, junto a Zenón Zamora, Hermilio Navarrete, Juan Zamora y Mariano Zamora Hernández.	Partido de los Pobres.
Detenido-desaparecido por soldados del ejército mexicano.	
Detenido-desaparecido por soldados del ejército mexicano.	
Detenido-desaparecido por soldados del ejército mexicano.	Partido de los Pobres
Detenido-desaparecido por soldados del ejército mexicano.	
Detenido-desaparecido por soldados del ejército mexicano al mando del capitán Morín, junto a Francisco Nicolás Tabares Noriega.	En algunos registros su nombre es Eduardo.
Detenido-desaparecido por soldados del ejército mexicano al mando del capitán Morín junto a Herón Serrano Abarca.	
Detenido-desaparecido por soldados del ejército mexicano al mando del teniente Soberón.	
Detenido-desaparecido por soldados del ejército mexicano al mando del teniente Soberón.	
Detenido-desaparecido por soldados del ejército mexicano.	
Detenido-desaparecido por soldados del 50o. Batallón de Infantería al mando del capitán Jacob.	Partido de los Pobres.

Nombre	Edad	Fecha de aprehensión	Lugar
José Luis Cruz Flores	19 años, estudiante	20 de julio de 1974	Zacapu, Michoacán
José de Jesús Guzmán Jiménez		22 de julio de 1974	Parejero, Zacapu, Michoacán
Solón Adenabe Guzmán Cruz	17 años	24 de julio de 1974	Morelia, Michoacán
Roberto Castillo de Jesús	41 años, campesino	24 de julio de 1974	Atoyac de Álvarez, Guerrero
Marcelo Arenas Bautista	34 años, profesor	27 de julio de 1974	Yahualica, Hidalgo
Alberto Radilla Reyes	Campesino	29 de julio de 1974	El Cacao, Atoyac de Álvarez, Guerrero
Tomás Gudiño Dircio	26 años, campesino	30 de julio de 1974	El Cacao, Atoyac, Guerrero
Filemón Mesino Aguilar	23 años, campesino	30 de julio de 1974	Atoyac de Álvarez, Guerrero
Pedro Angulo Barona	39 años, profesor	4 de agosto de 1974	Acapulco, Guerrero
Abelardo Morales Gervasio	Campesino	7 de agosto de 1974	San Martín de las Flores, Guerrero
Agustín Sosa Bello		7 de agosto de 1974	Tierras Blancas, Guerrero

Responsables	Observaciones generales
Detenido–desaparecido por agentes de la DFS.	Movimiento de Acción Revolucionaria.
Detenido–desaparecido por agentes de la DFS.	Movimiento de Acción Revolucionaria.
Detenido–desaparecido por agentes de la DFS.	Movimiento de Acción Revolucionaria.
Detenido–desaparecido por soldados del 19o. Batallón de Infantería.	Brigada Campesina de Ajusticiamiento del Partido de los Pobres.
Detenido–desaparecido por soldados del ejército mexicano. Ese mismo día detuvieron a su hermano Cándido Arenas.	Frente Armado del Pueblo.
Detenido–desaparecido por soldados del ejército mexicano.	La CNDH dice que puede ser Alberto Padilla Reyes. Brigada Campesina de Ajusticiamiento del Partido de los Pobres.
Detenido–desaparecido por soldados del ejército mexicano.	Brigada Campesina de Ajusticiamiento del Partido de los Pobres. En otros registros la fecha de detención es el 18 de agosto de 1974.
Detenido–desaparecido por soldados del ejército mexicano.	Partido de los Pobres.
Detenido–desaparecido por soldados del ejército mexicano.	Brigada Campesina de Ajusticiamiento del Partido de los Pobres.
Otras versiones señalan que fue apresado por el ejército mexicano en la Operación Telaraña, el 28 de mayo de 1971, en San Martín de las Flores, Guerrero, y llevado a la Base Aérea Militar 7, de Pie de la Cuesta, en Acapulco.	Brigada Campesina de Ajusticiamiento del Partido de los Pobres.
Detenido–desaparecido por soldados del 27o. Batallón.	

Nombre	Edad	Fecha de aprehensión	Lugar
Daniel de la Cruz Martínez	27 años, campesino	7 de agosto de 1974	Martín de las Flores, Atoyac de Álvarez, Guerrero
Miguel Ángel de la Cruz Martínez		7 de agosto de 1974	Martín de las Flores, Atoyac de Álvarez, Guerrero
Gregorio Naranjo Vázquez	Campesino	8 de agosto de 1974	El Nanchal, Atoyac de Álvarez, Guerrero
Hermilio Fierro Hernández		8 de agosto de 1974	Río Chiquito, Guerrero
Martina Fierro		11 de agosto de 1974	Arroyo el Chachalaco, Guerrero
Gabriel Nario López	28 años, chofer	11 de agosto de 1974	Arroyo el Chachalaco, Atoyac de Álvarez, Guerrero
Pascual Nario López	25 años, campesino	11 de agosto de 1974	Arroyo el Chachalaco, Atoyac de Álvarez, Guerrero
Ricardo García Martínez	Campesino	13 de agosto de 1974	Sierra de Atoyac, Guerrero.
Macario Acosta Serafín	50 años, campesino	14 de agosto de 1974	El Nanchal, Atoyac de Álvarez, Guerrero
Juventino Ruiz Santiago	Campesino	16 de agosto de 1974	San Martín de las Flores, Atoyac de Álvarez, Guerrero
Narciso Ruiz Santiago	Campesino	16 de agosto de 1974	San Martín de las Flores, Atoyac de Álvarez, Guerrero
Melquíades García Flores		17 de agosto de 1974	Tecpan de Galeana, Guerrero

Responsables	Observaciones generales
Detenido-desaparecido junto a su hermano Miguel Ángel por soldados del ejército mexicano.	Brigada Campesina de Ajusticiamiento del Partido de los Pobres.
Detenido-desaparecido junto a su hermano Daniel por soldados del ejército mexicano.	Brigada Campesina de Ajusticiamiento del Partido de los Pobres.
Detenido-desaparecido por soldados del ejército mexicano.	
Detenido-desaparecido por soldados del ejército mexicano.	
Detenida-desaparecida por soldados del ejército mexicano.	Partido de los Pobres.
Detenido-desaparecido por soldados del ejército mexicano.	Brigada Campesina de Ajusticiamiento del Partido de los Pobres.
Detenido-desaparecido por soldados del ejército mexicano.	Brigada Campesina de Ajusticiamiento del Partido de los Pobres.
Detenido-desaparecido por agentes de la policía judicial.	
Detenido-desaparecido por soldados del 48o. Batallón del ejército mexicano.	
Detenido-desaparecido por soldados del ejército mexicano.	Brigada Campesina de Ajusticiamiento del Partido de los Pobres.
Detenido-desaparecido por soldados del ejército mexicano.	Partido de los Pobres.
Detenido-desaparecido por soldados del ejército mexicano.	

Nombre	Edad	Fecha de aprehensión	Lugar
Alberto Cedillo Cruz	24 años, estudiante	17 de agosto de 1974	Acapulco, Guerrero
Ignacio Zamora Román	Campesino	17 de agosto de 1974	Retén de Xóchitl, Tecpan de Galeana, Guerrero
Ubaldo Ochoa Morales	21 años, campesino	18 de agosto de 1974	El Cacao, Guerrero
Sabino Fraga Ponce	Campesino	18 de agosto de 1974	Las Delicias, Atoyac de Álvarez, Guerrero,
Alejandro Urióstegui Velázquez		18 de agosto de 1974	Tres Pasos, Atoyac de Álvarez, Guerrero
Felipe Urióstegui Velázquez		18 de agosto de 1974	Tres Pasos, Atoyac de Álvarez, Guerrero
Adauto Olea Hernández	Campesino	20 de agosto de 1974	El Ticui, Atoyac de Álvarez, Guerrero
Alberto Galeana de Jesús	47 o 55 años, campesino	21 de agosto de 1974	Retén El Tejabán, entre Atoyac y Paraíso, Atoyac de Álvarez, Guerrero
Doroteo Galeana de Jesús		21 de agosto de 1974	En un retén entre Atoyac y Paraíso, Atoyac de Álvarez, Guerrero
Eugenio Gómez Serafín	23 años, campesino	21 de agosto de 1974	Retén El Conchero, Guerrero

Responsables	Observaciones generales
Detenido–desaparecido por agentes de la policía judicial.	
Detenido–desaparecido por soldados del 19o. Batallón de Infantería del ejército mexicano.	Partido de los Pobres.
Detenido por agentes de la policía judicial federal. Según algunas versiones, junto a Alejandro Lozano Flores y Jerónimo Flores Martínez; en otras se le detuvo junto a Petronilo Radilla Gómez, Miguel Serafín Peralta, Tomás Gudiño Dircio, Isidro Pérez Galindo, Ernesto Mesino Lezma y Sabino Fraga Ponce, es decir, entre el 26 y el 30 de julio de 1974.	Brigada Campesina de Ajusticiamiento del Partido de los Pobres.
Detenido–desaparecido por soldados del ejército mexicano.	Brigada Campesina de Ajusticiamiento del Partido de los Pobres.
	Partido de los Pobres.
	Partido de los Pobres.
Detenido–desaparecido por soldados del ejército mexicano.	Brigada Campesina de Ajusticiamiento del Partido de los Pobres.
Detenido–desaparecido por soldados del ejército mexicano.	Partido de los Pobres.
Detenido–desaparecido por soldados del 50o. Batallón de Infantería del ejército mexicano.	
Detenido–desaparecido por soldados del ejército mexicano.	

Nombre	Edad	Fecha de aprehensión	Lugar
Jacinto de Jesús Vázquez Iturio	Campesino	21 de agosto de 1974	Acapulco, Guerrero
Vicente Higinio Ortiz Nava	25 años, profesor	22 de agosto de 1974	Tecpan de Galeana, Guerrero
Leonardo Gómez Abarca		22 de agosto de 1974	San Martín de las Flores, Guerrero
Teódulo Perdón Bernal	53 años, campesino	22 de agosto de 1974	Acapulco, Guerrero
Bernardo Gómez Abarca	Campesino	23 de agosto de 1974	Sierra de Atoyac, Guerrero
Ausencia Bello Ríos	24 años, estudiante	23 de agosto de 1974	El Estacionamiento, Zacualpan, Guerrero
Eladio Flores Serafín	Campesino	23 de agosto de 1974	Atoyac de Álvarez, Guerrero
José Jesús Flores Serafín	28 años, campesino	23 de agosto de 1974	Atoyac de Álvarez, Guerrero
Jerónimo Cruz Barrientos	Campesino	24 de agosto de 1974	La Vainilla, Guerrero
Eleno Galeana Vázquez	22 años, campesino	24 de agosto de 1974	Tecpan de Galeana, Guerrero
Magdaleno Galeana Vázquez	22 años, campesino	24 de agosto de 1974	Tecpan de Galeana, Guerrero

Responsables	Observaciones generales
Detenido-desaparecido por agentes de la policía judicial federal y del estado de Guerrero.	No está en las listas de la CNDH, pero sí están Jacinto Iturio de Jesús y Margarito Iturio de Jesús, que son presuntamente la misma persona, desaparecida el 21 de agosto de 1977 o el mismo día de 1978. La Femospp dice que desapareció en octubre de 1974 en la Sierra de Atoyac.
Detenido-desaparecido por agentes de la policía judicial federal y del estado de Guerrero.	
Detenido-desaparecido por soldados del ejército mexicano.	
Detenido-desaparecido por agentes de la policía judicial de Guerrero.	Brigada Campesina de Ajusticiamiento del Partido de los Pobres.
Detenido-desaparecido por soldados del ejército mexicano.	Brigada Campesina de Ajusticiamiento del Partido de los Pobres.
Detenida-desaparecida por soldados del ejército mexicano.	Brigada Campesina de Ajusticiamiento del Partido de los Pobres.
Detenido-desaparecido por soldados del ejército mexicano.	
Detenido-desaparecido por soldados del ejército mexicano.	
Detenido-desaparecido por soldados del ejército mexicano.	
Detenido-desaparecido por soldados del 27o. Batallón del ejército mexicano.	
Detenido-desaparecido por soldados del 27o. Batallón del ejército mexicano.	

Nombre	Edad	Fecha de aprehensión	Lugar
Mariano de la Cruz Yáñez	14 años, campesino	24 de agosto de 1974	Sierra de Atoyac, Guerrero
Austreberto García Pintor	Campesino	25 de agosto de 1974	El Porvenir, Limón, Guerrero
Rosalío Castrejón Vázquez	18 años, campesino	25 de agosto de 1974	Atoyac de Álvarez, Guerrero
Pedro Castro Rosas	Campesino	25 de agosto de 1974	Sierra de Atoyac, Guerrero
Fernando Galeana	Campesino	25 de agosto de 1974	Atoyac de Álvarez, Guerrero
Pedro Castro Nava	Campesino	25 de agosto de 1974	Sierra de Atoyac, Guerrero
Manuel Farías Bello	20 años, campesino	25 de agosto de 1974	Mexcaltepec, Atoyac de Álvarez, Guerrero
Mardonio Flores Galeana	Campesino	25 de agosto de 1974	San Juan de las Flores, Atoyac de Álvarez, Guerrero
Gerónimo Parra Barrientos	18 años, campesino	27 de agosto de 1974	Las Cuevas, Atoyac de Álvarez, Guerrero
Aurelio Díaz Fierro	30 o 42 años, campesino	27 de agosto de 1974	El Quemado, Atoyac de Álvarez, Guerrero
Francisco Castro Castañeda	Campesino	28 de agosto de 1974	El Quemado, Atoyac de Álvarez, Guerrero
Rosendo Radilla Pacheco	Compositor	28 de agosto de 1974	Carretera nacional Acapulco–Zihuatanejo, Guerrero

Responsables	Observaciones generales
Detenido-desaparecido por soldados del ejército mexicano.	Partido de los Pobres.
Detenido-desaparecido por soldados del ejército mexicano.	
Detenido por elementos del 27o. Batallón del ejército mexicano y agentes vestidos de civil.	
Detenido-desaparecido por soldados del 27o. Batallón de Infantería del ejército mexicano.	
Detenido-desaparecido por soldados del 27o. Batallón de Infantería del ejército mexicano.	En algunos registros su nombre es Fernando Morales Galeana.
Detenido-desaparecido por soldados del 27o. Batallón de Infantería del ejército mexicano.	
Detenido-desaparecido por soldados del ejército mexicano.	
Detenido-desaparecido por agentes de la DFS y elementos del 27o. Batallón de Infantería.	En algunos registros su nombre es Petronilo.
Detenido-desaparecido por soldados del ejército mexicano.	
Detenido-desaparecido por soldados del ejército mexicano.	
Detenido-desaparecido junto con Mauro García y Rutilo Morales por soldados del ejército mexicano.	Brigada Campesina de Ajusticiamiento del Partido de los Pobres. En otros registros la fecha de detención es el 2 de septiembre.
Detenido-desaparecido por soldados del ejército mexicano. Después de bajar a los pasajeros, a Rosendo no lo dejaron subir, lo detuvieron porque componía corridos.	Asociación Cívica Guerrerense.

Nombre	Edad	Fecha de aprehensión	Lugar
Mauro García Téllez	Trabajador de una bodega	28 de agosto de 1974	Acapulco, Guerrero
José Luis Cruz Espinosa		Agosto de 1974	Parejeros, Zacapu, Michoacán
Marquina Ahuejote Yáñez		Agosto de 1974	Atoyac, Guerrero
Horacio Arroyo Souza	27 años, ingeniero	Agosto de 1974	El Chico, Hidalgo
Sara Mendoza Sosa	Profesora	Agosto de 1974	En un retén cerca de El Chico, Hidalgo
Ana Luz Mendoza Sosa	Profesora	Agosto de 1974	En un retén cerca de El Chico, Hidalgo
Teresa Estrada Ramírez	Estudiante	1 de septiembre de 1974	Distrito Federal
Isidro Salinas Pineda	Campesino	1 de septiembre de 1974	
Diógenes Bernal Martínez	30 años	1 de septiembre de 1974	Tecpan de Galeana, Guerrero
Marcelino Flores Zamora	42 años, campesino	1 de septiembre de 1974	Atoyac de Álvarez, Guerrero
Juan Onofre Ocampo	43 años, campesino	1 de septiembre de 1974	Atoyac de Álvarez, Guerrero

Responsables	Observaciones generales
Detenido-desaparecido por soldados del ejército mexicano.	Brigada Campesina de Ajusticiamiento del Partido de los Pobres.
Detenido-desaparecido por agentes de la DFS. En un informe de la DFS se señala que se le detuvo en junio de 1974, con otras dos personas, en Pátzcuaro, que salió libre mediante el pago de una multa y no se volvió a saber de él.	Movimiento de Acción Revolucionaria.
Detenida-desaparecida por soldados del ejército mexicano.	
Detenido-desaparecido por soldados del ejército mexicano.	Fuerzas Armadas del Pueblo, Movimiento de Acción Revolucionaria, Liga Comunista 23 de Septiembre.
Detenida-desaparecida por soldados del ejército mexicano, junto con su hermana Ana Luz.	Movimiento de Acción Revolucionaria.
Detenida-desaparecida por soldados del ejército mexicano, junto con su hermana Sara.	Movimiento de Acción Revolucionaria.
Detenida por agentes de la DFS y autoridades del penal de Lecumberri. Acompañada de una amiga fue a Lecumberri a visitar a unos presos políticos (a Juan Avilés Lino entre ellos). Entró a Lecumberri, pero no llegó a la visita.	Fuerzas de Liberación Nacional.
Desaparecido por soldados del ejército mexicano.	En algunos registros aparece como Isidoro.
Detenido-desaparecido por elementos del ejército mexicano.	
Detenido-desaparecido por soldados del ejército mexicano del 32o. Batallón de Infantería al mando del capitán Elías Alcaraz.	
Detenido-desaparecido por agentes de la policía judicial federal y estatal. Fue detenido con lujo de violencia en su domicilio junto con sus dos hermanos, Abundio y Santiago, quienes fueron liberados cuatro años después.	Fuerzas Armadas de Liberación.

Nombre	Edad	Fecha de aprehensión	Lugar
Jacobo Nájera Hernández	Profesor	2 de septiembre de 1974	San Sebastián Jerónimo, Guerrero
Emeterio Abarca García	33 años, campesino	3 de septiembre de 1974	Tecpan de Galeana, Guerrero
Óscar Javier Gaytán Saldívar	29 años	4 de septiembre de 1974	Tlaltizapán, Morelos
Cándido Castillo Ríos		4 de septiembre de 1974	Atoyac de Álvarez Guerrero
Evaristo Terrones Ramírez	Campesino	4 de septiembre de 1974	Presa de Atoyac de Álvarez, Guerrero
Lauro Terrones Ramírez	Campesino	4 de septiembre de 1974	Presa de Atoyac de Álvarez, Guerrero
Lázaro Terrones Ramírez	Campesino	4 de septiembre de 1974	Presa de Atoyac de Álvarez, Guerrero
Cesáreo Villegas Tabares	Campesino	6 de septiembre de 1974	Cerro Prieto de los Pinos, Guerrero
Rito Izazaga García	Campesino	6 de septiembre de 1974	Cerro Prieto de los Pinos, Guerrero
Reynaldo Pino Reyes	Campesino	7 de septiembre de 1974	Ojo de Agua de Pino, Guerrero
Servando Pino Reyes	22 años, campesino	8 de septiembre de 1974	Cerro Prieto de los Pinos, Guerrero
Miguel Serafín Peralta	28 años, campesino	8 de septiembre de 1974	Tenexpa, Guerrero
Martín Nario Organes	55 años, campesino	8 de septiembre de 1974	Sierra de Atoyac, Guerrero

Responsables	Observaciones generales
Detenido-desaparecido por agentes judiciales al mando del comandante Isidro Galeana Abarca.	Partido de los Pobres.
Detenido-desaparecido por soldados del ejército mexicano.	
Detenido por agentes de la DFS, junto a Rigoberto Ulloa y Lourdes Quiñones, liberados luego. Se le envió al Campo Militar Número Uno de la ciudad de México. Sus hermanos fueron detenidos varios meses en 1979.	Movimiento de Acción Revolucionaria.
Detenido-desaparecido por soldados del ejército mexicano.	Brigada Campesina de Ajusticiamiento del Partido de los Pobres.
Detenido-desaparecido por soldados del 27o. Batallón al mando del mayor Escobedo.	
Detenido-desaparecido por soldados del 27o. Batallón al mando del mayor Escobedo.	
Detenido-desaparecido por soldados del 27o. Batallón al mando del mayor Escobedo.	
Detenido-desaparecido por soldados del ejército mexicano.	
Detenido-desaparecido por soldados del ejército mexicano al mando de Benjamín Luna Urbina.	
Detenido-desaparecido por soldados del ejército mexicano.	
Detenido-desaparecido por agentes de la policía judicial federal.	
Detenido-desaparecido por soldados del ejército mexicano.	
Detenido-desaparecido por soldados del ejército mexicano.	Brigada Campesina de Ajusticiamiento del Partido de los Pobres.

Nombre	Edad	Fecha de aprehensión	Lugar
Antonio Urioste Santiago	Campesino	8 de septiembre de 1974	Tecpan de Galeana, Guerrero
Lucino Juárez Fierro	28 años, campesino	9 de septiembre de 1974	Atoyac de Álvarez, Guerrero
Fidel Serrano Zamora	Campesino	12 de septiembre de 1974	Río Chiquito, Atoyac, Guerrero
Fidel Serrano Barrientos	19 años, campesino	12 de septiembre de 1974	El Embarcadero, Coyuca de Benítez, Guerrero
Fidel Abarca Barrientos	Menor	12 de septiembre de 1974	El Embarcadero, Coyuca de Benítez, Guerrero
Julián Argüello Villegas	Campesino	12 de septiembre de 1974	Fincas Viejas, Corrales de Río Chiquito, Guerrero
Epifanio Verdún Carbajal	Campesino	12 de septiembre de 1974	Fincas Viejas, Corrales de Río Chiquito, Guerrero
Manuel Serafín Gervasio	Campesino	13 de septiembre de 1974	Colonia 20 de Noviembre, Acapulco, Guerrero
Julián Argüello Smith	40 años, campesino	13 de septiembre de 1974	Las Tunas, San Jerónimo de Juárez, Guerrero
Antonio Flores Leonardo	Campesino	14 de septiembre de 1974	Km 21 de la Carretera Acapulco–México, Guerrero
Patricio Ocampo Sotero	25 o 33 años, albañil	18 de septiembre de 1974	Conchero, Acapulco, Guerrero

Responsables	Observaciones generales
Detenido–desaparecido por soldados del ejército mexicano.	
Detenido–desaparecido por soldados del ejército mexicano.	
Detenido–desaparecido por soldados del 27o. Batallón del ejército mexicano.	
Detenido–desaparecido por agentes de la policía judicial y soldados del ejército mexicano. Los agentes judiciales lo sacaron de casa de su tía en presencia de ésta y de Miguel Navarrete. Posteriormente fue visto en el cuartel del ejército.	
Detenido–desaparecido por soldados del ejército mexicano.	
Detenido–desaparecido por soldados del ejército mexicano.	
Detenido–desaparecido por soldados del ejército mexicano.	
Detenido–desaparecido por soldados del ejército mexicano.	Brigada Campesina de Ajusticiamiento del Partido de los Pobres. Medio hermano de Lucio Cabañas Barrientos.
Detenido–desaparecido por soldados del 19o. Batallón de Infantería con sede en Atoyac de Álvarez, Guerrero.	
Detenido–desaparecido por soldados del ejército mexicano.	
Detenido–desaparecido por soldados del ejército mexicano en un retén en presencia de su esposa e hijos.	En otros registros la fecha es el 18 de julio de 1974.

Nombre	Edad	Fecha de aprehensión	Lugar
Gloria Guerrero Gómez	22 años, ama de casa	20 de septiembre de 1974	Atoyac de Álvarez, Guerrero
Pedro de Jesús Onofre	38 años, campesino	20 de septiembre de 1974	El Ticuí, Atoyac de Álvarez, Guerrero
Carmelo Juárez Bello	30 años, campesino	20 de septiembre de 1974	El Ticuí, Atoyac de Álvarez, Guerrero
Lucio Gómez Mendiola	Campesino	20 de septiembre de 1974	El Ticuí, Atoyac de Álvarez, Guerrero
Francisco Serrano Vargas	31 años, campesino	20 de septiembre de 1974	El Ticuí, Atoyac de Álvarez, Guerrero
Carmelo Mata Llanes		23 de septiembre de 1974	San Andrés de la Cruz, Atoyac de Álvarez, Guerrero
Felipe Castillo Cabañas		23 de septiembre de 1974	San Andrés de la Cruz, Atoyac de Álvarez, Guerrero
Carmelo Balbuena		23 de septiembre de 1974	San Andrés de la Cruz, Atoyac de Álvarez, Guerrero

Responsables	Observaciones generales
Detenida junto a Carmelo Juárez Bello, Lucio Gómez Mendiola, Francisco Serrano Vargas y Pedro de Jesús Onofre, por elementos del 50o. Batallón de Infantería, destacado en Atoyac de Álvarez.	
En un informe de la DIPS dice que fue detenido junto a Carmelo Juárez Bello, Lucio Gómez Mendiola, Francisco Serrano Vargas y Gloria Guerrero Gómez, por elementos del 50o. Batallón de Infantería, destacado en Atoyac de Álvarez.	Partido de los Pobres.
En un informe de la DIPS dice que fue detenido junto a Pedro de Jesús Onofre, Lucio Gómez Mendiola, Francisco Serrano Vargas y Gloria Guerrero Gómez, por elementos del 50o. Batallón de Infantería, destacado en Atoyac de Álvarez.	Brigada Campesina de Ajusticiamiento del Partido de los Pobres.
En un informe de la DIPS dice que fue detenido junto a Carmelo Juárez Bello, Pedro de Jesús Onofre, Lucio Gómez Mendiola, Francisco Serrano Vargas y Gloria Guerrero Gómez, por elementos del 50o. Batallón de Infantería, destacado en Atoyac de Álvarez.	Brigada Campesina de Ajusticiamiento del Partido de los Pobres. En algunos registros su apellido es Gámez.
Detenido junto a Carmelo Juárez Bello, Lucio Gómez Mendiola, Pedro de Jesús Onofre y Gloria Guerrero Gómez, por elementos del 50o. Batallón de Infantería.	
Detenido–desaparecido por soldados del ejército mexicano.	
Detenido–desaparecido por soldados del ejército mexicano.	
Detenido–desaparecido por soldados del ejército mexicano.	

Nombre	Edad	Fecha de aprehensión	Lugar
Martiniano Linares Martínez	Campesino	23 de septiembre de 1974	San Andrés de la Cruz, Atoyac de Álvarez, Guerrero
Flavio Morales Legibeno	21 años, campesino	23 de septiembre de 1974	Atoyac de Álvarez, Guerrero
Getulio Rebolledo Ocampo	27 años, campesino	27 de septiembre de 1974	San Andrés de la Cruz, Atoyac de Álvarez, Guerrero
Enrique Fuentes Chávez	Campesino	Septiembre de 1974	Sierra de Guerrero
Fernando de la Cruz	Campesino	Septiembre de 1974	La Cebada, Atoyac de Álvarez, Guerrero
Mardonio de la Cruz	Campesino	Septiembre de 1974	La Cebada, Atoyac de Álvarez, Guerrero
Isidro Villegas de la Cruz		Septiembre de 1974	El Ticui, Guerrero
Mario Sánchez Bello	Campesino	Septiembre de 1974	Sierra de Atoyac de Álvarez, Guerrero
Aquilino Serrano Vargas	Campesino	Septiembre de 1974	Atoyac de Álvarez, Guerrero
Emiliano Barrientos Martínez	73 años, campesino	1 de octubre de 1974	Rincón de la Parotas, Atoyac de Álvarez, Guerrero
Anastasio Barrientos Flores	48 años, campesino	1 de octubre de 1974	Rincón de la Parotas, Atoyac de Álvarez, Guerrero

Responsables	Observaciones generales
Detenido-desaparecido por soldados del ejército mexicano.	
Detenido-desaparecido por soldados del ejército mexicano, junto a Getulio Rebolledo Ocampo.	Partido de los Pobres. En otros registros su segundo apellido es Legideño.
Detenido-desaparecido por soldados del 27o. Batallón del ejército mexicano al mando del teniente Efrén Martínez Guzmán.	En otros registros la fecha de aprehensión es el 14 de octubre de 1974.
Detenido-desaparecido por soldados del ejército mexicano.	
Detenido-desaparecido por soldados del ejército mexicano, junto a su hermano Mardonio.	
Detenido-desaparecido por soldados del ejército mexicano, junto a su hermano Fernando.	
Detenido-desaparecido por soldados del ejército mexicano.	
Detenido-desaparecido por soldados del ejército mexicano.	
Detenido-desaparecido por soldados del ejército mexicano al mando del capitán López.	
En un informe de la DIPS se dice que "El día 1 de octubre de 1974 fueron detenidos Anastacio Barrientos y los hermanos Emilio, Raymundo y Fermín Barrientos Reyes, y trasladados a la Zona Militar que tiene su sede en Atoyac de Álvarez".	Brigada Campesina de Ajusticiamiento del Partido de los Pobres.

Nombre	Edad	Fecha de aprehensión	Lugar
Marcelino Flores Zamora	40 años, campesino	1 de octubre de 1974	Atoyac de Álvarez, Guerrero
Marcelina Fierro Martínez		1 de octubre de 1974	Rincón de la Parotas, Atoyac de Álvarez, Guerrero
Domitilo Barrientos Martínez	58 años, campesino	1 de octubre de 1974	Rincón de la Parotas, Atoyac de Álvarez, Guerrero
Emiliano Barrientos Martínez	73 años, campesino	1 de octubre de 1974	Rincón de la Parotas, Atoyac de Álvarez, Guerrero
Fermín Barrientos Reyes	17 años, campesino	1 de octubre de 1974	Rincón de la Parotas, Atoyac de Álvarez, Guerrero
Raymundo Barrientos Reyes		1 de octubre de 1974	Rincón de la Parotas, Atoyac de Álvarez, Guerrero
Emilio Barrientos Reyes		1 de octubre de 1974	Rincón de la Parotas, Atoyac de Álvarez, Guerrero
Jesús Fierro Valadez		1 de octubre de 1974	Rincón de las Parotas, Guerrero
Esteban Fierro Valadez	30 años, campesino	1 de octubre de 1974	Rincón de las Parotas, Guerrero
Guillermo Fierro Valadez	Campesino	1 de octubre de 1974	Rincón de las Parotas, Guerrero
Isidoro Pérez Galindo	52 años, campesino	1 de octubre de 1974	Atoyac de Álvarez, Guerrero
Ángel Cruz Mayo	Campesino	1 de octubre de 1974	Atoyac de Álvarez, Guerrero

Responsables	Observaciones generales
Detenido-desaparecido por soldados del ejército mexicano.	
Detenida-desaparecida por soldados del ejército mexicano al mando del capitán López.	
Detenido-desaparecido junto con sus hijos Armando, Roberto y Fermín Barrientos Reyes por soldados del ejército mexicano al mando del capitán Montes.	Brigada Campesina de Ajusticiamiento del Partido de los Pobres.
Detenido-desaparecido por soldados del ejército mexicano al mando del capitán López.	Brigada Campesina de Ajusticiamiento del Partido de los Pobres.
Detenido-desaparecido por soldados del ejército mexicano al mando del capitán López.	Brigada Campesina de Ajusticiamiento del Partido de los Pobres.
Detenido-desaparecido por soldados del ejército mexicano al mando del capitán López.	Grupo 18 de Mayo de la Brigada Campesina de Ajusticiamiento del Partido de los Pobres.
Detenido-desaparecido por soldados del ejército mexicano al mando del capitán López.	
Detenido-desaparecido por soldados del ejército mexicano.	
Detenido-desaparecido por soldados del ejército mexicano; el comisariado ejidal levantó el acta de detención.	
Detenido-desaparecido por soldados del ejército mexicano.	
Detenido-desaparecido por soldados del 50o. Batallón del ejército mexicano.	En algunos registros aparece como Isidoro.
Detenido-desaparecido por soldados del ejército mexicano.	

Nombre	Edad	Fecha de aprehensión	Lugar
Francisco Hernández Valle	Campesino	2 de octubre de 1974	Atoyac de Álvarez, Guerrero
Emilio Romero Benítez	37 años, campesino	4 de octubre de 1974	Coyuca de Benítez. Guerrero
Lucio Peralta Santiago	25 años, campesino	4 de octubre de 1974	Retén de la Y Griega, Guerrero
Cutberto Cruz Ávila	32 años, campesino	5 de octubre de 1974	San Francisco del Tibor, Guerrero
Diego Serafín Gómez	56 años, campesino	6 de octubre de 1974	Atoyac de Álvarez, Guerrero
Artemio Chávez Villa	37 años	6 de octubre de 1974	San Francisco del Tibor, Guerrero
Ángel Moreno Ríos	Campesino	10 de octubre de 1974	Acotla, Guerrero
Aniceto Barrientos Nava	Campesino	10 de octubre de 1974	Lomas del Escorpión, Atoyac de Álvarez, Guerrero
Julio Mesino Galicia	34 años, policía	10 de octubre de 1974	Lomas del Escorpión, Atoyac de Álvarez, Guerrero
Apolinar Barrientos Ríos	Campesino	10 de octubre de 1974	Lomas del Escorpión, Atoyac de Álvarez, Guerrero

Responsables	Observaciones generales
Detenido-desaparecido por soldados del ejército mexicano.	
Detenido-desaparecido por soldados del 27o. Batallón del ejército mexicano.	
Detenido-desaparecido por soldados de los batallones 49o. y 50o. del ejército mexicano.	
Detenido-desaparecido por soldados del 40o. o 48o. Batallón del ejército mexicano, entre ellos el teniente Alcántara y el mayor Durán.	Partido de los Pobres. La CNDH dice que es la misma persona que Humberto de la Cruz. La Femospp fecha su desaparición en mayo de 1974.
Detenido-desaparecido por soldados del 49o. Batallón del ejército mexicano al mando de mayor Durán.	Brigada Campesina de Ajusticiamiento del Partido de los Pobres.
Detenido-desaparecido por soldados del 49o. Batallón del ejército mexicano, al mando del teniente Alcántara y el mayor Durán.	Según la CNDH es la misma persona que Artemio Chávez Bello o Antonio Chávez Villa.
Detenido-desaparecido por soldados del 27o. Batallón de Infantería, con sede en Atoyac de Álvarez, Guerrero.	
Detenido-desaparecido por soldados del 27o. Batallón de Infantería, junto a Julio Mesino, Alejo Ramírez y Apolinar Barrientos Ríos.	
Detenido-desaparecido por soldados del 27o. Batallón de Infantería, junto a Aniceto Barrientos, Alejo Ramírez y Apolinar Barrientos Ríos.	Jefe de sección de la policía rural.
Detenido-desaparecido por soldados del 27o. Batallón de Infantería, junto a Aniceto Barrientos, Alejo Ramírez y Julio Mesino.	Brigada Campesina de Ajusticiamiento del Partido de los Pobres.

Nombre	Edad	Fecha de aprehensión	Lugar
Alejandro Ramírez Sánchez	Campesino	10 de octubre de 1974	Lomas del Escorpión, Atoyac de Álvarez, Guerrero
Raymundo Barrientos Rojas	38 años, campesino	10 de octubre de 1974	Rincón de las Parotas, Guerrero
Apolinar Moreno		10 de octubre de 1974	Achotla, Atoyac, Guerrero
Antonio Zamacona Radilla	Campesino	14 de octubre de 1974	El Toronjo, Tecpan de Galeana, Guerrero
Doroteo de Jesús Iturio	43 años	15 de octubre de 1974	Carretera Coyuca de Benítez–Aguas Blancas, Guerrero
Esteban Abarca Benítez		15 de octubre de 1974	
Leonardo Bello Ramos	38 años, campesino	19 de octubre de 1974	San Luis–San Pedro, Guerrero
Francisco Argüello Villegas	Campesino	20 de octubre de 1974	Tecpan de Galeana, Guerrero
Heliodoro Mondragón Medina	Estudiante	20 de octubre de 1974	Acapulco, Guerrero
Vicente Higinio Ortiz	29 años, campesino	22 de octubre de 1974	Tecpan de Galeana, Guerrero
Angel Cruz Mayo		Octubre 1974	Atoyac de Álvarez, Guerrero
Obdulio Morales Gervasio	Campesino	Octubre 1974	San Luis la Loma, Tecpan de Galeana, Guerrero

Responsables	Observaciones generales
Detenido–desaparecido por soldados del 27o. Batallón de Infantería, junto a Julio Mesino, Aniceto Barrientos y Apolinar Barrientos Ríos.	En algunos registros su nombre es Alejo Ramírez.
Detenido–desaparecido por soldados del ejército mexicano.	
Detenido–desaparecido por soldados del ejército mexicano.	
Detenido–desaparecido por soldados del ejército mexicano.	
Detenido–desaparecido por soldados del ejército mexicano.	
	Brigada Campesina de Ajusticiamiento del Partido de los Pobres.
Detenido–desaparecido por soldados del ejército mexicano.	
Detenido–desaparecido por soldados del ejército mexicano.	En el CIHRJM la fecha de detención es el 12 de septiembre de 1974.
Detenido–desaparecido por soldados del ejército mexicano.	
Detenido–desaparecido por soldados del ejército mexicano cuando viajaba de Acapulco a Petatlán en un autobús Flecha Roja.	En otras denuncias se dice que fue detenido por elementos de la policía judicial en Coyuquilla Norte, Guerrero.
Detenido–desaparecido por soldados del ejército mexicano.	
Detenido–desaparecido por soldados del ejército mexicano.	Brigada Campesina de Ajusticiamiento del Partido de los Pobres.

Nombre	Edad	Fecha de aprehensión	Lugar
Roberto Aguirre Bertín	Campesino	Octubre de 1974	Sierra de Atoyac, Guerrero
Santiago Barrios Castro	Campesino	Octubre de 1974	Sierra de Atoyac, Guerrero
Regino Almazán Urióstegui	Campesino	Octubre de 1974	Las Palmas, Santa Lucía, Guerrero
Madronio Flores Galeana		Octubre de 1974	Sierra de Atoyac de Álvarez, Guerrero
Gregorio San Vicente Flores	Campesino	Octubre de 1974	Sierra de Atoyac, Guerrero
Isidro Torres Galindo	Campesino	Octubre de 1974	Sierra de Atoyac, Guerrero
Rosendo Zambrano Bello	Campesino	Octubre de 1974	Atoyac de Álvarez, Guerrero
Juan Vázquez de Jesús	Campesino	Octubre de 1974	Sierra de Atoyac de Álvarez, Guerrero
Juan Flores		Octubre de 1974	Las Palmas, Santa Lucía, Guerrero
José Tomalán Gómez	44 años, campesino	Octubre de 1974	Retén militar carretera Acapulco-Coyuca de Benítez
Onésimo Urióstegui Terán	Campesino	Octubre de 1974	Las Palmas, Santa Lucía, Guerrero
Lucio Castillo Galeana	Campesino	2 de noviembre de 1974	El Suchil, Tecpan de Galeana, Guerrero
Armando Iturio Barrientos	17 años, estudiante	4 de noviembre de 1974	Iguala, Guerrero

Responsables	Observaciones generales
Detenido-desaparecido por soldados del ejército mexicano.	
Detenido-desaparecido por soldados del ejército mexicano.	
Detenido-desaparecido por soldados del ejército mexicano.	
Detenido-desaparecido por soldados del ejército mexicano.	
Detenido-desaparecido por soldados del ejército mexicano.	
Detenido-desaparecido por soldados del ejército mexicano.	
Detenido-desaparecido por soldados del ejército mexicano.	Partido de los Pobres.
Detenido-desaparecido por soldados del ejército mexicano.	
Detenido-desaparecido por soldados del ejército mexicano.	
Detenido-desaparecido por soldados del ejército mexicano.	
Detenido-desaparecido por soldados del ejército mexicano.	Brigada Campesina de Ajusticiamiento del Partido de los Pobres.
Detenido-desaparecido por soldados del ejército mexicano.	Brigada Campesina de Ajusticiamiento del Partido de los Pobres. En otros registros la fecha de su detención es el 18 de noviembre de 1974.

Nombre	Edad	Fecha de aprehensión	Lugar
Julio Fuentes Martínez	35 años, campesino	7 de noviembre de 1974	Cuautitlán, Estado de México
Esteban Organista Zamora	45 años, campesino	7 de noviembre de 1974	Guerrero
Pedro Gorgonio Santiago	Estudiante	10 de noviembre de 1974	Guerrero o Distrito Federal
Andrés Gómez Balanzar		16 de noviembre de 1974	San Andrés, Actopan, Hidalgo
Francisco Javier Coutiño Gordillo	25 años, estudiante	16 de noviembre de 1974	San Andrés, Actopan, Hidalgo
Sebastián Vázquez Mendoza		16 de noviembre de 1974	San Andrés, Actopan, Hidalgo
Daniel Tapia Pérez	63 años	16 de noviembre de 1974	San Andrés, Actopan, Hidalgo
Eduardo Candelario Villaburu Ibarra	20 años, estudiante	16 de noviembre de 1974	San Andrés, Actopan, Hidalgo

Responsables	Observaciones generales
Detenido-desaparecido por agentes de la policía judicial.	Brigada Campesina de Ajusticiamiento del Partido de los Pobres. Cuñado de Lucio Cabañas.
Detenido-desaparecido por soldados del ejército mexicano.	Fuerzas Armadas Revolucionarias. Brigada Campesina de Ajusticiamiento del Partido de los Pobres.
Detenido-desaparecido por integrantes del ejército mexicano y agentes de la DFS.	Brigada Campesina de Ajusticiamiento del Partido de los Pobres. Hay otro registro como Pedro Gregorio Santiago, sin fecha de detención, pero en Guerrero.
Detenido-desaparecido por agentes de la policía judicial del estado al mando del comandante Tomás Moncada.	Liga Comunista 23 de Septiembre, brigada Lacandones.
Detenido por agentes de la policía judicial del estado de Hidalgo, junto a Daniel Tapia Pérez, Sebastián Vázquez Mendoza, Eduardo Villaburu y Bartolomé Pérez.	Liga Comunista 23 de Septiembre, Brigada Lacandones.
Detenido por agentes de la policía judicial del estado de Hidalgo, junto a Francisco Javier Cutiño Gordillo, Daniel Tapia Pérez, Bartolomé Pérez Hernández y Eduardo Villaburu.	Liga Comunista 23 de Septiembre, brigada Lacandones.
Detenido por agentes de la policía judicial del estado de Hidalgo, junto a Bartolomé Pérez Hernández, Eduardo Villaburu, Francisco Javier Cutiño Gordillo y Daniel Tapia Pérez.	Liga Comunista 23 de Septiembre, brigada Lacandones.
Detenido por agentes de la policía judicial del estado de Hidalgo, junto a Francisco Javier Cutiño Gordillo, Daniel Tapia Pérez y Sebastián Vázquez.	Liga Comunista 23 de Septiembre, brigada Lacandones.

Nombre	Edad	Fecha de aprehensión	Lugar
Bartolomé o Bartolo Pérez Hernández		16 de noviembre de 1974	San Andrés, Actopan, Hidalgo
Andrés Hernández Arellano	Campesino	22 de noviembre de 1974	Cerro de Piedra, Guerrero
Rafael Urbán		27 de diciembre de 1974	Acapulco, Guerrero
Esteban Nava Hipólito	24 años	28 de noviembre de 1974	Iguala, Guerrero
Diego Gómez Serafín	Estudiante	Noviembre de 1974	Acapulco, Guerrero
Marciano Flores de Jesús		6 de diciembre de 1974	Acapulco, Guerrero
Félix Bello Manzanares	23 años	10 de diciembre de 1974	San Luis-San Pedro, Guerrero
Marcial Navarrete de la Paz		10 de diciembre de 1974	San Luis-San Pedro, Guerrero
Macario Nava Hipólito	23 años, chofer	13 de diciembre de 1974	Atoyac de Álvarez Guerrero
Rafael Urbán D.		23 de diciembre de 1974	San Andrés de la Cruz, Guerrero

Responsables	Observaciones generales
Detenido por agentes de la policía judicial del estado de Hidalgo, junto a Eduardo Villaburu, Francisco Javier Cutiño Gordillo, Daniel Tapia Pérez y Sebastián Vázquez, por el presunto secuestro de Flores Patiño, más tarde entregado a agentes de la DFS.	Liga Comunista 23 de Septiembre, brigada Lacandones.
Detenido-desaparecido por soldados del ejército mexicano.	Brigada Campesina de Ajusticiamiento del Partido de los Pobres.
Detenido-desaparecido por soldados del ejército mexicano.	La CNDH reporta otra denuncia: "fue detenido el 23 de septiembre de 1974, en San Andrés de la Cruz, Guerrero, por elementos del ejército mexicano".
Detenido-desaparecido por agentes del 27o. Batallón del ejército mexicano.	
Detenido-desaparecido por soldados del ejército mexicano.	
	Asociación Cívica Nacional Revolucionaria.
Detenido-desaparecido por agentes de la policía judicial federal y la DFS.	
Detenido-desaparecido por agentes de la policía judicial federal y la DFS, al mando del comandante Pedro Rosas.	
Detenido-desaparecido por militares del 50o. Batallón del ejército mexicano.	Brigada Campesina de Ajusticiamiento del Partido de los Pobres. En otros registros la detención ocurre el 20 de agosto de 1974.

Nombre	Edad	Fecha de aprehensión	Lugar
Miguel Ángel Radilla Barrientes		1974	Guerrero
Enrique Fuentes Martínez		1974	Guerrero
Pablo Reichel Baumen		1974	Esperanza, Sonora
Juana Acosta Gómez		1974	Guerrero
Carlos Acosta Martínez		1974	Guerrero
Melitón Arroyo González		1974	Guerrero
Javier Barranco Mote		1974	Guerrero
Enrique Carrera		1974	Guerrero
Roberto Castillo Iturio		1974	Guerrero
Hilario Fuentes Núñez		1974	Guerrero
Juliana Gómez López		1974	Guerrero
Venancia Gómez Sánchez		1974	Guerrero
Sixto González		1974	Guerrero
Dimas Llanes Arreola		1974	Guerrero
Pablo Llanes Arreola		1974	Guerrero
Matilde Llanes Vázquez		1974	San Juan de las Flores, Guerrero
José Gerardo Santiago Hernández		1974	Guerrero
Antonia Santiz Méndez		1974	Guerrero

Responsables	Observaciones generales
Detenido–desaparecido por miembros del ejército mexicano.	
Detenido–desaparecido por soldados del ejército mexicano.	
Detenido–desaparecido por agentes de la DFS.	

Nombre	Edad	Fecha de aprehensión	Lugar
Paulino Segura		1974	Guerrero
Leonardo Serafín Cruz		1974	Guerrero
Domingo Tranquilino		1974	Guerrero
Alejandro Urioste		1974	Guerrero
Leonardo Luis Valles Zamora		1974	Guerrero
Eleazar Castro Molina	Estudiante	9 de enero de 1975	Acapulco, Guerrero
Daniel Martínez García	Estudiante	15 de enero de 1975	Acapulco, Guerrero
Fabiola Castro Molina	Estudiante	16 de enero de 1975	Acapulco, Guerrero
Ángel Moreno Morales		16 de enero de 1975	Guerrero
Benito Flores Silva	Estudiante	17 de enero de 1975	Acapulco, Guerrero
Faustino Cruz Jaime	Estudiante	17 de enero de 1975	Acapulco, Guerrero
Pedro Hernández Gómez	Campesino	17 de enero de 1975	Teotihuacán, Puebla

Responsables	Observaciones generales
Detenido-desaparecido por agentes de la policía judicial del estado de Guerrero, la policía militar y la DFS.	Fuerzas Armadas Revolucionarias.
Detenido-desaparecido por agentes de la policía judicial del estado de Guerrero.	Fuerzas Armadas Revolucionarias.
Detenida-desaparecida por agentes de la policía judicial del estado de Guerrero, la policía militar y la DFS.	Fuerzas Armadas Revolucionarias.
Detenido-desaparecido por elementos del ejército mexicano, policía judicial del estado y policía judicial federal militar, bajo el mando del coronel Francisco Quiroz Hermosillo y el comandante Wilfrido Castro Contreras.	Fuerzas Armadas Revolucionarias.
Detenido por agentes de la policía judicial federal militar y policía judicial del estado, bajo la conducción de Mario Arturo Acosta Chaparro y Wilfrido Castro.	Fuerzas Armadas Revolucionarias.
Detenido-desaparecido por agentes de la policía judicial federal militar y policía judicial del estado, comandados por Mario Arturo Acosta Chaparro y Wilfrido Castro Contreras.	Fuerzas Armadas Revolucionarias.
Detenido-desaparecido por agentes de la DFS, más tarde fue trasladado a Acapulco, Guerrero.	Brigada Campesina de Ajusticiamiento del Partido de los Pobres.

Nombre	Edad	Fecha de aprehensión	Lugar
Domitilo Barrientos Peralta	47 años, campesino	20 de enero de 1975	Retén en El Conchero, Acapulco, Guerrero
Julián Fierro Abarca	28 o 36 años, campesino.	27 de enero de 1975	Xaltianguis, Guerrero
Cipriano Fierro Polanco	25 o 33 años, campesino.	27 de enero de 1975	Xaltianguis, Guerrero
Gilberto Joel Silva Aréstegui	21 años, impresor	30 de enero de 1975	Distrito Federal
Marcos Ramos Cabañas	28 años, campesino	9 de febrero de 1975	Espinalillo, Coyuca de Benítez, Guerrero
Eduviges Ramos de la Cruz	50 años, campesino	9 de febrero de 1975	Espinalillo, Coyuca de Benítez, Guerrero
Raymundo Ramos Cabañas	38 años	9 de febrero de 1975	Espinalillo, Coyuca de Benítez, Guerrero
Heriberto Ramos Cabañas	21 años, campesino	9 de febrero de 1975	Espinalillo, Coyuca de Benítez, Guerrero

Responsables	Observaciones generales
Detenido–desaparecido por soldados del ejército mexicano, cuando reclamaba a su hermano Zacarías, también secuestrado días atrás.	Partido de los Pobres.
Detenido–desaparecido por soldados del 50o. Batallón del ejército mexicano.	La CNDH corrigió el nombre de Julio.
Detenido–desaparecido por soldados del 50o. Batallón del ejército mexicano.	
Detenido en su domicilio con lujo de violencia por varios agentes al mando de Nassar Haro, subdirector de la DFS.	Unión del Pueblo.
Detenido por soldados del ejército mexicano, junto a Eduviges Ramos de la Cruz, Felipe Ramos Cabañas, Heriberto Ramos Cabañas y Raymundo Ramos Cabañas, llevados al cuartel del 27o. Batallón de Infantería en Atoyac de Álvarez, Guerrero.	Fuerzas Armadas Revolucionarias.
Detenido por soldados del ejército mexicano, junto a Marcos Ramos Cabañas, Felipe Ramos Cabañas, Heriberto Ramos Cabañas y Raymundo Ramos Cabañas, llevados al cuartel del 27o. Batallón de Infantería en Atoyac de Álvarez, Guerrero.	Fuerzas Armadas Revolucionarias.
Detenido por soldados del ejército mexicano, junto a Eduviges Ramos de la Cruz, Marcos Ramos Cabañas, Felipe Ramos Cabañas y Heriberto Ramos Cabañas, llevados al cuartel del 27o. Batallón de Infantería en Atoyac de Álvarez, Guerrero.	Fuerzas Armadas Revolucionarias.
Detenido por soldados del ejército mexicano, junto a Eduviges Ramos de la Cruz, Marcos Ramos Cabañas, Felipe Ramos Cabañas y Raymundo Ramos Cabañas, llevados al cuartel del 27o. Batallón de Infantería en Atoyac de Álvarez, Guerrero.	Fuerzas Armadas Revolucionarias.

Nombre	Edad	Fecha de aprehensión	Lugar
Felipe Ramos Cabañas	24 años, campesino	9 de febrero de 1975	Espinalillo, Coyuca de Benítez, Guerrero
Alberto Vázquez Castellanos		16 de febrero de 1975	Oaxaca, Oaxaca
Juan Gómez Flores	30 años, estudiante	15 de abril de 1975	Acapulco, Guerrero
Jesús Piedra Ibarra	21 años	18 de abril de 1975	Monterrey, Nuevo León
Arturo Vargas Viviano	24 años, estudiante	24 de abril de 1975	Acapulco, Guerrero
José Luis Vélez Cienfuegos	24 años	24 de abril de 1975	Acapulco, Guerrero
David Jiménez Fregoso	Impresor	8 de mayo de 1975	Atizapán de Zaragoza, Estado de México
José García Simón	22 años, maestro	28 de mayo de 1975	Monterrey, Nuevo León
Camerino Zamora Galindo	Estudiante	5 de junio de 1975	Distrito Federal
Miguel García Mateo	Estudiante	15 de junio de 1975	Acapulco, Guerrero

Responsables	Observaciones generales
Detenido por soldados del ejército mexicano, junto a Eduviges Ramos de la Cruz, Marcos Ramos Cabañas, Heriberto Ramos Cabañas y Raymundo Ramos Cabañas, llevados al cuartel del 27o. Batallón de Infantería en Atoyac de Álvarez, Guerrero.	Fuerzas Armadas Revolucionarias.
DFS. Es detenido junto con Carmen Teresa Carrasco, Joel López y Eulalio Aragón Cosme.	Liga Comunista 23 de Septiembre.
Detenido-desaparecido por agentes de la policía judicial del estado de Guerrero.	
Detenido-desaparecido por agentes de la policía judicial del estado de Nuevo León al mando de Carlos G. Solana Macías. Los agentes que intervinieron en la detención son Javier Cortés, Manuel Meuriez, Gustavo Melo Palacios, Donato Granados Cuevas, Pedro Canizales y Ariel Salazar Castañeda.	Liga Comunista 23 de Septiembre.
Detenido-desaparecido junto con José Luis Vélez Cienfuegos, por agentes de la policía judicial del estado de Guerrero.	Colonos de La Laja y Los Limones, Acapulco, Guerrero.
Detenido-desaparecido junto con Arturo Vargas, por agentes de la policía judicial del estado de Guerrero.	Colonos de La Laja y Los Limones, Acapulco, Guerrero.
Detenido-desaparecido por agentes de la DFS.	Liga Comunista 23 de Septiembre, Comité de Impresión.
Detenido-desaparecido por agentes de la policía judicial del estado de Nuevo León y la DFS.	Brigada Obrero Revolucionaria Carlos Rentería Rodríguez, Liga Comunista 23 de Septiembre.
Detenido-desaparecido por agentes de la DFS.	Liga Comunista 23 de Septiembre, Brigada Roja.
Detenido-desaparecido por agentes de la policía judicial del estado de Guerrero.	

Nombre	Edad	Fecha de aprehensión	Lugar
Roberto Antonio Gallangos Cruz	Estudiante	19 de junio de 1975	Distrito Federal
Julián Cabañas Navarrete	33 años, estudiante	23 de junio de 1975	Acapulco, Guerrero
Lourdes Martínez Huerta	20 años, profesora	Junio de 1975	Culiacán, Sinaloa
Jesús Severiano Iturio	Campesino	29 de junio de 1975	San Jerónimo, Guerrero
Santiago Garrios		2 de julio de 1975	Acapulco, Guerrero
Félix Barrientos Campos	Agente de gobernación	4 de julio de 1975	Acapulco, Guerrero
Laurencio Moreno González	Estudiante	5 de julio de 1975	Acapulco, Guerrero
Encarnación Moreno González	Albañil	5 de julio de 1975	Acapulco, Guerrero
Francisco Gómez Magdaleno		13 de julio de 1975	Ejido Carabalí, Acapulco, Guerrero

Responsables	Observaciones generales
Detenido-desaparecido por agentes de la Dirección de Investigaciones para la Prevención de la Delincuencia.	Liga Comunista 23 de Septiembre. Los Guajiros.
Detenido-desaparecido por agentes de la policía judicial del estado de Guerrero.	
Detenida-desaparecida por agentes de la policía judicial del estado, de la Brigada Blanca y soldados del ejército mexicano.	Liga Comunista 23 de Septiembre. La CNDH de Sinaloa dice que fue el primer secuestro y desaparición. Según un testigo se encontraba embarazada, de tres o cuatro meses. El CIHRJM la registra desaparecida en mayo de 1974.
Detenido-desaparecido por soldados de la 27a. Zona Militar de Atoyac de Álvarez. Jesús había ido a encerrar unos becerros cuando el ejército lo detuvo. Casi tres meses después de su detención-desaparición, Jesús le hizo llegar a su familia un recado en un pedazo de cartón en el que les decía que se encontraba rumbo a la Sierra de Atoyac.	Hay otro registro de Severiano Iturio de Jesús, detenido en 1974 en Guerrero.
Detenido-desaparecido por agentes de la policía judicial del estado de Guerrero.	
Detenido-desaparecido por agentes de la policía judicial del estado de Guerrero.	
Detenido-desaparecido por agentes de la policía judicial del estado de Guerrero.	En otros registros aparece como Candencio Moreno González. Asociación Cívica Nacional Revolucionaria.
Detenido-desaparecido por agentes de la policía judicial del estado de Guerrero.	
Detenido-desaparecido por agentes de la policía judicial federal al mando del capitán José Alonso Barquín y miembros del ejército mexicano al mando de Benjamín Luna.	

Nombre	Edad	Fecha de aprehensión	Lugar
Leoncio Múgica Cerezo	50 años, campesino	18 de julio de 1975	Acapulco, Guerrero
Ignacio Múgica Díaz	26 años, estudiante	18 de julio de 1975	Acapulco, Guerrero
Carmen Vargas Pérez	28 años, profesora	26 de julio de 1975	Distrito Federal
Agustín Vargas Pérez		26 de julio de 1975	Distrito Federal
Ramón Arroyo Secundino	34 años, campesino	21 de julio de 1975	San Luis-San Pedro, Guerrero
Mario Domínguez Ávila	26 años, estudiante	26 de julio de 1975	Distrito Federal
Araceli Ramos Watanabe	22 años	27 de julio de 1975	Distrito Federal
Leonardo Jiménez Alvarado.	22 años	27 de julio de 1975	Distrito Federal
Ascensión Juárez Juárez		2 de agosto de 1975	Acapulco, Guerrero
Cutberto Juárez Juárez		2 de agosto de 1975	Acapulco, Guerrero
Marcelo Juárez Juárez		2 de agosto de 1975	Acapulco, Guerrero

Responsables	Observaciones generales
Detenido–desaparecido por agentes de la policía judicial del estado de Guerrero, junto con su hijo Ignacio Múgica.	
Detenido–desaparecido por agentes de la policía judicial del estado de Guerrero, junto a su padre Leoncio.	
Detenida–desaparecida por agentes de la DFS.	Brigada Roja de la Liga Comunista 23 de Septiembre.
Detenido–desaparecido por agentes de la DFS.	Brigada Roja de la Liga Comunista 23 de Septiembre.
Detenido–desaparecido por miembros del ejército mexicano.	Informes de la DFS dicen que fue detenido el 16 de marzo de 1973, en el poblado de San Luis la Loma, Guerrero. Un testigo refiere la detención en el mismo lugar a mediados de 1974.
Detenido–desaparecido por agentes de la DFS.	Liga Comunista 23 de Septiembre.
Detenida–desaparecida por agentes de la DFS y de la Dirección General de Policía y Tránsito del Distrito Federal.	
Detenido–desaparecido por agentes de la DFS y de la Dirección General de Policía y Tránsito del Distrito Federal.	Brigada Roja de la Liga Comunista 23 de Septiembre.
Detenido–desaparecido por agentes de la policía judicial del estado de Guerrero.	
Detenido–desaparecido por agentes de la policía judicial del estado de Guerrero.	
Detenido–desaparecido por agentes de la policía judicial del estado de Guerrero.	La CNDH refiere un testigo que señala que el nombre correcto es Marcelo Serafín Juárez.

Nombre	Edad	Fecha de aprehensión	Lugar
David Avilés Mendoza	Estudiante	3 de agosto de 1975	Acapulco, Guerrero
Crescencio Soledo Luna		10 de agosto de 1975	Retén de las Horquetas, Guerrero
Ángel Martínez Cabañas	Campesino	19 de agosto de 1975	Atoyac, Guerrero
Pablo Loza Patiño	Campesino	20 de agosto de 1975	El Porvenir, Atoyac de Álvarez, Guerrero
Delia Cirila Morales López	24 años, pasante de economía	22 de agosto de 1975	Parque de Los Venados, delegación Benito Juárez, Distrito Federal
Avelino Francisco Gallangos Cruz	20 años, estudiante	22 de agosto de 1975	Distrito Federal
Joaquín Porras Baño	21 años, estudiante	22 de agosto de 1975	Distrito Federal
Carmelo Cortés Castro		31 de agosto de 1975	Distrito Federal
José García Wenceslao	24 años, estudiante	5 de septiembre de 1975	Distrito Federal
Diógenes Martínez Bernal	32 años	13 de septiembre de 1975	Retén Tecpan de Galeana, Guerrero
Germán Núñez Alba	Estudiante	27 de septiembre de 1975	Texca, Acapulco, Guerrero
Leonardo Jiménez Alvarado	22 años	Septiembre de 1975	

Responsables	Observaciones generales
Detenido-desaparecido por agentes de la policía judicial del estado de Guerrero.	
Detenido-desaparecido por soldados del ejército mexicano.	
Detenido-desaparecido por miembros del ejército mexicano.	
Detenido-desaparecido por personal del 20o. Batallón de Infantería, junto a Macario Martínez y Esteban Martínez, los que fueron trasladados al cuartel de Atoyac de Álvarez.	Brigada Campesina de Ajusticiamiento del Partido de los Pobres.
Detenida-desaparecida por agentes de la Brigada Blanca.	Liga Comunista 23 de Septiembre.
Detenido-desaparecido por agentes de la DFS.	Brigada Revolucionaria Emiliano Zapata y Brigada Roja de la Liga Comunista 23 de Septiembre.
Detenido-desaparecido por agentes de la DFS.	Brigada Roja de la Liga Comunista 23 de Septiembre.
Detenido-desaparecido por agentes de la DFS.	Fuerzas Armadas Revolucionarias.
Estaba sujeto a proceso en la cárcel de Lecumberri. Lo mandó llamar el juez y nunca regresó a la celda.	Brigada Emiliano Zapata de la Liga Comunista 23 de Septiembre.
Detenido-desaparecido por elementos del 50o. Batallón de Infantería.	
Detenido-desaparecido por agentes de la policía judicial.	
Detenido-desaparecido por agentes de la DFS y de la Dirección General de Policía y Tránsito del Distrito Federal, junto con Araceli Ramos Watanabe.	Brigada Roja de la Liga Comunista 23 de Septiembre.

Nombre	Edad	Fecha de aprehensión	Lugar
Eleno Cabañas Ocampo	Campesino	5 de octubre de 1975	El Corral Falso, Atoyac de Álvarez, Guerrero
Raúl Cabañas Tabares	Campesino	5 de octubre de 1975	El Corral Falso, Atoyac de Álvarez, Guerrero
David Rebolledo Martínez	38 años, campesino	5 de octubre de 1975	Carretera Nacional Acapulco-Zihuatanejo, Tecpan de Galeana, Guerrero
Rodrigo Ramírez García	25 años	6 de octubre de 1975	Acapulco, Guerrero
Isaac López Molina	19 años, estudiante	11 de octubre de 1975	Distrito Federal
Marcial Benítez de Jesús	Albañil	20 de noviembre de 1975	La Florida, Atoyac de Álvarez, Guerrero
Ignacio Fierro Montero		25 de noviembre de 1975	La Florida, Atoyac de Álvarez, Guerrero
Santiago Baños Castro		1975	Guerrero
Francisco Campos Ramírez		1975	Guerrero
Candelario Castillo Martínez		1975	Guerrero
Esteban Gómez Valle		1975	Guerrero
Pedro Gómez		1975	Puebla, Puebla

Responsables	Observaciones generales
Detenido–desaparecido por soldados de la 27a. Zona Militar.	La denuncia de testigos modifica el año, en 1974. La DIPS registra que fue en 1975, en el mismo lugar. Fuerzas Armadas Revolucionarias.
Detenido–desaparecido junto a su padre Eleno Cabañas, por soldados de la 27a. Zona Militar.	La denuncia de testigos modifica el año, en 1974. La DIPS registra que fue en 1975, en el mismo lugar. Fuerzas Armadas Revolucionarias.
Detenido–desaparecido por agentes de la DFS.	Brigada Campesina de Ajusticiamiento del Partido de los Pobres. En algunos registros la fecha de detención es 5 de octubre de 1974.
Detenido–desaparecido por agentes de la policía judicial del estado.	Asociación Cívica Guerrerense.
Detenido–desaparecido por agentes de la DFS.	Liga Comunista 23 de Septiembre.
Detenido–desaparecido por soldados del ejército mexicano.	
Detenido–desaparecido por soldados del ejército mexicano.	
	Partido de los Pobres.

Nombre	Edad	Fecha de aprehensión	Lugar
Bernardo Villamar Pérez	21 años	Enero de 1976	Acapulco, Guerrero
Guillermo Mena Rivera	21 años, estudiante	27 de enero de 1976	Acapulco, Guerrero
Isidoro García Campos	19 años, estudiante	29 de enero de 1976	Acapulco, Guerrero
Alejandro Rivera Patiño	18 años, estudiante	29 de enero de 1976	Acapulco, Guerrero
María Teresa Torres Ramírez	20 años, estudiante	31 de enero de 1976	Acapulco, Guerrero
Hijo(a) de Teresa Torres Ramírez de Mena			Campo militar
José Nava Miranda	19 años, estudiante	2 de febrero de 1976	Tecamac, Estado de México
María Malbina Pérez Nichoa		2 de febrero de 1976	Acapulco, Guerrero
Augusto Abarca de los Santos		3 de febrero de 1976	Acapulco, Guerrero

Responsables	Observaciones generales
Detenido-desaparecido por agentes de la policía judicial.	Fuerzas Armadas Revolucionarias.
Detenido por agentes de la dirección de policía y tránsito local. Días después fueron detenidos e igualmente desaparecidos, su primo Alejandro Rivera Patiño y su esposa Teresa Torres de Mena.	Fuerzas Armadas Revolucionarias.
Detenido por agentes de la dirección de policía y tránsito local.	Según la CNDH su nombre podría ser Isidro García Campos. Fuerzas Armadas Revolucionarias.
Detenido por agentes de la dirección de policía y tránsito en Acapulco, Guerrero.	Fuerzas Armadas Revolucionarias.
Detenida por soldados del ejército mexicano y agentes de la policía judicial al mando de Othoniel Tarín Chávez. Tenía un embarazo de tres meses. Fue conducida al Campo Militar Número Uno de la ciudad de México, donde dio a luz un niño a mediados de 1976.	Fuerzas Armadas Revolucionarias.
Campo Militar Número Uno.	
Detenido-desaparecido por elementos de la policía judicial federal, entre los cuales se encuentra el agente Guillermo Lira Murrieta.	Fuerzas Armadas Revolucionarias.
Detenida-desaparecida por agentes de la policía judicial federal y dirección general de policía y tránsito.	Fuerzas Armadas Revolucionarias. Esposa de Román Roque Moreno (desaparecido) y madre de Bernardo Villamar Pérez (desaparecido). Su segundo nombre aparece como Balbina en otros registros.
Detenido-desaparecido por agentes de la policía judicial, policía judicial federal militar y dirección general de policía y tránsito, comandados por Mario Arturo Acosta Chaparro.	Lo aprendieron al acompañar a su medio hermano Jorge Abarca Málaga, militante de las FAR.

Nombre	Edad	Fecha de aprehensión	Lugar
Jorge Abarca Málaga		3 de febrero de 1976	Acapulco, Guerrero
José Cortés Castro		3 de febrero de 1976	Tecamac, Estado de México
Aurora de la Paz Navarro del Campo		3 de febrero de 1976	Tecamac, Estado de México
Oscar González Juárez	18 años, estudiante	3 de febrero de 1976	Acapulco, Guerrero
Bernardo Villamar Pérez	20 años, estudiante	3 de febrero de 1976	Acapulco, Guerrero
Román Roque Moreno	26 o 32 años, estudiante	5 de febrero de 1976	Acapulco, Guerrero
Jesús Bahena Wences	20 años, estudiante	6 de febrero de 1976	Acapulco, Guerrero
José de Jesús Corral García	Profesor	8 de marzo de 1976	Puebla, Puebla

Responsables	Observaciones generales
Detenido-desaparecido por agentes de la policía judicial, policía judicial federal militar y dirección general de policía y tránsito, comandados por Mario Arturo Acosta Chaparro.	Fuerzas Armadas Revolucionarias.
Detenido-desaparecido por agentes de la policía judicial federal y Brigada Blanca.	Fuerzas Armadas Revolucionarias. Su hermano era Carmelo Cortés Castro, fundador de las FAR, asesinado el 31 de agosto de 1975.
Detenida-desaparecida por agentes de la policía judicial federal y Brigada Blanca.	Fuerzas Armadas Revolucionarias. Su esposo era Carmelo Cortés Castro, fundador de las FAR, asesinado el 31 de agosto de 1975.
Detenido-desaparecido por agentes de la policía judicial, policía judicial federal militar y dirección general de policía y tránsito, comandados por Mario Arturo Acosta Chaparro.	Fuerzas Armadas Revolucionarias.
Detenido-desaparecido por agentes de la policía judicial federal y dirección general de policía y tránsito, comandados por Mario Arturo Acosta Chaparro.	Fuerzas Armadas Revolucionarias.
Detenido-desaparecido por agentes de la DFS.	Fuerzas Armadas Revolucionarias.
Detenido-desaparecido por agentes de la policía judicial federal.	Vanguardia Armada Revolucionaria.
Detenido-desaparecido con la participación de agentes de la policía judicial federal, de la DFS al mando del capitán José Luis Acosta Morales. Trasladado al Distrito Federal, a los separos de la Dirección General de Policía y Tránsito, y posteriormente a los de la DFS. Trasladado al Campo Militar Número Uno.	Liga Comunista 23 de Septiembre. Su hermano Salvador murió en tortura, en 1974, y su otro hermano, José Luis, murió en 1977, a manos de la Brigada Blanca.

Nombre	Edad	Fecha de aprehensión	Lugar
José Guadalupe Sicairos Ángulo	28 años, empleado	13 de marzo de 1976	Culiacán, Sinaloa
Floriberto Cirenio Clavel Juárez	Estudiante	19 de marzo de 1976	Acapulco, Guerrero
Armando Iturio Martínez	17 años, estudiante	Marzo de 1976	Distrito Federal
Roque Armenta Sotelo		Marzo de 1976	Distrito Federal
Miguel Cruz Ramírez	Campesino	9 de abril de 1976	Acapulco, Guerrero
Mario Pérez Aguilar	Estudiante	14 de abril de 1976	Acapulco, Guerrero
Edilberto Sánchez Cruz	21 años	17 de abril de 1976	Acapulco, Guerrero
Rebeca Padilla Rivera	19 años, estudiante	17 de abril de 1976	Acapulco, Guerrero
Hijo(a) de Rebeca Padilla	Recién nacido	17 de abril de 1976	Acapulco, Guerrero

Responsables	Observaciones generales
Detenido–desaparecido por agentes de la Brigada Blanca, de la policía judicial del estado y del ejército mexicano al mando del general Aguilar Garza.	Liga Comunista 23 de Septiembre.
Detenido–desaparecido por agentes de la DFS, de la policía judicial y soldados de la 27a. Zona Militar, cuando viajaba en autobús de pasajeros en Acapulco.	Coalición de Comités de Lucha de Acapulco. El CIHRJN dice que era miembro de Vanguardia Armada Revolucionaria del Pueblo, Fuerzas Armadas Revolucionarias. Responsable de su organización con la Liga Comunista 23 de Septiembre.
Detenido–desaparecido por agentes de la policía judicial.	Fuerzas Armadas Revolucionarias. En otros registros su fecha de desaparición es el 18 de noviembre de 1974.
Detenido–desaparecido por agentes de la policía judicial y de la DFS.	
Detenido–desaparecido por agentes de la policía judicial y de la DFS.	
Detenido–desaparecido por agentes de la policía judicial.	
Detenido–desaparecido junto con su esposa Rebeca Padilla Rivera y su hijo recién nacido por agentes de la División de Investigaciones para la Prevención de la Delincuencia y de la DFS.	Vanguardia Armada Revolucionaria.
Detenida–desaparecida por agentes de la División de Investigaciones para la Prevención de la Delincuencia y de la DFS junto con su esposo Edilberto Sánchez Cruz y su hijo recién nacido.	Vanguardia Armada Revolucionaria.
Detenido–desaparecido por agentes de la División de Investigaciones para la Prevención de la Delincuencia y de la DFS.	

Nombre	Edad	Fecha de aprehensión	Lugar
Modesto Valdez Morales	Campesino	28 de abril de 1976	Atoyac de Álvarez, Guerrero
Victoriano Villa Rosales	Campesino	Abril de 1976	Y Griega, Atoyac de Álvarez, Guerrero
Rogelio Maldonado Valencia	Agente judicial	3 de mayo de 1976	Retén militar establecido en Conchero, Guerrero
José Tumalán Gómez	46 años, agente judicial	3 de mayo de 1976	Retén militar establecido en Conchero, Guerrero
Raúl Benítez Bravo	21 años, agente judicial	3 de mayo de 1976	Retén militar establecido en Conchero, Guerrero
Virgilio Vinalay Jiménez	Campesino	16 de mayo de 1976	Km 21 carretera Acapulco-México, Guerrero
Héctor David Sandoval	23 años, estudiante	18 de mayo de 1976	Culiacán, Sinaloa
Gregorio Leyva Vinalay	Campesino	9 de junio de 1976	Km 21 carretera Acapulco-México, Guerrero
José Ascensión Sánchez Vergara	26 o 32 años, albañil	9 de junio de 1976	El Quemado, Acapulco, Guerrero
Lázaro Torralba Álvarez	29 años, estudiante	9 de junio de 1976	Distrito Federal
José Barrón Caldera	22 años, estudiante y profesor	10 de junio de 1976	Retén de Magdalena, Jalisco.
Miguel Ángel Valenzuela Rojo	19 años, estudiante	17 de junio de 1976	Culiacán, Sinaloa

Responsables	Observaciones generales
Detenido-desaparecido por agentes de la DFS.	Fuerzas Armadas Revolucionarias.
Detenido-desaparecido agentes de la policía judicial del estado y policía judicial federal.	
Detenido-desaparecido junto a Raúl Benítez Bravo y José Tumalán Gómez, por soldados del ejército mexicano.	Comisionado por Gobernación en Chilpancingo, Guerrero.
Detenido-desaparecido junto a Raúl Benítez Bravo y Rogelio Maldonado por soldados del ejército mexicano.	Comisionado por Gobernación en Chilpancingo, Guerrero.
Detenido-desaparecido junto a Rogelio Maldonado y José Tumalán Gómez, por soldados del ejército mexicano.	Comisionado por Gobernación en Chilpancingo, Guerrero.
Detenido-desaparecido por soldados del ejército mexicano y agentes de la policía judicial al mando del oficial Barquín.	Fuerzas Armadas Revolucionarias.
Detenido-desaparecido por agentes de la Brigada Blanca y de la policía judicial del estado.	Liga Comunista 23 de Septiembre.
Detenido-desaparecido por soldados del ejército mexicano y agentes de la policía judicial.	Fuerzas Armadas Revolucionarias.
Detenido-desaparecido por soldados del ejército mexicano y agentes de la policía judicial federal.	
Detenido-desaparecido por agentes de la policía judicial federal al mando del capitán Martín Larrañaga.	Brigada Roja de la Liga Comunista 23 de Septiembre.
Detenido-desaparecido por agentes de la DFS, cuando viajaba de la ciudad de México hacia Culiacán en un autobús Tres Estrellas de Oro.	Liga Comunista 23 de Septiembre.
Detenido-desaparecido por agentes de la Brigada Blanca y de la policía judicial del estado.	Liga Comunista 23 de Septiembre.

Nombre	Edad	Fecha de aprehensión	Lugar
Venustiano Guzmán Cruz	17 años, estudiante	Junio de 1976	Acapulco, Guerrero
Cristina Rocha Manzanares	23 años, estudiante	1 de julio de 1976	San Blas, El Fuerte, Sinaloa
Juan de Dios Herrera Sánchez	21 años, estudiante	1 de julio de 1976	San Blas, El Fuerte, Sinaloa
Ignacio Tranquilino Herrera Sánchez	22 años, estudiante	1 de julio de 1976	San Blas, El Fuerte, Sinaloa
Antonio Diosdado Mendoza	Estudiante	3 de julio de 1976	Acapulco, Guerrero
Saturnino Pérez Carmona	Campesino	4 de julio de 1976	Zihuatanejo, Guerrero
Henry López Gaytán	18 años, estudiante	15 de julio de 1976	Culiacán, Sinaloa
José Manuel Rojas Gaxiola	23 años, estudiante	15 de julio de 1976	Culiacán, Sinaloa
Ezequiel Sánchez Barrera	31 años, empleado	30 de julio de 1976	Acapulco, Guerrero

Responsables	Observaciones generales
Detenido-desaparecido por agentes de la DFS.	Vanguardia Armada Revolucionaria del Pueblo. Su padre José de Jesús, sus hermanos Armando, Amafer y Adanabe también fueron desaparecidos.
Detenida-desaparecida por agentes de la Brigada Blanca, la policía judicial y soldados del ejército mexicano, junto con su esposo Ignacio Tranquilino Herrera Sánchez y su cuñado Juan de Dios Herrera Sánchez; tenía un embarazo de cuatro meses.	Liga Comunista 23 de Septiembre.
Detenido-desaparecido por agentes de la Brigada Blanca, la policía judicial y soldados del ejército mexicano, junto con su hermano Ignacio Tranquilino Herrera Sánchez y su cuñada Cristina Rocha.	Liga Comunista 23 de Septiembre.
Detenido-desaparecido por agentes de la Brigada Blanca, la policía judicial y soldados del ejército mexicano, junto con su hermano Juan de Dios Herrera Sánchez y su esposa Cristina Rocha.	Liga Comunista 23 de Septiembre.
Detenido-desaparecido por agentes de la policía judicial.	
Detenido-desaparecido por soldados del ejército mexicano.	
Detenido-desaparecido por agentes de la policía judicial del estado al mando del comandante Guillermo Casillas Romero, Brigada Blanca y soldados del ejército mexicano.	Liga Comunista 23 de Septiembre.
Detenido-desaparecido por agentes de la DFS, policía judicial federal, judicial del distrito y la DIPD, al mando del teniente J. Isabel Cabañas.	Liga Comunista 23 de Septiembre.
Detenido-desaparecido por agentes de la policía judicial.	

Nombre	Edad	Fecha de aprehensión	Lugar
Lucio Antonio Gallangos Vargas	3 años	Julio de 1976	Distrito Federal
Abel Navarrete Jiménez	Campesino	Agosto de 1976	Coyuca de Benítez, Guerrero
César Dorantes Lorenzo	Campesino	3 de agosto de 1976	Paso del Limonero, Guerrero
Bernardo Reséndiz Valente	19 años, campesino	4 de agosto de 1976	Alto del Camarón, Acapulco, Guerrero
Bernardo Reséndiz Salmerón	Campesino	4 de agosto de 1976	San Martín El Jovero, Guerrero
Eugenio Reséndiz Hernández	Campesino	4 de agosto de 1976	San Martín El Jovero, Guerrero
Inés Bernal Castillo	Campesina	4 de agosto de 1976	Alto del Camarón, Acapulco, Guerrero
Alberto Dorantes Pérez	40 años, campesino	4 de agosto de 1976	Alto del Camarón, Acapulco, Guerrero
Eva Reséndiz Hernández		4 de agosto de 1976	San Martín El Jovero, Guerrero
Fulgencio Reséndiz Hernández	18 años, campesino	4 de agosto de 1976	San Martín El Jovero, Guerrero
Sergio Reséndiz Hernández	Campesino	4 de agosto de 1976	San Martín El Jovero, Guerrero
Aristeo Reséndiz Hernández	Campesino	4 de agosto de 1976	San Martín El Jovero, Guerrero
Alfonso de los Santos Dorantes	24 años, estudiante	5 de agosto de 1976	El Quemado, Acapulco, Guerrero

Responsables	Observaciones generales
Desaparecido, al igual que sus padres Carmen Vargas Pérez y Roberto Antonio Gallangos Cruz, y su tío Avelino.	Apareció a finales de 2004, en Washington, con el nombre de Juan Carlos Hernández.
Detenido-desaparecido por agentes de la policía preventiva al mando del comandante Pedro Rosas.	
Detenido-desaparecido por agentes de la policía militar al mando del capitán Francisco Barquín.	
Detenido-desaparecido por soldados del ejército mexicano del 48o. Batallón de Infantería.	
Detenido-desaparecido por soldados del ejército mexicano del 48o. Batallón de Infantería.	
Detenido-desaparecido por soldados del ejército mexicano del 48o. Batallón de Infantería.	
Detenida-desaparecida por soldados del ejército mexicano del 48o. Batallón de Infantería.	
Detenido-desaparecido por soldados del ejército mexicano del 48o. Batallón de Infantería.	
Detenida-desaparecida por soldados del ejército mexicano del 48o. Batallón de Infantería.	
Detenido-desaparecido por soldados del ejército mexicano del 48o. Batallón de Infantería.	
Detenido-desaparecido por soldados del ejército mexicano del 48o. Batallón de Infantería.	
Detenido-desaparecido por soldados del ejército mexicano del 48o. Batallón de Infantería.	
Detenido-desaparecido por agentes de la policía judicial.	

Nombre	Edad	Fecha de aprehensión	Lugar
Alberto Álvarez Azanza	Estudiante	8 de agosto de 1976	Valle Florido, Acapulco, Guerrero
Félix Romero Loaeza	33 años, estudiante	8 de agosto de 1976	Valle Florido, Acapulco, Guerrero
Albertano Dorantes Azanza	Campesino	8 de agosto de 1976	El Quemado, Guerrero
José Sayeg Nevárez	32 años	10 de agosto de 1976	Ciudad Nezahualcóyotl, Estado de México
Tania Cascante Carrasco	25 años, estudiante y trabajadora	18 de agosto de 1976	Chilpancingo, Guerrero
Francisco Gorostiola Toriz	Estudiante	28 de agosto de 1976	Colonia Clavería, Distrito Federal
Constantino Pablete García	Campesino	30 de agosto de 1976	Aguas Blancas, Coyuca de Benítez, Guerrero
Plácido Hernández Ramírez	Campesino	13 de septiembre de 1976	Atoyac de Álvarez, Guerrero
Pastor Romero Flores	13 años, trabajador	9 de septiembre de 1976	Cuernavaca, Morelos.
Justino Romero Flores	14 años, trabajador	9 de septiembre de 1976	Cuernavaca, Morelos
Carlos Alberto Benavides Alcocer	22 años, estudiante	20 de noviembre de 1976	Cuernavaca, Morelos
Armando Benítez Simón	Estudiante	2 de octubre de 1976	Acapulco, Guerrero
José Luis Melgar Martínez	Estudiante	21 de octubre de 1976	Acapulco, Guerrero

Responsables	Observaciones generales
Detenido-desaparecido por soldados del ejército mexicano.	
Detenido-desaparecido por soldados del ejército mexicano.	
Detenido-desaparecido por soldados del ejército mexicano.	
Detenido-desaparecido por agentes de la Brigada Blanca.	
Detenida-desaparecida por agentes de la policía judicial.	
Detenido-desaparecido por agentes de la Brigada Blanca.	Liga Comunista 23 de Septiembre, Comité Militar de la Brigada Roja.
Detenido por elementos de la policía de Coyuca de Benítez.	
Detenido-desaparecido por soldados del ejército mexicano.	
Detenido-desaparecido por agentes de la Brigada Blanca, al mando de Arturo Acosta Chaparro.	
Detenido-desaparecido por agentes de la Brigada Blanca.	
Detenido-desaparecido por agentes de la policía judicial del estado y elementos del ejército mexicano.	Comando Armado Revolucionario del Pueblo 10 de Junio, Partido de los Pobres.
Detenido-desaparecido por agentes de la policía judicial al mando del comandante Jacinto Castrejón Figueroa.	Fuerzas Armadas Revolucionarias.
Detenido-desaparecido por agentes de la policía judicial al mando del comandante Jacinto Castrejón Figueroa.	

Nombre	Edad	Fecha de aprehensión	Lugar
Filiberto Victorino Gutiérrez	Campesino	Octubre de 1976	Coyuca de Benítez, Guerrero
Laura Villa	Campesina	Octubre de 1976	Guerrero
Victoria Hernández Brito	Profesora	11 de noviembre de 1976	Iguala, Guerrero
Margarito Castillo Iturio	23 años	13 de noviembre de 1976	Granjas Valle de Guadalupe, Estado de México
Juan Castillo Iturio	30 años, impresor	13 de noviembre de 1976	Granjas Valle de Guadalupe, Estado de México
Ramón Iturio Fierro	Campesino	17 de noviembre de 1976	Granjas Valle de Guadalupe, Estado de México
Crispín Bahena Méndez	Estudiante	13 de noviembre de 1976	Iguala, Xalitla, Guerrero,
Mario Alberto Ortiz Vallejo	24 años, estudiante	18 de noviembre de 1976	Distrito Federal
Rafael Castro Hernández	21 años, estudiante	18 de noviembre de 1976	Granjas Valle de Guadalupe, Estado de México
Trinidad Iturio Martínez		18 de noviembre de 1976	Granjas Valle de Guadalupe, Estado de México

Responsables	Observaciones generales
Detenido-desaparecido por soldados del ejército mexicano.	
Detenida-desaparecida por soldados del ejército mexicano.	
Detenida-desaparecida por agentes de la Brigada Blanca y soldados del ejército mexicano.	Comando Armado Revolucionario 10 de Junio.
Detenido-desaparecido por agentes de la DFS.	Partido de los Pobres.
Detenido-desaparecido por agentes de la DFS.	Partido de los Pobres. En otros registros la fecha de su detención es el 17 de noviembre.
Detenido-desaparecido por agentes de la DFS.	
Detenido-desaparecido por agentes de la DFS.	Comando Armado Revolucionario del Pueblo 10 de Junio, Asociación Cívica Nacional Revolucionaria.
Detenido-desaparecido por agentes de la DFS y de la policía judicial en una redada que realizó la policía en el Centro de Estudios Científicos Médicos Biológicos núm. 6 de la Vocacional 6.	Liga Comunista 23 de Septiembre. Un informe de la DFS dice que el agraviado fue detenido el 20 de julio de 1974 y desaparecido desde el 18 de noviembre de 1976.
Detenido-desaparecido por agentes de la DFS y la Brigada Blanca.	Comando Armado Revolucionario del Pueblo 10 de Junio, Partido de los Pobres.
Detenido-desaparecido por agentes de la DFS y la Brigada Blanca.	Partido de los Pobres.

Nombre	Edad	Fecha de aprehensión	Lugar
Gaudencio Martínez Barrientos	Estudiante	18 de noviembre de 1976	Distrito Federal
Humberto Cabañas Alvarado	Estudiante	19 de noviembre de 1976	Distrito Federal
Gaudencio Martínez Barrientos		29 de noviembre de 1976	Distrito Federal
José Alberto Gutiérrez	Campesino	Enero o noviembre de 1976	San Martín de las Flores, Guerrero
Hilario Acevedo Acuña		18 de diciembre de 1976	Guerrero
Ladislao Cisneros Guillén		18 de diciembre de 1976	Guerrero
Leonardo Salazar Aguiluz	52 años	30 de diciembre de 1976	Culiacán, Sinaloa
Alberto Ramírez Flores		Diciembre de 1976	Guadalajara, Jalisco
Roque Armenta Sotelo		1976	Distrito Federal
Alberto Álvarez Manzanares		1976	Guerrero
Abel Baltazar		1976	Guerrero
Ignacio Aréstegui		1976	Guerrero

Responsables	Observaciones generales
Detenido-desaparecido por agentes de la policía judicial federal.	Comando Armado Revolucionario del Pueblo 10 de Junio, Fuerzas Armadas Revolucionarias, Partido de los Pobres.
Detenido-desaparecido por agentes de la DFS. Su familia asegura que fue detenido sólo por apellidarse Cabañas.	Brigada Campesina de Ajusticiamiento del Partido de los Pobres.
Detenido-desaparecido por agentes de la policía judicial y la DFS.	Fuerzas Armadas Revolucionarias y Partido de los Pobres.
Detenido-desaparecido por soldados del ejército mexicano.	Un homónimo se registra secuestrado en Sonora, por agentes de la DFS y de la policía judicial del estado, en febrero de 1978.
Detenido-desaparecido por soldados del ejército mexicano al mando del capitán José Miguel Pérez Reséndiz, quienes lo llevaron a la comandancia de la 9a. Zona Militar.	
Detenido-desaparecido por agentes de la Brigada Blanca.	Liga Comunista 23 de Septiembre.
Detenido-desaparecido por agentes de la DFS.	

Nombre	Edad	Fecha de aprehensión	Lugar
Francisco Barradas Castro		1976	Guerrero
Fructuoso Beltrán		1976	Guerrero
Camilo Gómez Adame		1976	Guerrero
Pablo González Mirenda		1976	Guerrero
Plutarco Domínguez Rodríguez	16 años	24 de noviembre de 1974	Álamos, Sierra de Sonora y Chihuahua, Sonora,
Gabriel Domínguez Rodríguez		1976	Ciudad Juárez, Chihuahua
Olegario Moreno Pérez		1976	Guerrero
Abel Vargas Peña		1976	Guerrero
Fidel Martínez Arreola	26 años, campesino	1 de enero de 1977	Atoyac de Álvarez, Guerrero
Seferino Martínez Díaz	65 o 72 años, campesino	8 de enero de 1977	Santiago de la Unión, Guerrero
Francisco Mercado Espinoza	24 años, estudiante y artesano	10 de febrero de 1977	Ciudad Juárez, Chihuahua
Alfonso Guzmán Cervantes	22 años, estudiante y obrero	27 de febrero de 1977	Zapopan, Jalisco

Responsables	Observaciones generales
Detenido-desaparecido por soldados del ejército mexicano.	Liga Comunista 23 de Septiembre.
Detenido-desaparecido por agentes de la Brigada Blanca, la DFS y soldados del ejército mexicano.	Comando Urbano Lacandones de la Liga Comunista 23 de Septiembre.
Detenido-desaparecido por agentes de la policía judicial. Presuntamente fue beneficiado por la ley de amnistía de 1978 y liberado el 12 de octubre de ese mismo año, pero no se sabe nada más de él.	Asociación Cívica Guerrerense.
Detenido-desaparecido por agentes de la policía judicial.	
Detenido-desaparecido por agentes de la Dirección de Seguridad Pública y policía judicial del estado y la federal al mando de Carlos Santibáñez. Repartía el *Madera*.	Liga Comunista 23 de Septiembre, brigada Jorge Poinsot Basave.
Detenido-desaparecido por elementos de la Dirección General de Seguridad Pública de Zapopan, Jalisco, más tarde entregado a la DFS. Repartía el *Madera*.	Liga Comunista 23 de Septiembre, brigada Jorge Poinsot Basave, comando Diego Reinoso Melesio.

Nombre	Edad	Fecha de aprehensión	Lugar
Víctor Arias de la Cruz	26 años, estudiante	28 de febrero de 1977	Guadalajara, Jalisco
Jorge Salvador Carrasco Gutiérrez	19 años, estudiante y obrero	28 de febrero de 1977	Guadalajara, Jalisco
Bonifacio Téllez Mata	35 años, campesino	6 de marzo de 1977	Retén de Xóchitl, Zihuatanejo, Guerrero
Héctor Hernández Maciel	Campesino	21 de marzo de 1977	Atoyac de Álvarez, Guerrero
Raúl Mercado Martínez	18 años, obrero	7 de abril de 1977	Zapopan, Jalisco
Miguel Ángel Sánchez Vázquez	18 años, obrero y estudiante	7 de abril de 1977	Zapopan, Jalisco
Francisco Alfonso Pérez Rayón		14 de abril de 1977	Distrito Federal
Guillermo Bautista Andalón	17 años, obrero	15 de abril de 1977	Zapopan, Jalisco
Ricardo Madrigal Sahagún	22 años, obrero	15 de abril de 1977	Guadalajara, Jalisco

Responsables	Observaciones generales
Detenido-desaparecido por agentes de la DFS y de la policía judicial del estado al mando del comandante Daniel Hugo Ramírez, junto con Jorge Carrasco.	Liga Comunista 23 de Septiembre, brigada Jorge Poinsot Basave, comando Diego Reinoso Melesio.
Detenido-desaparecido por agentes de la DFS y de la policía judicial del estado al mando del comandante Daniel Hugo Ramírez, junto con Víctor Arias.	Liga Comunista 23 de Septiembre, brigada Jorge Poinsot Basave, comando Diego Reinoso Melesio.
Detenido-desaparecido por elementos del ejército mexicano, al ser señalado por una "madrina" que era primo de él. Vivía y trabajaba de injertar plantas de café en Zihuatanejo.	
Detenido-desaparecido por agentes de la policía judicial del estado de Guerrero.	
Detenido-desaparecido por agentes de la DFS y de la Brigada Blanca.	Liga Comunista 23 de Septiembre.
Detenido-desaparecido por agentes de la DFS y de la Brigada Blanca.	Liga Comunista 23 de Septiembre, brigada Operativa en Guadalajara, Jalisco.
Detenido-desaparecido por agentes de la Brigada Blanca y de la policía judicial federal.	Liga Comunista 23 de Septiembre.
Detenido-desaparecido por agentes de la Brigada Blanca y de la policía judicial federal.	Liga Comunista 23 de Septiembre, comando Jorge Poinsont Basave.
Detenido-desaparecido a la salida de su trabajo, Fábrica Especialidades S.A., por agentes de la DFS y de la Brigada Blanca.	Liga Comunista 23 de Septiembre, comando Diego Reinoso Melesio.

Nombre	Edad	Fecha de aprehensión	Lugar
Pedro Cedillo Díaz	23 años, obrero	15 de abril de 1977	Guadalajara, Jalisco
Héctor Arnoldo León Díaz	17 años, estudiante	25 de abril de 1977	Culiacán, Sinaloa
Jorge Guillermo Elenes Valenzuela	17 años, estudiante	26 de abril de 1977	Culiacán, Sinaloa
Jesús Mercado	45 años, agente judicial	29 de abril de 1977	Culiacán, Sinaloa
Víctor Manuel Arballo Zamudio	34 años, trabajador	29 de abril de 1977	Culiacán, Sinaloa
Felipe Estrada Martínez	30 años, agente judicial	29 de abril de 1977	Culiacán, Sinaloa
Isidro Villalva Guerrero	28 años, agente judicial	1 de mayo de 1977	Culiacán, Sinaloa
Jesús Cutberto Martínez Meza	32 años, agente judicial	1 de mayo de 1977	Culiacán, Sinaloa

Responsables	Observaciones generales
Detenido-desaparecido por elementos de la policía judicial federal junto con su hermano José de Jesús. El mismo día en Guadalajara, Jalisco, detuvieron al padre y a otros cuatro hermanos, quienes fueron torturados y liberados un día después.	Liga Comunista 23 de Septiembre.
Detenido-desaparecido por agentes de la policía municipal y miembros de la Brigada Blanca, estando a cargo de la Inspección de Policía Ángel Moreno Ruiz y luego se lo llevaron a la 9a. Zona Militar, siendo jefe de ésta el general Ricardo Cervantes García Rojas.	Liga Comunista 23 de Septiembre.
Detenido-desaparecido por miembros del ejército mexicano, mientras trabajaba en un taller mecánico. Fue detenido por militares al mando del general Ricardo Cervantes García Rojas, junto con otros tres jóvenes que les dicen Paquico, Inca y Pío.	Liga Comunista 23 de Septiembre.
Detenido-desaparecido por el ejército mexicano. Jesús fue llamado para una comisión y ya no salió del cuartel de la 9a. Zona Militar.	
Detenido-desaparecido por miembros del ejército mexicano, al mando del general Ricardo Cervantes García Rojas.	Liga Comunista 23 de Septiembre.
Detenido-desaparecido por el ejército mexicano. Felipe fue llamado para una comisión y ya no salió del cuartel de la 9a. Zona Militar.	EL CIHRJM lo reconoce como miembro de la Liga Comunista 23 de Septiembre. No así la Femospp.
Detenido-desaparecido por el ejército mexicano en la 9a. Zona Militar, cuando acompañaba al gobernador del estado a dicha zona militar, después del desfile del primero de mayo.	
Detenido-desaparecido por el ejército mexicano en la 9a. Zona Militar, cuando acompañaba al gobernador del estado a dicha zona militar, después del desfile del primero de mayo.	

Nombre	Edad	Fecha de aprehensión	Lugar
Ramón García Rivera	32 años, agente judicial	1 de mayo de 1977	Culiacán, Sinaloa
Esteban López Espinoza	22 años, empleado	2 de mayo de 1977	Culiacán, Sinaloa
Santiago Longares Guillén	36 años, campesino	2 de mayo de 1977	El Ticuí, Guerrero
Magdaleno Sorcia M.	Campesino	3 de mayo de 1977	San Vicente de Benítez, Guerrero
Jorge Varela Varela		8 de mayo de 1977	Ciudad Juárez, Chihuahua
María Olga Navarro Fierro		8 de mayo de 1977	Ciudad Juárez, Chihuahua
Virgilio de la Cruz Hernández		9 de mayo de 1977	Iguala, Guerrero, frente al monumento a la bandera.
Maximino García Cruz	19 años	1 de junio de 1977	Guadalajara, Jalisco
Irma Yolanda Cruz Santiago	20 años, estudiante	1 de junio de 1977	Guadalajara, Jalisco
Felipe de Jesús Briseño Delgado		1 de junio de 1977	Guadalajara, Jalisco
Rafael Ramírez Duarte	28 años, estudiante	9 de junio de 1977	Distrito Federal

Responsables	Observaciones generales
Detenido-desaparecido por el ejército mexicano en la 9a. Zona Militar, cuando acompañaba al gobernador del estado a dicha zona militar, después del desfile del primero de mayo.	
Detenido-desaparecido por agentes de la policía judicial federal y elementos del ejército mexicano de la 9a. Zona Militar.	
Detenido-desaparecido por el ejército mexicano.	Fuerzas Armadas Revolucionarias, Partido de los Pobres.
Detenido-desaparecido por agentes de la policía judicial.	
Detenido-desaparecido por la Brigada Blanca junto con su esposa Olga Navarro Fierro. En otras fuentes la fecha de desaparición es el 7-8 de noviembre de 1977 y mayo de 1978.	Liga Comunista 23 de Septiembre, brigada Miguel Domínguez Rodríguez.
Detenida-desaparecida por la Brigada Blanca junto con su esposo Jorge Varela. En otras fuentes la fecha de desaparición es el 7-8 de noviembre de 1977 y mayo de 1978.	Liga Comunista 23 de Septiembre, brigada Salvador Corral Garcia.
	Fuerzas Armadas Revolucionarias.
Detenido-desaparecido en el balneario La Chapalita, junto a su esposa Irma Yolanda Cruz Santiago, por elementos de la policía judicial del estado.	Liga Comunista 23 de Septiembre.
Detenida-desaparecida en el balneario La Chapalita, junto a su esposo Maximino García Cruz, por elementos de la policía judicial del estado.	Liga Comunista 23 de Septiembre.
Detenido-desaparecido por elementos de la policía judicial del estado y agentes de la Brigada Blanca.	
Detenido-desaparecido por agentes de la policía judicial federal y soldados del ejército mexicano.	Liga Comunista 23 de Septiembre, brigada Roja

Nombre	Edad	Fecha de aprehensión	Lugar
Juan Manuel Godínez López	25 años	22 de junio de 1977	Guadalajara, Jalisco
Daniel Ávila Saavedra	Estudiante	23 de junio de 1977	Guadalajara, Jalisco
José Guadalupe Cervantes Flores	19 años	23 de junio de 1977	Guadalajara, Jalisco
Donaciano Ramírez Rojas	29 años	23 de junio de 1977	Guadalajara, Jalisco
Eligio Vázquez	31 años, taxista	23 de junio de 1977	Guadalajara, Jalisco
Aída Bracamontes Patio	Estudiante	25 de junio de 1977	Acapulco, Guerrero
Trinidad Vega		28 de junio de 1977	Matamoros, Tamaulipas
Mauro Sorcia Téllez	Campesino	Junio de 1977	San Vicente de Benítez, Guerrero
Jesús Miguel Godínez Martínez		Junio de 1977	Guadalajara, Jalisco
Florentino Loza Patiño	Técnico en el Instituto Mexicano del Café	14 de julio de 1977	Oaxaca, Oaxaca

Responsables	Observaciones generales
Detenido-desaparecido por agentes de la DFS en el exterior de la penitenciaría del estado.	Brigada Estudiantil Obrera Campesina de las Fuerzas Revolucionarias Armadas del Pueblo.
Detenido-desaparecido por elementos de la policía judicial del estado y agentes de la Brigada Blanca.	Fuerzas Revolucionarias Armadas del Pueblo.
Detenido-desaparecido por agentes de la DFS, auxiliados por elementos de la 15a. Zona Militar vestidos de civil.	Fuerzas Revolucionarias Armadas del Pueblo.
Detenido-desaparecido por agentes de la DFS, auxiliados por elementos de la 15a. Zona Militar vestidos de civil.	Brigada Estudiantil Obrera Campesina de las Fuerzas Revolucionarias Armadas del Pueblo.
Detenido-desaparecido por agentes de la Brigada Blanca y de la policía judicial del estado junto con José Guadalupe Cervantes Flores en las afueras del parque Agua Azul.	Brigada Estudiantil Obrera Campesina, de las Fuerzas Revolucionarias Armadas del Pueblo.
Detenida-desaparecida junto con Pablo Santana, Oscar, en Acapulco, Guerrero, por agentes de la policía judicial del estado, al mando del capitán Aguirre Quintana.	Organización Revolucionaria de los Campesinos Armados.
Detenido-desaparecido por agentes de la policía judicial del estado y policías municipales, junto con Pedro Nieblas Nehuay, después de un breve enfrentamiento con la policía judicial.	
Detenido-desaparecido por agentes de la policía judicial.	
Detenido-desaparecido por agentes de la policía judicial y de la DFS.	
Detenido-desaparecido por agentes de la Dirección de Seguridad del estado al mando de Wilfrido Castro Contreras.	Brigada Campesina de Ajusticiamiento del Partido de los Pobres.

Nombre	Edad	Fecha de aprehensión	Lugar
Timoteo Vázquez Santiago	Empleado	20 de julio de 1977	Acapulco, Guerrero
Ascencio García Juárez	17-21 años	20 de julio de 1977	Acapulco, Guerrero
José Luis Torres Ontiveros	Estudiante	23 de julio de 1977	Guadalajara, Jalisco
Felipe Ángel Millán García	17 años, estudiante	23 de julio de 1977	Culiacán, Sinaloa
María Sonia Esquivel	Estudiante	26 de julio de 1977	Acapulco, Guerrero
Pablo Santiago López	Estudiante	28 de julio de 1977	Acapulco, Guerrero
Aída Ramales Patiño		28 de julio de 1977	Acapulco, Guerrero
Humberto Brito Nájera	Estudiante y taxista	29 de julio de 1977	Acapulco, Guerrero
Ángel Manuel Herrera Álvarez	19 años, estudiante	29 de julio de 1977	Culiacán, Sinaloa
Salomón Ríos García	Campesino	29 de julio de 1977	Acapulco, Guerrero
José Guadalupe Salas García	21 años, estudiante	30 de julio de 1977	Culiacán, Sinaloa

Responsables	Observaciones generales
Detenido-desaparecido por agentes de la policía judicial.	Asociación Cívica Nacional Revolucionaria.
Detenido-desaparecido por agentes de la policía judicial.	La CNDH dice que su nombre también puede ser Asunción García Juárez. Otro documento del Cisen refiere que la fecha de su detención fue el 3 de agosto de 1977. Brigada 18 de Marzo del Partido de los Pobres. Comando Armado Revolucionario del Pueblo.
Detenido-desaparecido por elementos de la policía judicial del estado y agentes de la Brigada Blanca.	Liga Comunista 23 de Septiembre.
Detenido-desaparecido por agentes de la policía judicial del estado, de la Brigada Blanca y miembros del ejército mexicano. Repartía propaganda.	Liga Comunista 23 de Septiembre.
Detenida-desaparecida por agentes de la policía judicial.	Organización Revolucionaria de los Campesinos Armados.
Detenido-desaparecido por agentes de la policía judicial al mando del capitán Aguirre Quintana.	Organización Revolucionaria de los Campesinos Armados.
Detenida-desaparecida por agentes de la policía judicial al mando del capitán Aguirre Quintana.	
Detenido-desaparecido por agentes de la policía judicial al mando de Mario Arturo Acosta Chaparro.	Organización Revolucionaria de los Campesinos Armados.
Detenido-desaparecido por elementos de la policía judicial del estado y agentes de la Brigada Blanca.	Liga Comunista 23 de Septiembre, brigada Roberto Verdugo Gil.
Detenido-desaparecido por agentes de la policía judicial de Guerrero.	Brigada Campesina de Ajusticiamiento del Partido de los Pobres.
Detenido-desaparecido por soldados del ejército, elementos de la policía judicial del estado y agentes de la Brigada Blanca.	Liga Comunista 23 de Septiembre, brigada Margarita Andrade Vallejo.

Nombre	Edad	Fecha de aprehensión	Lugar
Armando Armienta Zaragoza	Estudiante	30 de julio de 1977	Culiacán, Sinaloa
Emilio Rubio		Julio de 1977	Acapulco, Guerrero
Salomé Ríos Serafín	Estudiante	Julio de 1977	Acapulco, Guerrero
Cutberto Eduardo Juárez Juárez	Estudiante	2 de agosto de 1977	Acapulco, Guerrero
Ascensión Juárez Juárez	20 años, campesino	2 de agosto de 1977	Acapulco, Guerrero
Adolfo Corral Cota	23 años, estudiante	10 de agosto de 1977	Hermosillo, Sonora
Francisco Javier Alcántara Aizpuru	22 años, estudiante	10 de agosto de 1977	Hermosillo, Sonora
Domingo Calixto Cortés	Estudiante	15 de agosto de 1977	Acapulco, Guerrero
Raúl Camacho Valverí	24 años, comerciante	15 de agosto de 1977	Acapulco, Guerrero
Guillermo de la Rosa Magdaleno	Estudiante	15 de agosto de 1977	Acapulco, Guerrero
Francisco Diego Flores	Estudiante	15 de agosto de 1977	Acapulco, Guerrero
Juan Germán Flores Carrasco	17 años, estudiante	15 de agosto de 1977	Culiacán, Sinaloa
Salvador Juárez Martínez		18 de agosto de 1977	Ciudad Juárez, Chihuahua

Responsables	Observaciones generales
Detenido-desaparecido por soldados del ejército, elementos de la policía judicial del estado y agentes de la Brigada Blanca.	Liga Comunista 23 de Septiembre.
Detenido-desaparecido por agentes de la policía judicial al mando de Mario Arturo Acosta Chaparro.	Organización Revolucionaria de los Campesinos Armados.
Detenido-desaparecido por agentes de la policía judicial.	Comando Armado Revolucionario del Pueblo 10 de Junio, Partido de los Pobres.
Detenido-desaparecido por agentes de la policía judicial.	Comando Armado Revolucionario del Pueblo 10 de Junio, Partido de los Pobres.
Detenido-desaparecido por elementos de la policía judicial del estado y agentes de la Brigada Blanca. Repartía el *Madera* en fábricas de la ciudad.	Liga Comunista 23 de Septiembre.
Detenido-desaparecido por elementos de la policía judicial del estado y agentes de la Brigada Blanca.	
Detenido-desaparecido por miembros de la patrulla 10 de la policía preventiva.	
Detenido-desaparecido por miembros de la patrulla 10 de la policía preventiva.	
Detenido-desaparecido por miembros de la patrulla 10 de la policía preventiva.	
Detenido-desaparecido por miembros de la patrulla 10 de la policía preventiva.	
Detenido-desaparecido por soldados del ejército, elementos de la policía judicial del estado y agentes de la Brigada Blanca.	Liga Comunista 23 de Septiembre, brigada Margarita Andrade Vallejo.
Detenido-desaparecido por agentes de la Brigada Blanca.	

Nombre	Edad	Fecha de aprehensión	Lugar
Francisco Javier Manríquez Pérez	18 años, estudiante y empleado	19 de agosto de 1977	Culiacán, Sinaloa
Juan de Dios Carvajal Pérez	22 años, cantinero	20 de agosto de 1977	Culiacán, Sinaloa
Jacinto Iturio Perdón	20 años, campesino	21 de agosto de 1977	Atoyac de Álvarez, Guerrero
Jacinto de Jesús Vázquez Iturio	16 años, estudiante	21 de agosto de 1977	Acapulco, Guerrero
Matías Iturio de Jesús	33 años, campesino	22 de agosto de 1977	Acapulco, Guerrero
José Reyes Mayoral Jáuregui	60 años, empleado	23 de agosto de 1977	Guadalajara, Jalisco
Carlos Alemán Velázquez	18 años, estudiante	29 de agosto de 1977	Culiacán, Sinaloa
Luis Francisco García Castro	17 años, estudiante	29 de agosto de 1977	Culiacán, Sinaloa
José Manuel Alapizco Lizárraga	20 años	Agosto de 1977	Culiacán, Sinaloa
José Guadalupe León Rosado	Estudiante	3 de septiembre de 1977	Coatzacoalcos, Veracruz
Marco Antonio López de Jesús	Campesino	6 de septiembre de 1977	Acapulco, Guerrero

Responsables	Observaciones generales
Detenido-desaparecido por soldados del ejército, elementos de la policía judicial del estado y agentes de la Brigada Blanca.	Liga Comunista 23 de Septiembre. brigada Margarita Andrade Vallejo.
Detenido-desaparecido por soldados del ejército, elementos de la policía judicial del estado y agentes de la Brigada Blanca.	Liga Comunista 23 de Septiembre, brigada Margarita Andrade Vallejo.
Detenido-desaparecido por elementos de la policía judicial.	Partido de los Pobres.
Detenido-desaparecido por elementos de la policía judicial.	Brigada Campesina de Ajusticiamiento del Partido de los Pobres.
Detenido-desaparecido por elementos de la policía judicial.	Según la CNDH es la misma persona que Matías Iturio Perdón.
Detenido-desaparecido por agentes de la Brigada Blanca, la policía judicial federal y la estatal, entre ellos José Flores, policía municipal comisionado en la DFS; Pedro Azpeitia, ex boxeador de la judicial del estado; Gilberto Murillo Villanueva de la DFS. Presuntamente lo confundieron con el hijo.	
Detenido-desaparecido por elementos de la policía judicial del estado y agentes de la Brigada Blanca.	Liga Comunista 23 de Septiembre, brigada Roberto Verdugo Gil.
Detenido-desaparecido por elementos de la policía judicial del estado y agentes de la Brigada Blanca.	Liga Comunista 23 de Septiembre, brigada Roberto Verdugo Gil.
Detenido-desaparecido por soldados del ejército, elementos de la policía judicial del estado y agentes de la Brigada Blanca.	Liga Comunista 23 de Septiembre.
Detenido por elementos de la policía municipal de Coatzacoalcos, Veracruz; de la Dirección de Seguridad Pública del estado de Veracruz, y de la DFS.	Fuerzas de Liberación Nacional.
Detenido-desaparecido por elementos de la policía judicial.	

Nombre	Edad	Fecha de aprehensión	Lugar
Miguel Ángel Morales Valerio	19 años, estudiante	8 de septiembre de 1977	Mazatlán, Sinaloa
Plácido Hernández Valente	Estudiante	13 de septiembre de 1977	Acapulco, Guerrero
Gabriel Solorio Ortega		13 de septiembre de 1977	Guadalajara, Jalisco
Gilberto Arroyo López	19 años, estudiante	21 de septiembre de 1977	Los Mochis, Sinaloa
Joel Orlando Miguel Anaya	19 años, estudiante	21 de septiembre de 1977	Los Mochis, Sinaloa
Edmundo Hernández Borrego	20 años, estudiante	21 de septiembre de 1977	Los Mochis, Sinaloa
Miguel Iturio Lezma		6 de octubre de 1977	Las Trincheras, Atoyac de Álvarez, Guerrero
Joaquín Contreras Navarro		8 de octubre de 1977	Guadalajara, Jalisco

Responsables	Observaciones generales
Detenido-desaparecido por agentes de la policía municipal de Mazatlán y la DFS. Repartía propaganda, hacía pintas.	Liga Comunista 23 de Septiembre.
Detenido-desaparecido por elementos de la policía judicial.	
Detenido-desaparecido por agentes de la DFS y de la policía judicial.	Unión del Pueblo.
Detenido-desaparecido junto con otros seis jóvenes (entre ellos Edmundo Hernández Borrego y Joel Orlando Miguel Anaya, que también están desaparecidos) cuando repartía propaganda entre los trabajadores que construían casas en el conjunto habitacional Macapule del Infonavit. Los capataces solicitaron la presencia de la policía. Llegó el inspector general de policía Julián Irazoqui Robles con agentes de la policía municipal, de la policía judicial y elementos del ejército y de la Brigada Blanca.	Liga Comunista 23 de Septiembre, brigada Francisco Froilán Rendón Pacheco.
Detenido-desaparecido junto con otros seis jóvenes (entre ellos Edmundo Hernández Borrego y Joel Orlando Miguel Anaya, que también están desaparecidos) cuando repartía propaganda entre los trabajadores que construían casas en el conjunto habitacional Macapule del Infonavit.	Liga Comunista 23 de Septiembre, brigada Francisco Froilán Rendón Pacheco.
Detenido-desaparecido junto con otros seis jóvenes (entre ellos Edmundo Hernández Borrego y Joel Orlando Miguel Anaya, que también están desaparecidos) cuando repartía propaganda entre los trabajadores que construían casas en el conjunto habitacional Macapule del Infonavit.	Liga Comunista 23 de Septiembre, brigada Francisco Froilán Rendón Pacheco.
Detenido-desaparecido por elementos de la policía judicial del estado de Guerrero.	

Nombre	Edad	Fecha de aprehensión	Lugar
Mario Heriberto Valdovinos	36 años, campesino	13 de octubre de 977	Atoyac de Álvarez, Guerrero
Félix Guzmán Fierro	Estudiante	22 de octubre de 1977	Acapulco, Guerrero
Saúl Meza Enríquez	24 años	2 de noviembre de 1977	Distrito Federal
Cosme López Barrón	34 años, empleado	5 de noviembre de 1977	Mazatlán, Sinaloa
Luis Benito Espinoza Lucero		7 de noviembre de 1977	Ciudad Juárez, Chihuahua
María Olga Navarro Fierro		8 de noviembre de 1977	Ciudad Juárez, Chihuahua
Jorge Hermelindo Varela Varela		8 de noviembre de 1977	Ciudad Juárez, Chihuahua
Alejo Samaniego Sámano	42 años, agente judicial	17 de noviembre de 1977	Culiacán, Sinaloa
Antonio González Díaz	41 años	3 de diciembre de 1977	Las Trincheras, Atoyac de Álvarez, Guerrero
Julio Galeado Romero		3 de diciembre de 1977	Los Valles, Atoyac de Álvarez, Guerrero
Acacio Gómez Iturio		3 de diciembre de 1977	Los Valles, Atoyac de Álvarez, Guerrero
José Alfredo Valdés Avitia	20 años	4 de diciembre de 1977	Los Mochis, Sinaloa
Raymundo López Chavarría		12 de diciembre de 1977	Distrito Federal

Responsables	Observaciones generales
Detenido–desaparecido por elementos de la policía judicial del estado de Guerrero.	
Detenido–desaparecido por elementos de la policía judicial del estado de Guerrero.	
Detenido–desaparecido por elementos de la policía judicial federal y agentes de la Brigada Blanca.	Liga Comunista 23 de Septiembre.
Detenido–desaparecido por soldados del ejército, elementos de la policía judicial del estado y agentes de la Brigada Blanca.	Liga Comunista 23 de Septiembre.
Detenido–desaparecido por agentes de la Brigada Blanca.	Liga Comunista 23 de Septiembre, brigada Salvador Corral García.
Detenida–desaparecida junto a su esposo Jorge Hermelindo Varela Varela por agentes de la Brigada Blanca.	Liga Comunista 23 de Septiembre.
Detenido–desaparecido junto a su esposa María Olga Navarro Fierro por agentes de la Brigada Blanca.	Liga Comunista 23 de Septiembre.
Detenido–desaparecido por elementos de la policía judicial federal y agentes de la Brigada Blanca.	
Detenido–desaparecido por miembros del ejército mexicano de la 27a. Zona Militar, al mando del coronel Cecilio Santos García y Francisco Villa.	
Detenido–desaparecido por soldados del ejército y agentes de la policía judicial del estado.	
Detenido–desaparecido por soldados del ejército y agentes de la policía judicial del estado.	
Detenido–desaparecido por agentes de la Brigada Blanca.	
Detenido–desaparecido por agentes de la DFS.	

Nombre	Edad	Fecha de aprehensión	Lugar
Edilberto Valdovinos Nario	36 años	13 de diciembre de 1977	Atoyac de Álvarez, Guerrero
Isidro Leyva Fierro		14 de diciembre de 1977	Iguala, Guerrero
Saúl Salas García	19 años	19 de diciembre de 1977	Culiacán, Sinaloa
Joel Galeana Santiago		31 de diciembre de 1977	Las Trincheras, Atoyac de Álvarez, Guerrero
José Luis Martínez		1977	Guadalajara, Jalisco
Víctor Manuel Argüello		1977	Guerrero
Antonio González Rosales		1977	Guerrero
Sonia Hernández Escobedo		1977	Guerrero
Juan Hernández Torres		1977	Guerrero
Avelino Yáñez Ponciano	39 años, campesino	1 de enero de 1978	Río de Santiago, Guerrero
Leticia Galarza Campos		4 de enero de 1978	Distrito Federal
Fidel Martínez Arriaga	Campesino	4 de enero de 1978	Santiago de la Unión, Guerrero
José Leyva Fierro	Campesino	4 de enero de 1978	Santiago de la Unión, Guerrero

Responsables	Observaciones generales
Detenido-desaparecido por soldados del ejército mexicano.	
Detenido-desaparecido por agentes de la policía municipal y miembros del ejército mexicano, entre ellos Pablo Corona Virgen y Segundo Elizola Aguilar.	Liga Comunista 23 de Septiembre.
Detenido-desaparecido por agentes vestidos de civil al mando del coronel Cecilio Santos García y Francisco Villa.	
Detenido-desaparecido por elementos de la policía judicial del estado y agentes de la Brigada Blanca.	
Detenido-desaparecido por elementos del ejército mexicano y de la policía judicial del estado comandados por el capitán Acosta Chaparro y el capitán Elías Alcaraz.	
Detenida-desaparecida por agentes de la DFS y de la Brigada Especial.	Liga Comunista 23 de Septiembre, brigada Margarita Andrade Vallejo.
Detenido-desaparecido por agentes de la policía judicial del estado.	
Detenido-desaparecido por agentes de la policía judicial del estado. Según otras listas, su desaparición data de septiembre de 1974; en volantes y denuncias de 1975 ya se registra su nombre.	Partido de los Pobres.

Nombre	Edad	Fecha de aprehensión	Lugar
Rigoberto Rodríguez Rivera	17 años, obrero	5 de enero de 1978	Culiacán, Sinaloa
José Crescencio Aizpuru Amésquita	33 años, obrero y/o propietario de una ladrillera	5 de enero de 1978	Culiacán, Sinaloa
Alicia de los Ríos Merino	23 años, estudiante	6 de enero de 1978	Distrito Federal
Oscar César Gaxiola Murillo	23 años, estudiante	15 de febrero de 1978	Morelia, Michoacán
Benjamín Maldonado Santos	32 años, estudiante y empleado postal	27 de febrero de 1978	Distrito Federal
Misael Martínez Pérez	Campesino	7 de marzo de 1978	Atoyac de Álvarez, Guerrero
Héctor Manuel Ávila Angulo	Trabajador	9 de marzo de 1978	Nogales, Sonora
Santos Soto Aquino	Estudiante	30 de marzo de 1978	Acapulco, Guerrero

Responsables	Observaciones generales
Detenido–desaparecido junto con José Crescencio Aispuro Amésquita mientras trabajaba en una ladrillera propiedad del señor Crescencio. Fueron detenidos por policías municipales al mando del jefe de esa corporación, Jaime Cota Félix.	Liga Comunista 23 de Septiembre.
Detenido–desaparecido junto con el joven Rigoberto Rodríguez, por parte de policías municipales, Brigada Blanca y elementos del ejército mexicano al mando de Jaime Cota Félix, jefe de la policía municipal y el coronel Felipe Santander Bonilla, jefe del estado mayor de la 9a. Zona Militar.	Liga Comunista 23 de Septiembre.
Detenida–desaparecida por agentes de la DFS y de la Brigada Especial.	Liga Comunista 23 de Septiembre, Comité Militar, brigada Ignacio Salas Obregón.
Detenido–desaparecido por agentes de la Brigada Blanca y de la policía judicial del estado al mando del comandante Rafael Chao López.	Liga Comunista 23 de Septiembre. El CIHRJM lo registra detenido el 8 de marzo de 1978.
Detenido–desaparecido por la Brigada Blanca en presencia de sus compañeros de trabajo en la Administración de Correos núm. 25.	Liga Comunista 23 de Septiembre.
Detenido–desaparecido por agentes de la policía judicial y soldados del ejército mexicano. La CNDH refiere un testimonio según el cual el capitán Alcaraz había sido la persona que lo detuvo el día 7 de marzo de 1978.	
Detenido–desaparecido por elementos de la policía judicial del estado, Brigada Blanca y ejército mexicano.	Liga Comunista 23 de Septiembre.
Detenido–desaparecido por agentes de la policía judicial al mando de Gonzalo de la Cruz.	

Nombre	Edad	Fecha de aprehensión	Lugar
Pedro José Lozano Cantú	24 años, estudiante	3 de abril de 1978	Monterrey, Nuevo León
Marcelino Pérez Martínez		3 de abril de 1978	Acapulco, Guerrero
Filegonio Pérez Escobar		3 de abril de 1978	Acapulco, Guerrero
Ramiro Salas Ramos	27 años, ingeniero	4 de abril de 1978	Monterrey, Nuevo León
Violeta Tecla Parra	18 años, estudiante	4 de abril de 1978	Monterrey, Nuevo León
Adolfo Tecla Parra	14 años, estudiante	4 de abril de 1978	Monterrey, Nuevo León
José Fernando López Rodríguez	25 años, ingeniero químico	5 de abril de 1978	Monterrey, Nuevo León
Alberto López Herrera	27 años	5 de abril de 1978	Monterrey, Nuevo León
María Concepción Jiménez Rendón	Estudiante	20 de abril de 1978	Acapulco, Guerrero
Eduardo Hernández Vargas	23 años, estudiante	29 de abril de 1978	Distrito Federal
Mario Alfonso Lara Vergara	20 años	29 de abril de 1978	Distrito Federal

Responsables	Observaciones generales
Detenido-desaparecido por agentes de la DFS y de la Brigada Especial.	Brigada Raúl Ramos Zavala, Liga Comunista 23 de Septiembre.
Detenido-desaparecido por agentes de la policía judicial.	
Detenido-desaparecido por agentes de la policía judicial.	
Detenido-desaparecido por agentes de la policía judicial del estado, así como por la Brigada Blanca.	Liga Comunista 23 de Septiembre.
Detenida-desaparecida por agentes de la DFS y de la Brigada Especial.	Brigada Raúl Ramos Zavala, Liga Comunista 23 de Septiembre.
Detenido-desaparecido por agentes de la DFS y de la Brigada Especial.	Brigada Raúl Ramos Zavala, Liga Comunista 23 de Septiembre. Detenido junto a su hermana Violeta.
Detenido-desaparecido por agentes de la policía judicial del estado, así como por la Brigada Blanca; posteriormente fue trasladado en avión al Campo Militar Número Uno de la ciudad de México.	Brigada Raúl Ramos Zavala, Liga Comunista 23 de Septiembre.
Detenido-desaparecido por agentes de la policía judicial del estado, así como por la Brigada Blanca.	
Detenida-desaparecida por agentes de la policía judicial, al mando del teniente coronel Mario Arturo Acosta Chaparro.	En las listas de la CNDH aparece como María Concepción Jiménez Muñoz. Esposa de Octaviano Santiago Dionisio.
Detenido-desaparecido por la Brigada Blanca al salir de la Facultad de Ciencias Políticas y Sociales de la UNAM, por elementos de la Brigada Blanca al mando de Miguel Nassar Haro.	Liga Comunista 23 de Septiembre, brigada Ignacio Salas Obregón.
Detenido-desaparecido por agentes de la Brigada Blanca en el Bosque de Chapultepec.	

Nombre	Edad	Fecha de aprehensión	Lugar
Armando Escalante Morales		Abril de 1978	Chihuahua
Juan José Rodríguez García	29 años, licenciado	2 de mayo de 1978	Ciudad Valles, San Luis Potosí
Fredy Radilla Silva	Estudiante	15 de mayo de 1978	Acapulco, Guerrero
Santiago Abrajan López		15 de mayo de 1978	Acapulco, Guerrero
Eusebio Peñaloza Silva	38 años, campesino	16 de mayo de 1978	Cuajinicuilapa, Guerrero
José Sansabaz Pilar Terrazas	Estudiante	16 de mayo de 1978	Ciudad Delicias, Chihuahua
Artemisa Tecla Parra	Estudiante	16 de mayo de 1978	Delicias, Chihuahua
Santiago Abraján López	Estudiante	17 de mayo de 1978	Acapulco, Guerrero
José Guadalupe Hernández Aurelio	Campesino	17 de mayo de 1978	La Victoria, Iguala, Guerrero

Responsables	Observaciones generales
Detenido-desaparecido por agentes de la Brigada Especial. Según la CNDH fue detenido en Guadalajara, Jalisco, el 29 de mayo de 1975, pero se fugó el 22 de enero de 1976.	Liga Comunista 23 de Septiembre. El CIHRJM lo registra secuestrado en marzo de 1978, en Sonora. Coordinador de la Brigada Revolucionaria Miguel Domínguez Rodríguez.
Detenido-desaparecido por agentes de la policía judicial ganadera y guardias blancas.	Partido Socialista de los Trabajadores. Unión Nacional de Trabajadores Agrícolas. Otras fuentes señalan que la detención fue el 2 mayo 1980.
Detenido-desaparecido por agentes de la policía judicial al mando del jefe policiaco Isidro Galeana Abarca.	Fuerzas Armadas de Liberación. Brigada Campesina de Ajusticiamiento del Partido de los Pobres.
Detenido-desaparecido por agentes de la policía judicial al mando del comandante Lorenzo Lezama.	
Detenido-desaparecido por agentes de la policía municipal, policía judicial, policial judicial federal y DFS.	Liga Comunista 23 de Septiembre, brigada Roja, Brigada Ignacio Olivares Torres. Esposo de Artemisa Tecla Parra.
Detenida-desaparecida por elementos adscritos a la policía municipal de Delicias, Chihuahua, Procuraduría General de Justicia de Chihuahua, Procuraduría General de la República y de la DFS.	Brigada Roja de la Liga Comunista 23 de Septiembre.
Detenido-desaparecido por agentes de la policía judicial al mando del teniente coronel Mario Arturo Acosta Chaparro.	
Detenido-desaparecido por agentes de la policía judicial al mando del comandante Lorenzo Lezama.	Unión Campesina Independiente.

Nombre	Edad	Fecha de aprehensión	Lugar
Vicente Mendoza Martínez	Estudiante	20 de mayo de 1978	Oaxaca
Lorenzo Soto Cervantes	21 años, estudiante y zapatero	21 de mayo de 1978	Ciudad Juárez, Chihuahua
Florencio Coronel Chavarría	19 años, estudiante y obrero	24 de mayo de 1978	Ciudad Juárez, Chihuahua
Jesús Mendoza Elizalde		24 de mayo de 1978	Ciudad Juárez, Chihuahua
Hortencia García Zavala	20 años, estudiante	7 de junio de 1978	Ciudad Nezahualcóyotl, Estado de México
Ramón Cardona Medel	Estudiante	7 de junio de 1978	Ciudad Nezahualcóyotl, Estado de México
María Lilia Contreras Hernandéz	Estudiante	6-7 de junio de 1978	Ciudad Nezahualcóyotl, Estado de México

Responsables	Observaciones generales
Detenido-desaparecido por agentes de la policía judicial.	Unión del Pueblo.
Detenido-desaparecido por agentes de la Brigada Blanca junto a Reyes Ignacio Aguirre, Jesús Mendoza Elizalde y José Alfredo Medina Vizcaíno.	Liga Comunista 23 de Septiembre, brigada Miguel Domínguez Rodríguez.
Detenido-desaparecido por agentes de la Brigada Blanca. Detenido junto a Lorenzo Soto Cervantes, Reyes Ignacio Aguirre, Jesús Mendoza Elizalde y José Alfredo Medina Vizcaíno.	Liga Comunista 23 de Septiembre, brigada Miguel Domínguez Rodríguez. Reyes Ignacio Aguirre y José Alfredo Medina Vizcaíno fueron encarcelados y luego amnistiados.
Detenido-desaparecido por agentes de la Brigada Blanca. Detenido junto a Lorenzo Soto Cervantes, Reyes Ignacio Aguirre, Jesús Mendoza Elizalde y José Alfredo Medina Vizcaíno.	Liga Comunista 23 de Septiembre, brigada Miguel Domínguez Rodríguez.
Detenida-desaparecida por la Brigada Blanca junto con su esposo Ramón Cardona Medel, María Lilia Contreras y Eusebio Gonzalo.	Impulsora del Consejo Nacional de la Casa de Estudiantes de Provincia. Recluida de 1971 a 1977, fecha en que fue amnistiada; detenida nuevamente en 1978.
Detenido-desaparecido por la Brigada Blanca junto con su esposa Hortencia García, María Lilia Contreras y Eusebio Gonzalo.	Movimiento de Acción Revolucionaria. Según la CNDH perdió la vida en un enfrentamiento con los agentes de la Brigada Blanca. El CIHRJM dice que existe foto de su cadáver y el de su esposa Hortensia García Zavala en los archivos de la DFS, pero no se puede confirmar su veracidad.
Detenida-desaparecida por la Brigada Blanca junto con Hortencia García, Ramón Cardona y Eusebio Gonzalo.	Liga Comunista 23 de Septiembre.

Nombre	Edad	Fecha de aprehensión	Lugar
Eusebio Gonzalo Ramos	Estudiante	6-7 de junio de 1978	Ciudad Nezahualcóyotl, Estado de México
Carlos Díaz Frías	Estudiante	16 de junio de 1978	Chilpancingo, Guerrero
Luis Armando Cabañas Dimas	23 años, estudiante	16 de junio de 1978	Chilpancingo, Guerrero
Jaime López Sollano	33 años, profesor	17 de junio de 1978	Tierra Colorada, Guerrero
Eusebio Gonzalo Ramos	20 años, obrero	Junio de 1978	Distrito Federal
Víctor Pineda Henestrosa	35 años, profesor	11 de julio de 1978	Juchitán, Oaxaca
Santiago Roque Moreno	25 años, albañil	11 de julio de 1978	Acapulco, Guerrero
Rafael Yáñez Ruelas	28 años, obrero	20 de julio de 1978	Culiacán, Sinaloa
Manuel González Fuentes	Estudiante	21 de agosto de 1978	Oaxaca
Santos García Villa	20 años	22 de agosto de 1978	Atoyac de Álvarez, Guerrero
Juan Chávez Hoyos	20 años, estudiante y obrero	8 de septiembre de 1978	Distrito Federal
Valentín Fernández Zamora	Estudiante y profesor	30 de septiembre de 1978	Tecamachalco, Puebla

Responsables	Observaciones generales
Detenido-desaparecido por la Brigada Blanca junto con Hortencia García, Ramón Cardona y María Lilia Contreras.	Liga Comunista 23 de Septiembre.
Detenido-desaparecido por agentes de la Procuraduría General de Justicia del Estado de Guerrero y de la DFS.	Fuerzas Armadas de Liberación y Partido Proletario Unido de América.
Detenido-desaparecido por agentes de la Procuraduría General de Justicia del Estado de Guerrero y de la DFS.	Partido Proletario Unido de América.
Detenido-desaparecido por agentes de la Procuraduría General de Justicia del Estado de Guerrero.	Fuerzas Armadas de Liberación.
Detenido-desaparecido por la Dirección General de Policía y Tránsito.	
Detenido-desaparecido por un comando militar del 11o. Batallón de Ixtepec, en el que se encontraba Gabriel Espinoza Peralta.	La Femospp lo registra desaparecido en junio del mismo año.
Detenido-desaparecido por agentes de la policía preventiva.	
Detenido-desaparecido por agentes de la policía judicial del estado, de la Brigada Blanca y el ejército mexicano.	Liga Comunista 23 de Septiembre.
Detenido-desaparecido por soldados del ejército mexicano.	Partido Proletario Unido de América.
Detenido-desaparecido por agentes de la policía judicial.	
Detenido-desaparecido por elementos de la Brigada Blanca y del ejército mexicano.	Liga Comunista 23 de Septiembre.
Detenido-desaparecido por elementos de la Brigada Blanca y de la policía judicial del estado. Un mes antes de su detención, detuvieron y desaparecieron a dos de sus compañeros, Juan Chávez Hoyos y Rufino Guzmán.	Liga Comunista 23 de Septiembre. La fecha que da la Femospp es 30 de octubre.

Nombre	Edad	Fecha de aprehensión	Lugar
Armando Rosas	Estudiante	Septiembre de 1978	Distrito Federal
Delfino Mata Castro	20 años	11 de octubre de 1978	Acapulco, Guerrero
Abel Estrada Camarillo	29 años	22 de octubre de 1978	Acapulco, Guerrero
Genaro Alarcón Téllez		Noviembre de 1978	Acapulco, Guerrero
Olivia Flores Alarcón		1 de diciembre de 1978	Acapulco, Guerrero
Mario Mendoza Roque		8 de diciembre de 1978	Acapulco, Guerrero
Alejandro Díaz Acosta	20 años, soldado	24 de febrero de 1979	Los Mochis, Sinaloa.
Vidal Cota Valdés	23 años, soldado	24 de febrero de 1979	Los Mochis, Sinaloa.
Jorge Gonzalo Contreras Paniagua	39 años, médico	2 de abril de 1979	Distrito Federal
Ana María Parra Ramos		12 de abril de 1979	Chihuahua, Chihuahua
José Trinidad Jacinto Iturio	21 años, estudiante	23 de julio de 1977	Acapulco, Guerrero
Rito García Irazoya	Campesino	6 de septiembre de 1979	Guerrero

Responsables	Observaciones generales
Detenido-desaparecido por agentes de la DFS.	
Detenido-desaparecido por agentes de la policía judicial.	
Detenido-desaparecido por agentes de la policía judicial.	Partido de la Clase Obrera Mexicana. En otros registros de dice que fue detenido el 23 de julio de 1975, por la DIPD.
Detenido-desaparecido por agentes de la policía judicial.	
Detenida-desaparecida por agentes de la policía judicial.	
Detenido-desaparecido por agentes de la policía judicial.	
Detenido-desaparecido por miembros del ejército mexicano, quienes lo aprehendieron tras su supuesta deserción.	
Detenido-desaparecido por miembros del ejército mexicano, quienes lo aprehendieron tras su supuesta deserción.	
Detenido-desaparecido por agentes vestidos de civil, entre los que se identificó a Felipe Rangel Morales.	
Detenida-desaparecida por agentes de la Brigada Blanca.	Liga Comunista 23 de Septiembre, brigada Lucio Cabañas. Madre de Violeta, Artemisa, Adolfo y Daniel Tecla Parra.
Detenido-desaparecido por agentes de la policía judicial federal y estatal, así como por agentes de la DFS.	Comando Armado del Pueblo, Organización Revolucionaria de los Campesinos Armados.

Nombre	Edad	Fecha de aprehensión	Lugar
Fredy Alonso Puc Chel	23 años, profesor	5 de octubre de 1979	Distrito Federal
Rodrigo Ramírez García	25 años, empleado	6 de octubre de 1979	Acapulco, Guerrero
Armando Gómez Pineda	24 años, estudiante	13 de octubre de 1979	Acapulco, Guerrero
Rodrigo Betancourt García	Estudiante	14 de noviembre de 1979	Acapulco, Guerrero
Rogelio Betancourt Díaz		14 de noviembre de 1979	Acapulco, Guerrero
Fidel de la Luna de la Cruz		2 de febrero de 1980	Pahuata, Puebla
Manuel Esparza Gutiérrez		10 de marzo de 1980	Guadalajara, Jalisco
Ricardo Cervera García		15 de marzo de 1980	Guadalajara, Jalisco
Carlos Hermosillo González	36 años	20 de marzo de 1980	Guadalajara, Jalisco
Alfonso González Ríos		26 de marzo de 1980	Tepic, Nayarit
José Bonilla Ortega		Marzo de 1980	Guadalajara, Jalisco
José Alfredo Peña Ramos		Marzo de 1980	Guadalajara, Jalisco
Gerardo Gurrola Zamora	22 años, estudiante	19 de octubre de 1980	Distrito Federal

Responsables	Observaciones generales
Detenido-desaparecido en la colonia Nativitas por agentes de la Dirección de Policía y Tránsito y de la policía judicial del Distrito Federal.	Liga Comunista 23 de Septiembre.
Detenido-desaparecido por agentes de la policía judicial.	Asociación Cívica Guerrerense.
Detenido-desaparecido por agentes de la policía judicial. Acusado de matar a un policía.	
Detenido-desaparecido por agentes de la policía judicial.	
Detenido-desaparecido por agentes de la policía judicial.	
Detenido-desaparecido por agentes de la policía judicial del estado que daban protección al terrateniente Roberto Romero, quien según testigos personalmente encabezó la operación.	
	Liga Comunista 23 de Septiembre.
Detenido-desaparecido por agentes de la policía judicial del estado al mando de Wenceslao González Salamán y del primer comandante de la Dirección de Seguridad Pública, Jorge Barragán.	
Detenido-desaparecido por agentes de la policía judicial de Jalisco al mando de Wenceslao González Alamán y la policía judicial de Nayarit.	
	Liga Comunista 23 de Septiembre.
	Liga Comunista 23 de Septiembre.
Detenido por elementos de la DFS, de la Brigada Blanca, así como del Grupo Jaguar.	Liga Comunista 23 de Septiembre, brigada Estudiantil Revolucionaria.

Nombre	Edad	Fecha de aprehensión	Lugar
Mario Alvarado Prieto	22 años, estudiante y profesor	29 de octubre de 1980	Distrito Federal
Jorge Lugo Nava	31 años, profesor	30 de enero de 1981	Tenancingo, Estado de México
Mario Jiménez Galván	21 años, estudiante	27 de febrero de 1981	Mexicali, Baja California
Rolando Ramírez Naranjo	16 años, estudiante	27 de febrero de 1981	Mexicali, Baja California
José de Jesús Jiménez Galván	23 años, estudiante	27 de febrero de 1981	Mexicali, Baja California
Arnulfo Córdova Lustre		11 de marzo de 1981	San Juan del Río, Querétaro
Cruz Hernández Hernández	22 años, maestro	12 de marzo de 1981	Izcalli Chamapa, Naucalpan, Estado de México
Eduardo Hernández Hernández	Estudiante y maestro	12 de marzo de 1981	Distrito Federal
Alfonso González Ríos	30 años, obrero	26 de marzo de 1981	Tepic, Nayarit
Irineo García Valenzuela	Estudiante y profesor	30 de abril de 1981	Huatabampo, Sonora

Responsables	Observaciones generales
Detenido-desaparecido por elementos de la policía judicial al mando del general Arturo Durazo Moreno.	Tenía un mimeógrafo y hacía pintas.
Detenido por agentes de la policía judicial. Maestro de secundaria, desapareció junto con un amigo suyo, Octavio N.	
Detenido-desaparecido por agentes especiales miembros de la Brigada Blanca, junto con su hermano José de Jesús en Mexicali.	Liga Comunista 23 de Septiembre, Comité Comunista Estudiantil.
Detenido-desaparecido por agentes especiales miembros de la Brigada Blanca, junto con los hermanos Jiménez Galván.	
Detenido-desaparecido por agentes especiales miembros de la Brigada Blanca, junto con su hermano Mario.	
Detenido por elementos de la policía al servicio de la fábrica Kimberly Clark, entre ellos Ignacio Padilla Segura y Enrique *El Místico*, conjuntamente con la policía judicial de Querétaro.	Partido Comunista Mexicano. Documentos del Cisen y la DFS señalan que fue asesinado en mayo de 1981.
Detenido-desaparecido afuera de su domicilio por elementos de la policía judicial. Con el número de expediente legal SC/2855/83.	Liga Comunista 23 de Septiembre.
Secuestrado en el Distrito Federal, por agentes de la policía judicial.	Liga Comunista 23 de Septiembre.
Detenido-desaparecido por agentes de la policía judicial de Jalisco y policía judicial de Nayarit, comandados por Wensceslao González Salman.	
Detenido-desaparecido por elementos de la policía judicial del estado de Sonora y de la Brigada Blanca. Irineo había sido desaparecido y posteriormente liberado.	Liga Comunista 23 de Septiembre, brigada Luis Miguel Corral García. En otros registros la fecha de su detención es el 8 de noviembre de 1981.

Nombre	Edad	Fecha de aprehensión	Lugar
Marco Antonio Arana Murillo	19 años, estudiante	17 de mayo de 1981	Distrito Federal
Paulino Hernández Cerecedo	Campesino	17 de mayo de 1981	Xochicoatlán, Hidalgo
Natalio Hernández Cerecedo	Campesino	17 de mayo de 1981	Xochicoatlán, Hidalgo
Roque Reyes García	Dirigente sindical	11 de septiembre de 1981	Distrito Federal
Rafael Larumbe Bello	25 años, soldado	22 de septiembre de 1981	Monte Alto, San Marcos, Guerrero
Juan Alfredo Díaz Palacios	20 años, estudiante	3 de octubre de 1981	Reynosa, Tamaulipas
Rubén Hernández Padrón	Estudiante y profesor	6 de noviembre de 1981	Distrito Federal
Román Barrón Gurrola		8 de noviembre de 1981	Distrito Federal
Juan Martínez López	25 años, campesino	8 de noviembre de 1981	Barrio Concepción Carrizal, Juxtlahuaca, Oaxaca
Eduardo Echeverría Valdéz	21 años, estudiante	9 de noviembre de 1981	Distrito Federal

Responsables	Observaciones generales
Detenido-desaparecido por elementos de la Dirección General de Investigación para la Prevención de la Delincuencia, la Brigada Blanca y el Grupo Jaguar.	Liga Comunista 23 de Septiembre.
Detenido-desaparecido por policías municipales y guardias blancas al servicio del cacique Fermín Beltrán.	
Detenido-desaparecido por policías municipales y guardias blancas al servicio del cacique Fermín Beltrán.	
Detenido-desaparecido por agentes de la Brigada Blanca y el Grupo Jaguar.	Comandos Armados del Pueblo.
Detenido-desaparecido por soldados del ejército mexicano.	
Detenido-desaparecido por agentes de la DFS, vestidos como norteños. Fue llevado a la 4a. delegación, ubicada en la colonia Las Cumbres.	Hay una discrepancia en el año, algunos registros señalan que fue en 1973.
Detenido-desaparecido por la Brigada Blanca y agentes de la policía judicial afuera del Metro Villa de Cortés.	Liga Comunista 23 de Septiembre.
Detenido-desaparecido por agentes de la Brigada Blanca y del Grupo Jaguar.	Liga Comunista 23 de Septiembre.
Detenido-desaparecido por elementos de la policía municipal al mando de Antonio Ramírez Flores.	Frente Cívico Político de Oaxaca.
Detenido-desaparecido por agentes de la Brigada Blanca.	Liga Comunista 23 de Septiembre. En algunos registros su segundo apellido es Valadéz.

Nombre	Edad	Fecha de aprehensión	Lugar
Jesús Abel Uriarte Borboa	18 años, estudiante	9 de noviembre de 1981	Distrito Federal
Juan Gualberto Carrillo Espino	Profesor	14 de noviembre de 1981	Lagos de Moreno, Jalisco
Juan Mendívil González	Estudiante	19 de noviembre de 1981	Guaymas, Sonora
Gonzalo Esquer Corral	25 años, estudiante	19 de noviembre de 1981	Guaymas, Sonora
Elvira Armida Miranda Verdugo	21 años, profesora	20 de noviembre de 1981	Hermosillo, Sonora
Juan Enrique Barreras Valenzuela	23 años	20 de noviembre de 1981	Hermosillo, Sonora
Juan López Rasgado		3 de diciembre de 1981	Guerrero
Antonio Abraham		3 de diciembre de 1981	Guerrero
Miguel Ángel Hernández Solís	19 años	14 de diciembre de 1981	Distrito Federal

Responsables	Observaciones generales
Detenido-desaparecido por elementos de la policía judicial del Estado de México, Grupo Jaguar y la DFS, al mando de su subdirector, Juan José Hernández del Castillo; también participaron el mayor Sergio Villanueva, comandante del Grupo Jaguar, y el señor Dámaso Tostado, primer comandante de la policía judicial del Estado de México.	Liga Comunista 23 de Septiembre.
Detenido-desaparecido por soldados del ejército mexicano.	
Detenido-desaparecido por elementos de la Brigada Blanca y de la policía judicial, junto con Gonzalo Esquer, después de un enfrentamiento con la policía donde quedaron heridos.	Fuerzas Revolucionarias Armadas del Pueblo.
Detenido-desaparecido por elementos de la Brigada Blanca y de la policía judicial, junto con Juan Mendívil después de un enfrentamiento con la policía donde quedaron heridos.	Liga Comunista 23 de Septiembre. Al mes aproximadamente fue detenida-desaparecida la compañera de Gonzalo, Martha Medrano, en el Distrito Federal.
Detenida-desaparecida por agentes de la DFS. En el mismo lugar sería secuestrado Juan Enrique Barreras Valenzuela, con unas horas de diferencia y por los mismos agentes que secuestraron a Armida Miranda.	Liga Comunista 23 de Septiembre.
Detenido-desaparecido por agentes de la DFS. Un testigo refiere que la operación fue dirigida personalmente por Arturo Durazo Moreno y Sahagún Baca, en el que participaron el Grupo Jaguar, el Grupo Guadalajara de la DFS y la policía judicial del estado de Sonora.	
Detenido-desaparecido por agentes de la policía judicial.	

Nombre	Edad	Fecha de aprehensión	Lugar
Juan Carlos Mendoza Galoz		30 de diciembre de 1981	Distrito Federal
Austreberta Hilda Escobedo Ocaña		31 de diciembre de 1981	Distrito Federal
Martha Olga Medrano Torres		Diciembre de 1981	Distrito Federal
María Teresa Gutiérrez Hernández	25 años, estudiante y profesora	12 de enero de 1982	Distrito Federal
Víctor Acosta Ramos	Estudiante	12 de enero de 1982	Distrito Federal
Fernando Javier Chong Santiago	20 años, estudiante y profesor	13 de mayo de 1982	Distrito Federal
Verulo Vázquez Sosa	39 años, comerciante	12 de junio de 1982	Ejido Lauro Aguirre, Villa de Aldana, Tamaulipas
Antonio Bernardo Castro Wierczorek	33 años, obrero	17 de julio de 1982	Distrito Federal
José Antonio Curiel Velázquez	23 años	16 de diciembre de 1982	Distrito Federal
Lucio Castro Dávila		1982	Guerrero
Marcelo Badillo Zapata	18 años	31 de diciembre de 1982	Xalostoc, Estado de México
Ramón Monroy Olivar	Ingeniero agrónomo	3 de abril de 1983	Estado de México

Responsables	Observaciones generales
Detenido-desaparecido por agentes de la policía judicial.	Movimiento de Acción Revolucionaria.
Detenida-desaparecida por la Brigada Blanca y agentes de la Dirección de Investigaciones al mando de Sahagún Baca.	
Detenida-desaparecida por elementos de la Brigada Blanca y del Grupo Jaguar.	Liga Comunista 23 de Septiembre.
Detenida-desaparecida cerca de Ciudad Universitaria, Coyoacán, Distrito Federal, por agentes de la DFS y del Grupo Jaguar (Grupo 02), junto con Víctor Acosta.	Liga Comunista 23 de Septiembre.
Detenido-desaparecido cerca de Ciudad Universitaria, Coyoacán, Distrito Federal, por agentes de la DFS y del Grupo Jaguar (Grupo 02), junto con su esposa María Teresa Gutiérrez Hernández.	Liga Comunista 23 de Septiembre.
Detenido-desaparecido por la Brigada Blanca y agentes de la Dirección de Investigaciones, al mando de Sahagún Baca.	Liga Comunista 23 de Septiembre.
Detenido-desaparecido por soldados del ejército mexicano de la 8a. Zona Militar, del 15o. Batallón de Infantería.	
Detenido-desaparecido por la Brigada Blanca y agentes de la Dirección de Investigaciones, al mando de Sahagún Baca.	
Detenido-desaparecido por la Brigada Blanca y agentes de la Dirección de Investigaciones, al mando de Sahagún Baca.	
Detenido-desaparecido por una patrulla de policía del Estado de México.	
Detenido por elementos de la DFS.	Línea Bolchevique.

Nombre	Edad	Fecha de aprehensión	Lugar
Eduardo Vargas Alcalá		13 de mayo de 1983	Distrito Federal
Víctor Miguel Álvarez García	29 años, empleado	20 de julio de 1983	Cuautla, Morelos
Candelario Campos Ramírez		20 de agosto de 1983	Distrito Federal
Francisco Javier Santamaría Ceballos	59 años, comerciante	28 de agosto de 1983	Distrito Federal
Martha Juventina Murillo	23 años, enfermera	20 de septiembre de 1983	Guadalajara, Jalisco
Cirilo Roldán Ávila	Agente judicial	27 de septiembre de 1983	Tlalnepantla, Estado de México
Aureliano Lugo López		25 de octubre de 1983	Distrito Federal
Jesús Ramírez Carrasco		25 de octubre de 1983	Distrito Federal
Rubén Andrade Gonzaga		Febrero de 1984	Los Reyes, Estado de México

Responsables	Observaciones generales
Detenido-desaparecido por agentes de la Brigada Blanca.	Liga Comunista 23 de Septiembre.
Detenido por elementos de la policía judicial del estado de Morelos.	
Detenido-desaparecido por agentes policiacos que dijeron ser de la Brigada Blanca.	Unión de Colonos y Solicitantes de Terreno Gabriel Jiménez Gutiérrez.
Detenido-desaparecido por agentes del grupo 15 de la Dirección General de Policía y Tránsito.	
Detenida por elementos de la DFS.	Esposa de Rafael Ramírez Villanueva, preso político de la Liga Comunista 23 de Septiembre. Se encontraba embarazada al momento de su detención.
Detenido-desaparecido por agentes de la policía judicial.	
Detenido-desaparecido por policías judiciales, junto con Jesús Ramírez Carrasco. Fueron llevados a la VII comandancia de la policía judicial del Distrito Federal por el jefe de unidad Ulises N, que dice haberlo puesto a disposición del titular comandante Leonel Isla Rueda, quien asegura haber recibido sólo a Jesús Ramírez Carrasco.	
Detenido-desaparecido por policías judiciales, junto con Aureliano Lugo López. Fueron llevados a la VII comandancia de la policía judicial del Distrito Federal por el jefe de unidad Ulises N, que dice haberlo puesto a disposición del titular comandante Leonel Isla Rueda, quien asegura haberlo liberado media hora después de su detención.	
Detenido-desaparecido por agentes de la policía judicial y de la DFS.	Liga Comunista 23 de Septiembre.

Nombre	Edad	Fecha de aprehensión	Lugar
Isidro Lobato	Campesino	11 de mayo de 1984	Ixtacamaxtitlán, Puebla
Mariano Santos	Campesino	9 de junio de 1984	Huitzilán de Serdán, Puebla
Manuel Félix Mérida	Campesino	9 de septiembre de 1984	Huayacocotla, Veracruz
Celestino Acevedo Ortiz	Campesino, indígena	20 de enero de 1985	Distrito Federal
Manuel Islas Mendoza	44 años, campesino	19 de abril de 1985	Tequisquiac, Estado de México
Gerardo López Chavarría	28 años, estudiante y profesor	21 de enero de 1986	San Pedro Xalpa, Azcapotzalco, Distrito Federal
Juan Ramón Vázquez	Campesino	27 de mayo de 1987	Joya de Mamey y Llano Juárez, Oaxaca
Antonio Alcalá Alva	48 años, doctor en letras	Mayo de 1987	Distrito Federal
Gabriel Fernando Valles Martínez	23 años, policía judicial	Mayo de 1987	Durango, Durango
Adalberto Boyas Pacheco		31 de mayo de 1988	Jiutepec, Morelos
José Ramón García Gómez	40 años	16 de diciembre de 1988	Cuautla, Morelos

Responsables	Observaciones generales
Detenido-desaparecido por agentes de la policía judicial del estado.	
Detenido-desaparecido por agentes de la policía judicial.	
Detenido-desaparecido por dos pistoleros, Victorino Morales y Gaspar Morales, al servicio del cacique Luis Mendoza, quien cuenta con la protección de las autoridades.	En otros registros la fecha de su detención es el 9 de noviembre.
Detenido-desaparecido por agentes de la policía judicial en la estación del Metro Bellas Artes.	Movimiento de Unificación y Lucha Triqui.
Detenido-desaparecido por elementos de la fuerza pública del Estado de México y por judiciales, durante el desalojo violento que sufrieron los comuneros de Tequisquiac.	
Detenido por elementos de la DFS.	Liga Comunista 23 de Septiembre.
Detenido-desaparecido por elementos de la policía municipal y los pistoleros Antonio Francisco Martínez y Pedro Alejandro García, identificados plenamente como gatilleros de los caciques de San Juan Copala.	
Detenido por elementos de la DFS.	
Detenido-desaparecido por agentes de la policía judicial al mando del procurador Raúl Pacheco y por militares al mando del general Mario H. Castillo y el teniente Amador García Estrada.	Comandante de la policía judicial del Estado de México.
Detenido-desaparecido por agentes de la policía judicial.	
Detenido-desaparecido por la policía judicial del estado cuando se trasladaba de casa de su madre a la casa de Alberto Tapia, en donde tendría lugar una reunión del Frente Democrático Cardenista.	

Nombre	Edad	Fecha de aprehensión	Lugar
Andrés Antonio Osorio	34 años	17 de diciembre de 1988	San Gabriel Chilac, Puebla
Inés Félix Berralleza		27 de julio de 1989	Guaymas, Sonora
Francisco Javier Andrade Murrieta		27 de julio de 1989	Guaymas, Sonora
Miguel Orlando Muñoz Guzmán	25 años	9 de mayo de 1993	Ciudad Juárez, Chihuahua
Gustavo E. Otero Castro	28 años	3 de junio de 1993	Zapopan, Jalisco
José Luis Avalos López		20 de noviembre de 1993	Mexicali, Baja California
José Manuel Beltrán Beltrán		10 de marzo de 1994	Mexicali, Baja California
Juan Martín López Soto		10 de marzo de 1994	Mexicali, Baja California
Heriberto Baltazar Pantaleón	35 años	13 de octubre de 1994	Chilpancingo, Guerrero
Cándido Organista Mayo		13 de octubre de 1994	Chilpancingo, Guerrero

Responsables	Observaciones generales
Detenido-desaparecido presumiblemente por agentes de la policía judicial del estado.	
Detenido-desaparecido por agentes de la policía judicial federal, junto con su amigo Francisco Javier Andrade Murrieta, y trasladado a la ciudad de México para investigación.	
Detenido-desaparecido por agentes de la policía judicial federal junto con su amigo Inés Félix Berralleza y trasladado a la ciudad de México para investigación.	
Detenido-desaparecido por elementos del ejército mexicano, general Luis Montiel López, teniente coronel Pedro Gutiérrez López.	Teniente de infantería.
Detenido-desaparecido por elementos del ejército mexicano al mando del capitán Negrete (o Montenegro), cuando el responsable de la Zona Militar de Guadalajara era el general Gutiérrez Rebollo.	
Detenido-desaparecido junto con su compadre y también comandante Cándido Organista Mayo, por el ex militar y ex agente de la policía judicial federal, Víctor Manuel Pérez Rocha, y el "madrina" de la PGR, Fernando Vega Alanís.	Comandante de la policía motorizada.
Detenido-desaparecido junto con su compadre y comandante de la policía motorizada Heriberto Baltazar Pantaleón, por el ex militar y ex agente de la policía judicial federal, Víctor Manuel Pérez Rocha, y el *madrina* de la PGR, Fernando Vega Alanís.	Comandante responsable del depósito de armas de la policía.

Nombre	Edad	Fecha de aprehensión	Lugar
Héctor Meza Venegas		9 de diciembre de 1994	Mexicali, Baja California
Raúl Núñez Castro		5 de marzo de 1995	Mexicali, Baja California
Lilia de Becerril		5 de marzo de 1995	Mexicali, Baja California
Naun Rodríguez Alcalá		5 de marzo de 1995	Mexicali, Baja California
Erick Díaz		7 de junio de 1995	Mexicali, Baja California
Moisés Gamboa		12 de junio de 1995	Mexicali, Baja California
Francisco Teodorovich		12 de junio de 1995	Mexicali, Baja California
Gregorio Alfonso Alvarado López		26 de septiembre de 1996	Chilpancingo, Guerrero
Alejandro E. Hodoyan Palacios		5 de marzo de 1997	Tijuana, Baja California
Juan Rodríguez Valenciana	61 años	22 de marzo de 1997	Zapopan, Jalisco
Miguel Antonio de Alba Jiménez		23 de abril de 1997	San Luis Río Colorado, Sonora
Jorge Quiroz Agrasánchez		13 de septiembre de 1997	Mexicali, Baja California
Lilia E. Dávila Padilla		27 de noviembre de 1997	Ensenada, Baja California
Lilia Hernández Ramírez		27 de noviembre de 1997	Ensenada, Baja California

Responsables	Observaciones generales
Detenido-desaparecido por agentes de la policía judicial federal y del estado.	Coordinadora Estatal de los Trabajadores de la Educación y del Consejo Guerrerense 500 años de Resistencia Indígena.
Detenido-desaparecido por cinco agentes armados, vestidos de civil, que dijeron ser de inteligencia militar.	Mayor retirado que trabajaba en el Departamento de Seguridad Pública del estado.

Nombre	Edad	Fecha de aprehensión	Lugar
Wences Acevedo García		1997	
José Gilberto Heredia Sánchez	Agente judicial	18 de febrero de 1999	Carretera Durango-Torreón, Coahuila
César Berrelleza Malacón	Agente judicial	18 de febrero de 1999	Carretera Durango-Torreón, Coahuila
Luis Enrique López Rochín	Agente judicial	18 de febrero de 1999	Carretera Durango-Torreón, Coahuila
Humberto Berrelleza Malacón	Agente judicial	18 de febrero de 1999	Carretera Durango-Torreón, Coahuila
Rosario Higuera Pérez	30 años	13 de septiembre de 1999	Mexicali, Baja California
Héctor Amarillas Martínez	30 años	14 de septiembre de 1999	Mexicali, Baja California
Cresencio Castillo Beltrán		14 de septiembre de 1999	Mexicali, Baja California
Fermín Guadalupe Castillo Beltrán		14 de septiembre de 1999	Mexicali, Baja California
Miguel Medina Aispuro		14 de septiembre de 1999	Mexicali, Baja California
Daniel Valenzuela Montoya		14 de septiembre de 1999	Mexicali, Baja California

Responsables	Observaciones generales
Detenido-desaparecido junto con los también agentes federales Luis Enrique López Rochín y César Berrelleza Malacón, así como con el hermano de éste Humberto Berrelleza Malacón.	
Detenido-desaparecido junto con los también agentes federales Luis Enrique López Rochín y José Gilberto Heredia, así como con Humberto Berrelleza Malacón.	
Detenido-desaparecido junto con los también agentes federales José Gilberto Heredia y César Berrelleza Malacón, así como con el hermano de éste Humberto Berrelleza Malacón.	
Detenido-desaparecido junto con los también agentes federales José Gilberto Heredia, Luis Enrique López Rochín y César Berrelleza Malacón.	
Detenido-desaparecido por agentes judiciales al salir de la casa de Héctor Amarillas Martínez, en la Colonia Cuauhtémoc.	
Detenido-desaparecido por agentes judiciales fuertemente armados a tres cuadras de su domicilio en la colonia Cuauhtémoc. El día anterior detuvieron-desaparecieron a su amigo Rosario Higuera Pérez que lo visitaba, justo cuando salía del domicilio de Héctor.	

Nombre	Edad	Fecha de aprehensión	Lugar
José Luis Luviano Orelas		14 de septiembre de 1999	Mexicali, Baja California
José M. González Landeros		14 de septiembre de 1999	Mexicali, Baja California
Ernesto Montaño		14 de septiembre de 1999	Mexicali, Baja California
Antonio Telésforo Pérez		22 de septiembre de 1999	Tijuana, Baja California
Antonio Chaidez		20 de septiembre de 2000	Tijuana, Baja California
Héctor Estavillo Márquez		29 de noviembre de 2000	Tijuana, Baja California
Alberto Avilez Inzunza		4 de diciembre de 2000	Tijuana, Baja California
José Luis Salazar Félix		4 de diciembre de 2000	Tijuana, Baja California
Julián Mosqueda Berecochea		4 de diciembre de 2000	Tijuana, Baja California
Osvaldo López Montenegro		4 de diciembre de 2000	Tijuana, Baja California
Marcos Padilla Canedo		4 de diciembre de 2000	Tijuana, Baja California
Jesús N. Aispuro Vega		4 de diciembre de 2000	Tijuana, Baja California
Rubén Díaz Moreno	Agente judicial	5 de diciembre de 2000	Tijuana, Baja California
Julio César Calvo Barrasa	26 años, agente judicial	5 de diciembre de 2000	Tijuana, Baja California
Juan Gabriel Huerta Beltrán	23 años, agente judicial	5 de diciembre de 2000	Tijuana, Baja California

Responsables	Observaciones generales
Detenido-desaparecido por el Grupo BOM.	
Detenido-desaparecido por el Grupo BOM.	
Detenido-desaparecido por el Grupo BOM.	

Nombre	Edad	Fecha de aprehensión	Lugar
José Abel Gómez Quiñones		2 de enero de 2001	Culiacán, Sinaloa
Servando Félix Aispur		2 de abril de 2001	San Luis Río Colorado, Sonora
Alejandro Martínez Dueñas	25 años	30 de junio de 2001	Colima, Colima
Jesús González Medina	22 años	30 de junio de 2001	Colima, Colima
Miguel Ángel Ceja Murillo		22 de agosto de 2001	Tijuana, Baja California
Juan Manuel Ceja Murillo		22 de agosto de 2001	Tijuana, Baja California
Mario del Castillo		22 de agosto de 2001	Tijuana, Baja California
Francisco Alonso			Guerrero
Miguel Álvarez Jacinto			Guerrero
Leonardo Barragán Dimas			Guerrero
Heriberto Barranco Mote			Guerrero
Silvestre Bello Flores			Guerrero
Féliz Bello González			Guerrero
Bonifacio Bello Malo			Guerrero
René Benítez Bravo			Guerrero
Emeterio Benítez Hernández			Guerrero

Responsables	Observaciones generales
Detenido–desaparecido por agentes de la Dirección de Seguridad Pública municipal, policía ministerial y PGR, junto con Fernando Alonso Llanos Baca. Dirección de Seguridad Pública municipal, policía ministerial y PGR.	
Detenido–desaparecido por agentes pertenecientes presumiblemente a la policía judicial federal.	
Detenido–desaparecido por agentes pertenecientes presumiblemente a la policía judicial federal.	

Nombre	Edad	Fecha de aprehensión	Lugar
Gloria Benítez Hernández			Guerrero
Genara Benítez Hernández			Guerrero
Epifanio Berum Torres			Guerrero
Francisco Bodega			Guerrero
Elías Brito Alarcón			Guerrero
Israel Castro Dionisio			Guerrero
Estela Flores Patiño			Guerrero
Isaías Castro Hernández			Guerrero
Aurelio Flores			Guerrero
José Gálvez Guadalupe			Guerrero
Diego García Bautista			Guerrero
Liliana García Flores			Guerrero
Juan García Nájera			Guerrero
Flavio García			Guerrero
Roberto García			Guerrero
Antonio Gómez Díaz			Guerrero
Reyna González Vásquez			Guerrero
Octavio Grecio			Guerrero
José Gregorio Tlatino			Guerrero

Responsables	Observaciones generales

Nombre	Edad	Fecha de aprehensión	Lugar
Ángel Gregorio Gómez			Guerrero
Antonio Gudiño			Guerrero
Andrés Guillén Lombera			Guerrero
José Guillén			Guerrero
Cirino Hernández Flores			Guerrero
Santiago Hernández Hernández			Guerrero
Marcos Hernández Joaquín			Guerrero
Macario Hernández Rivera			Guerrero
Aurelio Guadalupe Hernández			Guerrero
Dionisio Hernández			Guerrero
Florencio Hernández			Guerrero
Silverio Jacinto Trinidad			Guerrero
Rosendo Jiménez Reyes			Guerrero
Francisco Modesto Jiménez			Guerrero
Antonio Lázaro Diego			Guerrero
Lázaro Santos			Guerrero
Martina Llanes Arreola			Guerrero

Responsables	Observaciones generales

Nombre	Edad	Fecha de aprehensión	Lugar
Antonio Llanes Díaz			Guerrero
Antonio Nava Hipólito			Guerrero
Alejandro Martínez Dueñas			Mexicali, Baja California
Tomás Salinas Rodríguez			Guerrero
Genaro Vázquez López			Guerrero
Bonifacio Vélez			Guerrero
Delfino Vicario Flores			Guerrero
Santana Yáñez Noriega			Guerrero
Fidencio Zámano Bello			Guerrero

Responsables	Observaciones generales

Historia de la desaparición. Nacimiento de una tecnología represiva se terminó de imprimir en la Ciudad de México en noviembre de 2020 en los talleres de Impresora Peña Santa S.A. de C.V., Sur 27 núm. 457, Col. Leyes de Reforma, 09310, Ciudad de México. En su composición se utilizaron tipos Bembo Regular y Bembo Regular Italic.